さらにワンランク上の産科麻酔に必要なエビデンス

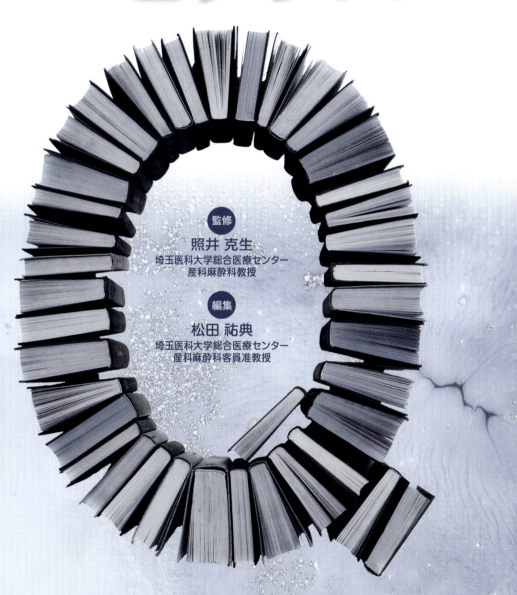

監修
照井 克生
埼玉医科大学総合医療センター
産科麻酔科教授

編集
松田 祐典
埼玉医科大学総合医療センター
産科麻酔科客員准教授

克誠堂出版

執筆者一覧

監　修

照井　　克生	埼玉医科大学総合医療センター産科麻酔科教授

編　集

松田　　祐典	埼玉医科大学総合医療センター産科麻酔科客員准教授

執筆者

渡辺　　楓	埼玉医科大学総合医療センター産科麻酔科
松田　　祐典	埼玉医科大学総合医療センター産科麻酔科
鬼塚　　一聡	鹿児島大学病院麻酔科
酒巻　　大輔	東京慈恵会医科大学麻酔科学講座
加藤　　梓	埼玉医科大学総合医療センター産科麻酔科
齋藤　　朋之	獨協医科大学埼玉医療センター麻酔科
成瀬　　智	浜松医科大学医学部附属病院周産母子センター
近藤　　弘晃	北里大学周産母子成育医療センター産科麻酔部門
日向　　俊輔	北里大学周産母子成育医療センター産科麻酔部門
須賀　　芳文	順天堂大学麻酔科・ペインクリニック講座
伊集院亜梨紗	国立成育医療研究センター麻酔科
佐藤　　正規	国立成育医療研究センター麻酔科
今西　　洋介	カルフォルニア大学ロサンゼルス校（UCLA）医療政策学
田辺　けい子	神奈川県立保健福祉大学看護学科
小嶋　　宏幸	東京女子医科大学病院麻酔科学教室
中村　　永信	横浜市立大学データサイエンス研究科, 埼玉医科大学総合医療センター産科
金子　　恒樹	埼玉医科大学総合医療センター産科麻酔科
秋永　智永子	浜松医科大学麻酔蘇生学講座, 浜松医科大学医学部附属病院周産母子センター
肥塚　幸太郎	国立循環器病研究センター産婦人科部
加藤　　崇央	埼玉医科大学総合医療センター麻酔科
細川　　幸希	昭和大学麻酔科学講座
山下　　陽子	国立成育医療研究センター麻酔科
藤本　　健志	埼玉医科大学総合医療センター小児科, 名古屋大学大学院医学系研究科博士過程
難波　　文彦	埼玉医科大学総合医療センター小児科

序文

　この度は,「さらにワンランク上の産科麻酔に必要なエビデンス」をお手に取っていただいただけでなく,序文にまで目を通してくださり,心から嬉しく思います。

　2017年に刊行した「ワンランク上の産科麻酔に必要なエビデンス」は,日々の臨床に活かせる厳選された文献に加え,専門家による editorial comments が学びを深め,文献レビューの枠組みに囚われない一冊で,増刷されるほど好評でした。これもひとえに,多くの麻酔科医,産婦人科医だけでなく,集中治療医,救急救命医,さらに助産師,薬剤師など,多くの方々が『産科麻酔』に興味をもち,支えてくださっている賜物です。

　前作から7年の月日が流れ,日本の産科麻酔診療は大きく変化しております。多くの医療者が硬膜外産痛緩和,いわゆる無痛分娩に関わるようになってきたとともに,学会や団体も活発になってきております。今回の書籍では,前回同様「帝王切開の麻酔」「産痛緩和」「安全管理:母体編」「安全管理:胎児編」の4章立てで構成されていますが,小項目をなくし,25項目から21項目へ厳選しました。定評のある editorial comments も,ボリュームが圧倒的に増えています。前回は麻酔科医の先生だけにご依頼させていただきましたが,今回は産婦人科医や新生児科医,助産師など,麻酔科医以外のプロフェッショナルによる視点も盛り込んでおります。また,新たな試みとして,編集・監修側から一部の著者の先生へぜひ取り上げていただきたい論文を指定させていただきました。前作との違いも見比べて,楽しんでいただければ幸いです。

　帝王切開の麻酔では,実臨床における個々のテクニカルな技術から,周術期管理全体を俯瞰してアップデートできるように,術中管理だけでなく,術後管理として術後回復力強化(ERAS)について取り上げました。出産後回復は,近年欧米の産科麻酔を中心にホットトピックのひとつであり,周術期管理の専門家として,麻酔科医のコミットメントが求められています。術中だけにしか関与しない前時代的な術後鎮痛から,しっかりと麻酔科医が術後に痛みを診断し,治療計画を立て,早期回復に関与できるような時代の一助となって欲しい想いがこもっております。

　痛いのが当たり前と考えられていた,日本の出産は大きな転換点を迎えています。医師の働き方改革,周産期医療の構造変化,出産の保険化など,学術団体だけでなく行政も積極的に関わるようになってきました。2024年5月に公表された「出産なび」

では，全国 2,044 施設の情報が掲載され，病院または診療所における硬膜外産痛緩和への対応状況は 46％（著者調べ，2024 年 9 月 5 日）と，もはや当たり前の診療になりつつあります。産痛緩和の項では，最新のトレンド，胎児・新生児への影響，さらに非薬物的産痛緩和まで，幅広くカバーしました。麻酔薬によらない産痛緩和も，匠の技として使いこなせる麻酔科医が増えていって欲しく，取り上げさせていただきました。

　安全管理については，母体側の視点，胎児・新生児側の視点，双方から幅広くトピックを選びました。産科麻酔診療において，重症例には「いつも突然に」遭遇します。日常臨床において，どのくらい想定をするか，その範囲を可能な限り広げることで，より安全で質の高い周産期診療へ，麻酔科側からサポートできることは少なくありません。ぜひとも，落ち着いたときに学んでいただき，緊急時に備えてください。

　本書をお届けするにあたり，埼玉医科大学総合医療センター産科麻酔および川越周産期麻酔フェローシップで研修された先生の協力なしでは，成し得ませんでした。この場をお借りして，厚く御礼申し上げます。また，同センターや学会活動，SNS で情報交換させていただいている多くの先生には，突然執筆のお願い差し上げたうえ，編者のこだわりに付き合っていただき，ありがとうございました。垣根を越えた情報交換ができるよう，これからも引き続きどうぞよろしくお願いいたします。さらに，常に助言をくださり，優しく見守ってくださる照井克生教授の深い愛情に，改めて感謝いたします。照井先生との出会いがなければ，私は夢を叶えることも，楽しく人生を謳歌することもなかったでしょう。感謝してもしきれないとは，まさにこのことと常に感じながら過ごしております。本当にありがとうございます。最後に，刊行にあたり，企画からタイトルの選別，締め切り間際の激励など最後まで迷惑をかけっぱなしだった克誠堂出版の手塚雅子様に心より御礼申し上げます。

　私事となりますが，やりたいことに没頭できる環境を支えてくれる妻奈津子，成長しても気苦労の絶えない 3 人の息子たち（龍典，隼典，叡典）に，この場を借りて改めて感謝します。

2024 年秋
東京にて

　　　　　　埼玉医科大学総合医療センター産科麻酔科客員准教授　　　松田　祐典

第 1 章　帝王切開の麻酔　　　　　　　　　　　　　　　　　　　　　　　　　　　　1

1. 脊髄くも膜下麻酔後低血圧予防……渡辺 楓・松田 祐典　　2
- Q 1　帝王切開における脊髄くも膜下麻酔後低血圧の予防と治療に最適な昇圧薬は？　　2
- Q 2　帝王切開における脊髄くも膜下麻酔後低血圧の予防に必要なノルアドレナリン持続投与量は？　　5
- Q 3　血管収縮薬予防投与下における脊髄くも膜下麻酔後低血圧の予防に適切な輸液は膠質液か，晶質液か？　　8
- Q 4　帝王切開における脊髄くも膜下麻酔後低血圧の予防方法にはどのようなものがあるか？　　11
- Q 5　帝王切開における脊髄くも膜下麻酔後低血圧の予測因子は？　　14
- Q 6　子宮左方移動の有用性は？　　16

2. Enhanced recovery after cesarean……鬼塚 一聡・松田 祐典　　19
- Q 7　予定帝王切開，正常経腟分娩後の産褥婦の回復を評価する指標はあるか？　　19
- Q 8　術前の炭水化物投与は妊婦においても有用か？　　21
- Q 9　術後の早期炭水化物摂取は，妊婦においても有用か？　　23
- Q 10　ヘモグロビンの最適化にはどのようなメリットがあるか？　　25
- Q 11　早期母児接触はどのようなメリットがあるか？　　27
- Q 12　帝王切開後の ERAS の基準はあるか？　　29

3. 術後悪心・嘔吐……酒巻 大輔・松田 祐典　　30
- Q 13　帝王切開分娩における PONV の最適な管理とは？　　30
- Q 14　帝王切開分娩における PONV の特有のリスク因子は？　　34
- Q 15　帝王切開分娩用の PONV リスクスコアは開発できるか？　　36
- Q 16　帝王切開の PONV 予防は実際にどのくらい実践されているか？　　38
- Q 17　デキサメタゾンの投与タイミングで PONV は減少するのか？　　40
- Q 18　手術中のプロポフォール投与は PONV を改善するのか？　　42

4. 全身麻酔……加藤 梓　　44
- Q 19　全身麻酔導入時のオピオイドが新生児と母体へ与える影響は？　　44
- Q 20　子宮筋収縮に麻酔薬が与える影響は？　　46
- Q 21　臨床的に適応がなく全身麻酔で帝王切開を行うことがもたらす影響は？　　48
- Q 22　周産期の全身麻酔は術中覚醒しやすいのか？　　50
- Q 23　全身麻酔下帝王切開の実際は？　　52
- Q 24　麻酔導入時間が一番短い方法は？　　55

5. 妊婦の気道管理……齋藤 朋之　　57
- Q 25　妊婦と非妊婦の超音波を用いた気道評価は異なるか？　　57
- Q 26　妊婦の迅速導入において高流量経鼻酸素療法は母体の酸素化を維持するのに有用か？　　59
- Q 27　妊婦における無呼吸酸素化に適した方法は何か？　　61
- Q 28　産科麻酔においてビデオ喉頭鏡は直視型喉頭鏡に比べ有用で安全であるか？　　63
- Q 29　カテゴリー 1 のような緊急帝王切開術において，気管挿管困難の予測される症例で選択する麻酔方法は，ビデオ喉頭鏡による迅速導入か，意識下挿管か，それとも迅速脊髄くも膜下麻酔か？　　65
- Q 30　気道管理および胃内容物の誤嚥に関連する母体の死亡率は改善されたか？　　67

6. 子宮収縮薬……成瀬 智　　68
- Q 31　帝王切開における子宮収縮薬の最適な投与法とは？　　68
- Q 32　分娩中の緊急帝王切開以外の弛緩出血リスクである双胎に対して，オキシトシンはどのぐらい投与すればよいか？　　70
- Q 33　帝王切開時のオキシトシン投与における薬物動態モデルを作成し，最適なオキシトシン投与量を決定することはできるか？　　72
- Q 34　オキシトシンの子宮筋注は効果的か？　　74

vii

| Q | 35 | 分娩中の緊急帝王切開術において分娩後出血を防ぐために術前にできることは？ | 76 |
| Q | 36 | 弛緩出血リスクの高い妊婦に対して分娩後出血の予防薬として期待される薬物は？ | 78 |

7. 髄膜穿刺後頭痛……近藤 弘晃・日向 俊輔 80

Q	37	硬膜穿刺後頭痛の適切な予防，診断，管理は？	80
Q	38	翼口蓋神経節ブロックは硬膜穿刺後頭痛に有効か？	82
Q	39	硬膜外ブラッドパッチの失敗となる要因は何にか？	84
Q	40	硬膜穿刺後頭痛は硬膜下血腫の発生と関連性はあるか？	86
Q	41	偶発硬膜穿刺および硬膜穿刺後頭痛は慢性頭痛，背部痛，頸部痛および産後うつ病のリスクと関連するか？	88
Q	42	硬膜穿刺後頭痛の起きる患者を予測することは可能か？	90

第2章　産痛緩和 93

1. 脊髄幹鎮痛のトレンド……須賀 芳文 94

Q	43	産痛緩和のための，脊髄幹麻酔の特徴は？	94
Q	44	無痛分娩導入法の違いで，局所麻酔薬の消費量に差はあるか？	96
Q	45	胎児心拍低下に無痛分娩導入法の違いは影響を与えるか？	97
Q	46	硬膜外鎮痛の維持は，持続投与か間欠投与か？	99
Q	47	DPEにおいて間欠投与の安全な投与間隔は？	101
Q	48	産痛緩和のための導入方法と維持の組み合わせによって鎮痛効果に差はあるか？	103

2. 硬膜外鎮痛が分娩転帰に与える影響……伊集院 亜梨紗・佐藤 正規 105

Q	49	硬膜外産痛緩和は，それ以外の鎮痛法および自然分娩と比べ，分娩にどのような影響を与えるか？	105
Q	50	硬膜外産痛緩和は児頭回旋異常と関連し，分娩予後に影響するか？	107
Q	51	硬膜外産痛緩和で偶発的硬膜穿刺をした時に，分娩へ与える影響は？	109
Q	52	硬膜外関連母体発熱は，分娩予後にどのような影響を与えるか？	111
Q	53	硬膜外産痛緩和の維持において，投与方法の違いは分娩転機に影響を与えるか？	113
Q	54	双胎の経腟分娩において硬膜外鎮痛は分娩様式と第2子のアウトカムにどのような影響を与えるか？	115

3. 硬膜外鎮痛の胎児・新生児への影響……今西 洋介 117

Q	55	無痛分娩で出生した児の新生児転帰は不良か？	117
Q	56	硬膜外鎮痛の母体発熱は新生児感染症と関連性があるか？	119
Q	57	無痛分娩で産まれた子どもの3歳時発達は不良か？	121
Q	58	無痛分娩をした母親の子どもは，自閉症になりやすいか？（その1）	122
Q	59	無痛分娩をした母親の子どもは，自閉症になりやすいか？（その2）	123
Q	60	無痛分娩をした母親の子どもは，自閉症になりやすいか？（その3）	124

4. 非薬物的産痛緩和……田辺 けい子 126

Q	61	バースボールを用いた骨盤運動エクササイズ・マッサージ・温かいシャワーの逐次的介入は，鎮痛薬の使用を減少させるか？	126
Q	62	分娩第1期活動期における助産師のマンツーマンケアは，硬膜外鎮痛の使用を減少させるか？	129
Q	63	鍼療法や指圧は産痛緩和に効果があるか？	132
Q	64	心身のリラクゼーション技法は産痛緩和に効果があるか？	134
Q	65	人の手によるマッサージや温罨法は産痛緩和に効果があるか？	136
Q	66	アロマセラピーは，分娩第1期活動期における産婦の不安と産痛緩和に効果があるか？	138

第3章　安全管理：母体編　　141

1. 妊娠高血圧症候群……小嶋 宏幸・松田 祐典　　142

Q **67** 妊娠高血圧腎症を合併した妊婦が，脊髄くも膜下麻酔による徐脈や低血圧を発症しないためには，
ノルアドレナリンとフェニレフリンのどちらが有効か？　　142

Q **68** 妊娠高血圧腎症妊婦の全身麻酔にデクスメデトミジン併用は有効か？　　144

Q **69** 重症妊娠高血圧腎症に輸液療法または血管収縮薬を使用した場合，心拍出量はどう変化するのか？　　146

Q **70** 妊娠高血圧腎症の分娩後鎮痛薬は，アセトアミノフェンと NSAIDs のどちらが適切か？　　148

Q **71** 妊娠高血圧腎症妊婦の血圧を下げるための硬膜外麻酔は有効か？　　150

Q **72** 血小板減少妊婦における全身麻酔の割合は？　　152

2. 産科危機的出血　　154

❶ ガイドライン・指針……中村 永信　　154

Q **73** 経腟分娩後の産科出血の予測に，ショックインデックスは有用か？　　154

Q **74** 難治性の産科危機的出血に対する治療法は，子宮動脈塞栓術と子宮全摘術はどちらが有用か？　　156

Q **75** 分娩後出血予防に有効な薬物は何か？　　158

Q **76** 産科危機的出血の止血に，子宮内バルーンタンポナーデは有効か？　　160

Q **77** 出血リスクの高い帝王切開で，術中の自己血回収は有効か？　　162

Q **78** 分娩後の積極的な出血予防の介入は，産後出血を予防するか？　　164

❷ 輸血用血液製剤など……金子 恒樹　　166

Q **79** 産科出血時の輸血は，いつ，どのようにするべきか？　　166

Q **80** 産科出血における大量輸血プロトコールの理論と実際の違いは？　　169

Q **81** トラネキサム酸で経腟分娩後出血は，予防できるか？　　171

Q **82** トラネキサム酸で帝王切開分娩後出血は，予防できるか？　　173

Q **83** 重症分娩後出血の臨床管理における，遺伝子組み換え第Ⅶa 因子の役割は？　　175

Q **84** 産科大量出血における人工赤血球の有効性は？　　177

3. 羊水塞栓症……秋永 智永子　　179

Q **85** 羊水塞栓症の発症早期の管理方針は？　　179

Q **86** 羊水塞栓症に対して体外式膜型人工肺は救命効果があるのか？　　181

Q **87** 羊水塞栓症の血液凝固障害を早期に同定する方法は？　　184

Q **88** 産科領域における急性血液凝固障害には，どのような特徴があるのか？　　186

Q **89** 羊水塞栓症に対して C1 インヒビター投与は有効なのか？　　188

4. 心疾患合併妊婦……肥塚 幸太郎・松田 祐典　　190

Q **90** 妊娠の血行動態への影響と，特定の心血管疾患における麻酔管理で何を考える？　　190

Q **91** 妊娠中の不整脈管理に関するエビデンスは？　　194

Q **92** 心疾患合併妊娠における分娩様式と，その合併症は？　　196

Q **93** 先天性心疾患を有する女性の分娩時間と心血管合併症は？　　198

Q **94** 先天性心疾患合併妊娠の帝王切開で麻酔法による産後心血管イベントの違いは？　　200

Q **95** 妊娠中の心臓手術，ベストなタイミングは？　　202

5. 母体の集中治療……加藤 崇央　　205

Q **96** COVID-19 パンデミック時の産科患者 ICU 入室理由は？　　205

Q **97** 産科患者の臨床的悪化および感染症を予測するための早期警告スコアにはどのようなものがあり，
最も有用なものは何か？　　207

Q **98** COVID-19 感染は母体，胎児，新生児の転帰にどのように影響するか？　　209

Q **99** COVID-19 罹患妊婦の換気パラメータは？　分娩により改善がみられるか？　　211

Q **100** 重症 ARDS 妊婦においても腹臥位療法は有効か？　　213

ix

Q **101** COVID-19 妊婦に対してのバーチャルケアと遠隔医療はどのように提供されているか，また，システム導入に関して注意すべき点は何か？ 215

6. 母体の心肺蘇生……細川 幸希 217

Q **102** 妊婦の心肺蘇生のエビデンスに基づいたアルゴリズムは？ 217
Q **103** 母体の院外心停止の発生率とその転帰は？ 219
Q **104** 母体の院内心停止において母体転帰に影響を及ぼす因子は？ 221
Q **105** 麻酔をうけた妊婦における周術期心停止の頻度とリスクファクターは？ 223
Q **106** 妊婦の外傷患者の管理は，どのように行うべきか？ 225
Q **107** 母体心停止シミュレーションは，レジデントの知識，自信を高めることにつながるか？ 227

第4章 安全管理：胎児編 229

1. 胎児治療の麻酔……山下 陽子 230

Q **108** 胎児治療における周術期管理の注意点は？ 230
Q **109** 胎児はそもそも痛みを感じるのか？ 232
Q **110** 胎児治療における母体合併症とは？ 234
Q **111** 低侵襲的胎児手術において，監視下麻酔管理は脊髄くも膜下麻酔の代替手段となり得るか？ 236
Q **112** 胎児横隔膜ヘルニアの児に対する EXIT は，区域麻酔で管理できるか？ 238
Q **113** レミフェンタニルで，吸入麻酔薬の子宮弛緩作用を補助できるか？ 240

2. 新生児蘇生……藤本 健志・難波 文彦 242

Q **114** 早産児に対して臍帯遅延結紮，臍帯ミルキング，臍帯即時結紮のどれを行うべきか？ 242
Q **115** 臍帯遅延結紮の最適な時間は？ 244
Q **116** 分娩室での陽圧換気にネーザルインターフェースはフェイスマスクよりも有用か？ 246
Q **117** 新生児蘇生での陽圧換気にラリンジアルマスクはフェイスマスクよりも有用か？ 248
Q **118** 陽圧換気を行う際に T-piece 蘇生装置，自己膨張式バッグ，流量膨張式バッグのどれが最も有用か？ 250
Q **119** アドレナリンは気管内投与と静脈内投与のどちらを優先すべきか？ 252

3. 産科麻酔と発達脳への影響……松田 祐典 254

Q **120** 妊娠中の全身麻酔は胎児の発達脳へ影響するのか？ 254
Q **121** キセノンは発達脳に対して神経保護効果があるのか？ 256
Q **122** 妊娠中の麻酔薬曝露は，胎児脳の神経細胞移動にどのような影響を与えるのか？ 258
Q **123** カフェイン摂取によって，麻酔による神経毒性が増強するか？ 260

第 1 章
帝王切開の麻酔

1. 脊髄くも膜下麻酔後低血圧予防

2. Enhanced recovery after cesarean

3. 術後悪心・嘔吐

4. 全身麻酔

5. 妊婦の気道管理

6. 子宮収縮薬

7. 髄膜穿刺後頭痛

脊髄くも膜下麻酔後低血圧予防

渡辺 楓・松田 祐典

Q1 帝王切開における脊髄くも膜下麻酔後低血圧の予防と治療に最適な昇圧薬は？

メタアナリシス

Vasopressor drugs for the prevention and treatment of hypotension during neuraxial anaesthesia for Caesarean delivery: a Bayesian network meta-analysis of fetal and maternal outcomes.

Singh PM, Singh NP, Reschke M, et al.
Br J Anaesth 2020;124:e95-e107.

目的

帝王切開における脊髄くも膜下麻酔後低血圧（脊麻後低血圧）の治療に最適な血管収縮薬は，依然として不明である。2018年の国際コンセンサス・ガイドラインではフェニレフリンが推奨されたものの，フェニレフリンを他の複数の血管収縮薬と直接比較検討した研究は，ほぼ皆無である。このネットワーク・メタアナリシスでは，過去のデータを統合することで，臨床において使用される複数の血管収縮薬を間接的に比較し，児と母体の臨床転帰に対して血管収縮薬の順位を示した。

方法

MEDLINE, Web of Science, EMBASE, Cochrane Central Register of Controlled Trials, および clinicaltrials.gov より RCT を検索した（2019年1月）。PRISMA ガイドラインに則り，ネットワーク・メタアナリシスを行った。帝王切開における脊麻後低血圧の予防，あるいは治療に使用する血管収縮薬を2つ以上比較している RCT から，使用された薬物ごとに，エフェドリン，メタラミノール，メフェンテルミン，ノルアドレナリン，フェニレフリン，それぞれの投与群に分けて解析した。主要アウトカムは臍帯動脈 base excess（BE）とした。副次アウトカムは臍帯動脈 pH および P_{CO_2}，母体の悪心・嘔吐，徐脈の発生率とした。

結果

4,126人を対象とする52のRCTを解析した。ほとんどが予定帝王切開を対象とし，多くがフェニレフリン，あるいはエフェドリンを使用していた。投与方法は間欠投与が24件，持続投与が22件，持続投与と間欠投与の併用が6件であった。ノルアドレナリン，メタラミノール，メフェンテルミンが，臍帯動脈 BE に最も影響を与えず，児のアシドーシスのリスクが最も低い結果となった（ノルアドレナリン＞メフェンテルミン＞メタラミノール＞フェニレフリン＞エフェドリン，表1）。臍帯動脈 pH および P_{CO_2} においても，ほぼ同様の順位となった。

母体の悪心・嘔吐は，メタラミノールとノルアドレナリンで最も低頻度であった（表2）。母体徐脈との関連はフェニレフリンが最も高かったが，循環動態が不安定となった報告はなかった。

結論

ノルアドレナリンとメタラミノールは，フェニレフリンと比較し，臍帯動脈血 BE 悪化との関連

表1 臍帯動脈pHとbase excess（BE）

	エフェドリン	0.91 （−1.15, 2.99）	0.54 （−0.09, 1.17）	BE（mEq/L）
	−0.027 （−0.064, 0.011）	ノルアドレナリン	−0.37 （−2.33, 1.59）	
pH	−0.038 （−0.050, −0.025）	−0.011 （−0.047, 0.026）	フェニレフリン	

臍帯動脈パラメータの比較を示すリーグ表（Br J Anaesth. 2020；124：e95-e107. Appendix A. Supplementary data より抜粋）。平均臍帯動脈 pH の絶対差異は表の左下方に，平均 base excess の絶対差異は右上方に記載されている。() 内の数字は範囲を示す。

表2 母体徐脈と悪心・嘔吐

	エフェドリン	0.220 （0.063, 0.719）	0.279 （0.155, 0.491）	悪心・嘔吐
	1.91 （0.177, 29.68）	ノルアドレナリン	1.260 （0.409, 3.960）	
徐脈	6.74 （2.197, 28.126）	3.50 （0.36, 30.90）	フェニレフリン	

母体の徐脈と悪心・嘔吐の発生率の比較を示すリーグ表（Br J Anaesth. 2020；124：e95-e107. Appendix A. Supplementary data より抜粋）。徐脈の比較オッズ比は表の左下方に，悪心・嘔吐の比較オッズ比は右上方に記載されている。() 内の数字は範囲を示す。

性が低い可能性があった。一方，エフェドリンは他の血管収縮薬と比較し，母体徐脈以外の母児の臨床アウトカム悪化と関連している可能性があった。

Editorial comments

帝王切開における脊麻後低血圧の治療薬は，過去に使用されていたエフェドリンからフェニレフリンへ，そして近年ではノルアドレナリンへと変遷しつつある。本研究の対象となっている，ノルアドレナリン，メタラミノール，メフェンテルミンは，ともに β 受容体刺激作用を持ち，心拍出量を増加させる。フェニレフリンによる徐脈は母体心拍出量低下から子宮胎盤血流低下を招く可能性が懸念されるが，ノルアドレナリンなど β 受容体刺激作用をもつ血管収縮薬にそのような副作用はないため，母児の臨床アウトカムの改善に関連すると考えられている。ノルアドレナリンとフェニレフリンを比較したメタアナリシスでは，ノルアドレナリン群のほうがフェニレフリン群よりも徐脈の発生が 61％低く（OR 0.39［95％ CI 0.31 to 0.49］p＜0.00001，I^2＝27％），臨床的に有意ではないものの，ノルアドレナリン群の臍帯動脈 pH はフェニレフリン群に比較して高値であった（MD 0.0［95％ CI 0.00 to 0.01］p＝0.03）[1]。

本研究の限界として，ネットワークメタアナリシスであることにより，間接的に推定された結果であること，異なる研究のデータを含むため信頼区間の幅が広くなる傾向にあることが挙げられる。また，血管収縮薬の予防投与と治療投与との比較や，複数の血管収縮薬の同時投与，輸液管理がアウトカムに与える影響などは解析されていないなど，さまざまなバイアスが存在する可能性に

注意が必要である。少なくとも現段階において，帝王切開における脊麻後低血圧の治療および予防のための昇圧薬として，ノルアドレナリンが標準になりつつある。

● 参考文献

1）Kumari K, Chaudhary K, Sethi P, et al. Norepinephrine versus phenylephrine for postspinal hypotension in parturients undergoing cesarean section：a systematic review and meta-analysis. Minerva Anestesiol 2022；88：1043-56.

MEMO

ネットワーク・メタアナリシス①

　介入や治療の効果を1対1で検討する通常のメタアナリシスと異なり，複数の介入や治療の効果を同時に検討する。実際にRCTが行われていないもの同士を既存のデータから間接的に比較し，相対的な効果を解析する。結果の解釈に際しては，対象としている研究に十分な均質性があるかどうかということに加え，実際のRCTと間接的なデータとの整合性に注意を払う必要がある[a]。

　a）Mills EJ, Ioannidis JP, Thorlund K, et al. How to use an article reporting a multiple treatment comparison meta-analysis. JAMA 2012；308：1246-53.

帝王切開における脊髄くも膜下麻酔後低血圧の予防に必要なノルアドレナリン持続投与量は？

ランダム化比較試験

Norepinephrine for the prevention of spinal-induced hypotension during caesarean delivery under combined spinal-epidural anaesthesia: Randomised, double-blind, dose-finding study.

Wei C, Qian J, Zhang Y, et al.
Eur J Anaesthesiol 2020；37：309-15.

目的

帝王切開における脊麻後低血圧の管理には，徐脈や心拍出量低下の懸念からフェニレフリンよりもノルアドレナリンのほうが好まれる。近年は，ノルアドレナリンの予防的投与が推奨されているが，脊麻後低血圧予防に最適なノルアドレナリンの投与量は不明である。本研究の主目的は，脊麻後低血圧に対するノルアドレナリンの容量反応関係を特定すること，副次目的は異なるノルアドレナリン投与量による母体の副作用発生頻度と新生児への影響を比較することである。

方法

二重盲検ランダム化された，投与量決定試験である。予定帝王切開患者を対象とし，コンピュータによりランダムに5群に振り分けた。除外基準は，ASA-PS Ⅲ以上，妊娠高血圧症候群，妊娠糖尿病，BMI＞35 kg/m^2，身長＜150 cm，身長＞175 cm，局所麻酔が禁忌となる症例とした。ベースラインの血圧と心拍数は，麻酔前に患者を仰臥位15°の左半側臥位として3回計測した平均値とした。左側臥位でL3/4からのCSEを行い，脊髄くも膜下腔にブピバカイン10 mgおよびフェンタニル5 μgを投与し，直後からノルアドレナリンの持続投与を開始した。ノルアドレナリン用量は，各群でそれぞれ0，0.04，0.05，0.06，0.07 μg/kg/minとし，試験薬の内容は盲検化された。脊麻後は子宮左方移動を行いながら，乳酸加リンゲル5 mL/kgを20-30分かけて投与した。手術に必要な麻酔レベルはT6以上とした。血圧と心拍数は麻酔開始後から児娩出までは1分ごと，それ以降は5分ごとに計測した。収縮期血圧のベースラインから20％以上低下，または90 mmHg未満に低下した際は，低血圧としてエフェドリン6 mgで対応した。収縮期血圧のベースラインから20％以上上昇した際は，反応性高血圧として，ベースラインの血圧に戻るまで被験薬を一時中止した。心拍数50 bpm未満を徐脈として，低血圧を伴う場合はアトロピン0.5 mg，高血圧を伴う場合は被検薬を中止した。Probit解析により異なるノルアドレナリン投与量における循環動態の変化を比較することで，ノルアドレナリンのED_{50}，ED_{80}およびED_{95}を推測した。

結果

102人の対象患者のうち，2人は不同意で除外，1人はT2以上の脊麻レベルとなり除外された。低血圧の頻度は各群で有意な差を認めた（表1）。

ノルアドレナリンのED_{50}，ED_{80}，ED_{95}はそれぞれ0.029 μg/kg/min [95% CI 0.008 to 0.042 μg/kg/min]，0.068 μg/kg/min [95% CI 0.055 to 0.099 μg/kg/min]，0.105 μg/kg/min [95% CI 0.082 to 0.172 μg/kg/min]であった。昇圧薬投与などの介入を要した患者は，ノルアドレナリン0群で有意に多かったが，母体の副作用発生と新生児のApgarスコアや臍帯動脈pHには統計的有意差を認めなかった（表1）。

表 1 循環動態，母体副作用，新生児アウトカムの比較

	0 群 n=20	0.04 群 n=19	0.05群 n=20	0.06群 n=20	0.07群 n=20	p 値
低血圧（%）	14（70）	9（47.4）	8（40）	4（20）	3（15）	<0.001
反応性高血圧（%）	0	0	0	2（10）	0	0.32
徐脈（%）	0	0	0	0	0	—
介入を要した（%）	14（70）	9（47.4）	8（40）	6（30）	3（15）	<0.001
悪心・嘔吐（%）	8（40）	2（10.5）	3（15）	2（10）	2（10）	0.02
シバリング（%）	3（15）	3（15.8）	4（20）	3（15）	2（10）	0.67
Apgar スコア [mean±SD]	9±1	9±1	9±1	9±1	9±1	0.737
臍帯動脈 pH [mean±SD]	7.28 ±0.04	7.29 ±0.04	7.29 ±0.05	7.28 ±0.03	7.29 ±0.05	0.607

結論

ノルアドレナリンの ED_{50}，ED_{80}，ED_{95} はそれぞれ 0.029，0.068，0.105 μg/kg/min であった。脊麻後低血圧予防に最適なノルアドレナリンの投与量は 0.07 μg/kg/min である可能性がある。

Editorial comments

本研究では血管収縮薬の予防投与による介入必要回数の減少が示されているが，脊麻後に血圧変動に伴う母体副作用や新生児アウトカムには各群間で差がみられず，仮に低血圧を認めたとしても適切に昇圧を行えば，臨床アウトカムには問題がないという解釈もできるかもしれない。しかし実臨床では，脊麻後に体位変換や麻酔レベルチェックなども行わなければならないため，忙しさから循環変動への介入が遅れる場合もある。血管収縮薬は予防的に投与を開始するほうが，患者にとって安全であると考えられ，近年のガイドラインでは帝王切開に対する脊麻導入後の血管収縮薬は，低血圧が生じた際に治療的に投与するのではなく，低血圧が生じる前に予防的に持続投与を行うことが推奨されている[1]。

また，筆者らも指摘しているように，解析されたノルアドレナリン ED_{95}（0.105 μg/kg/min）は本研究の実投与値を超えており，この用量での反応性高血圧などの副作用は検証されていない点に注意が必要である。著者らは ED_{80} である 0.07 μg/kg/min を脊麻後低血圧予防のノルアドレナリン投与量とし，患者の反応性に応じて調整を行うことを推奨している。同様の研究デザインで予防的ノルアドレナリン投与量 0.025，0.05，0.075，0.10 μg/kg/min の 4 群を比較した試験では，ED_{90} が 0.080 μg/kg/min［95%CI 0.065 to 0.116 μg/kg/min］であったが，容量依存性に反応性高血圧が増え 0.10 μg/kg/min 群では 35%に認められたと報告されている[2]。これらの結果から，脊麻後低血圧予防のノルアドレナリン投与量は 0.07–0.08 μg/kg/min 程度から開始し適宜調整を行うことが最適であろうと考えられる。

●参考文献

1) Kinsella SM, Carvalho B, Dyer RA, et al. International consensus statement on the management of hypotension with vasopressors during caesarean section under spinal anaesthesia. Anaesthesia 2018 ; 73 : 71-92.

2) Fu F, Xiao F, Chen W, et al. A randomised double-blind dose-response study of weight-adjusted infusions of norepinephrine for preventing hypotension during combined spinal-epidural anaesthesia for Caesarean delivery. Br J Anaesth 2020 ; 124 : e108-e14.

血管収縮薬予防投与下における脊髄くも膜下麻酔後低血圧の予防に適切な輸液は膠質液か，晶質液か？

`ランダム化比較試験`

Colloid coload versus crystalloid coload to prevent maternal hypotension in women receiving prophylactic phenylephrine infusion during caesarean delivery：a randomised controlled trial.

Park SK, Park DN, Kim YW, et al.
Int J Obstet Anesth 2022；49：103246.

目的

帝王切開における脊麻後低血圧予防に最良の輸液方法は不明である。血管収縮薬の予防投与が行われていなかった過去には，膠質液が晶質液に比べて脊麻後低血圧予防に優れている可能性が示されていた。しかし，近年では血管収縮薬の予防投与が浸透してきており，輸液方法の再検討が必要である。したがって，帝王切開における脊麻後低血圧に対して，血管収縮薬予防投与下に同時負荷する輸液として，膠質液と晶質液の比較を行うことを目的とした。

方法

単施設ランダム化比較試験である。合併症のない単胎妊娠の予定帝王切開患者を対象とし，コンピュータでランダムに膠質液群と晶質液群へ振り分けた。除外基準は，19歳未満，身長145 cm未満または180 cmを超える，体重45 kg未満または90 kgを超える，妊娠週数36週未満，BMI≧40 kg/m^2，妊娠高血圧症候群，心疾患，脳血管疾患，胎児奇形，多胎，脊麻の禁忌，陣痛開始後の症例とした。手術前夜から絶食とし，18 Gの末梢ルート確保後，左半側臥位で血圧測定を行い3回測定の平均値をベースラインの血圧とした。くも膜下穿刺時からブラインド化された輸液製剤投与を開始し，膠質液群には6％ヒドロキシエチルスターチ（HES）130/0.4（Volulyte®）10 mL/kg，晶質液群にはバランス晶質液（Plasma Solution A）10 mL/kgを投与した。くも膜下穿刺は左側臥位でL3/4またはL4/5より行い，高比重ブピバカイン9 mgおよびフェンタニル10 μgを使用した。脊麻導入後ただちに仰臥位とし，子宮左方移動を行いながらフェニレフリン25 μg/minを開始した。ベースラインの血圧を基準として，既定のアルゴリズムに沿ってフェニレフリン持続投与量を増減した。加えて収縮期血圧80％未満への低下に対しては，フェニレフリン100 μg，遷延する場合はエフェドリン5 mg，徐脈を伴う場合はアトロピン0.5 mgのボーラス投与を行った。初回輸液負荷後の輸液は晶質液200 mL/hrを維持量とし，担当麻酔科医の判断で増量可能とした。麻酔開始から児娩出まで毎分血圧を測定した。主要評価項目はベースラインから80％を下回る収縮期血圧低下の頻度とした。

結果

対象患者116人中，100人をランダム化し，膠質液群50人，晶質液50人に振り分け，研究脱落はなかった。脊麻後低血圧は膠質液群の50％，晶質液群の62％に認めた（MD －12％［95％ CI －33％ to 9％］，RR 0.8［95％ CI 0.56 to 1.14］p＝0.314）。Kaplan-Meier法で解析した麻酔開始からの母体低血圧発生に両群で有意差はなかった（p＝0.200，log-rankテスト）。フェニレフリンの合計使用量や，収縮期血圧がベースラインの70％未満となる重症低血圧，徐脈，悪心・嘔吐の発生頻度にも有為差を認めず，新生児のアウトカムも2群とも同等であった（表1）。

表1　母体および新生児のアウトカム

	膠質液群 n＝50	晶質液群 n＝50	RR/MD （95%CI）	p 値
脊麻後低血圧（%）	25（50）	31（62）	0.80 （0.56 to 1.14）	0.314
脊麻後重度低血圧（%）	14（28）	20（40）	0.70 （0.40 to 1.22）	0.291
徐脈（%）	4（8）	6（12）	0.67 （0.20 to 2.21）	0.739
悪心（%）	6（12）	9（18）	0.67 （0.26 to 1.73）	0.575
フェニレフリン投与量 （μg）	675（425-975）	750（625-950）	−75 （−275 to 88）	0.109
臍帯血 pH	7.3（7.3-7.3）	7.3（7.3-7.3）	0.02 （−0.01 to 0.03）	0.116
臍帯血 base excess （mmol/L）	−1.3 （−2.0 to −0.1）	−1.6 （−2.9 to −0.8）	0.35 （−0.05 to 1.05）	0.038

結論

　血管収縮薬予防投与下における脊麻後低血圧の予防に，膠質液は晶質液と比較して優れているとはいえない。

Editorial comments

　本研究に先行して行われた，帝王切開における脊麻後低血圧予防の輸液負荷について評価したネットワーク・メタアナリシスでは，膠質液の麻酔導入前あるいは導入時の負荷が最も血圧を安定させる結果となった[1]。しかしこのメタアナリシスは予防的血管収縮薬の投与が行われなかったRCTを多く含んでおり，また二重盲検化試験のみを対象に行った二次解析では，膠質液と晶質液との間で低血圧発生頻度に差がみられなかった。そのため，この先行研究では，帝王切開時の輸液として膠質液は推奨されなかった。本研究は予防的血管収縮薬投与下に両輸液製剤を比較した二重盲検化試験であり，血管収縮薬投与下においては膠質液の晶質液に対する優位性がなくなる可能性を示唆している。低血圧発生頻度に加え，母体の症状や新生児のアウトカムにも有意な差を認めなかった。なお，臍帯動脈 base excess にのみ統計的有意差をみとめるが，臨床上は問題にならない値である。ヨーロッパでは重症患者に対する HES 製剤の使用制限がされており[2]，アメリカ FDA も HES 製剤と腎機能不全や出血のリスクについて注意喚起を行っている[3]。周術期において人工膠質液の使用は可能であれば避けたほうがよいと考えられる。

　一方，本研究の血管収縮薬投与方法には，改善の余地がある点に注意すべきである。本研究では，低血圧の発生頻度が全体的に高く，フェニレフリンの投与量が十分ではなかった可能性が高い。著者らも先行研究に比べてフェニレフリン総投与量が少ない結果となったことに言及し，フェニレフ

リン投与プロトコルが最適ではなかった可能性を指摘している。また，先述のQ1で述べたように，帝王切開の脊麻後低血圧予防に最も適しているのはフェニレフリンではなくノルアドレナリンの持続投与（0.07-0.08 μg/kg/min 程度）であるがことが分かってきている。

●参考文献

1）Rijs K, Mercier FJ, Lucas DN, et al. Fluid loading therapy to prevent spinal hypotension in women undergoing elective caesarean section：Network meta-analysis, trial sequential analysis and meta-regression. Eur J Anaesthesiol 2020；37：1126-42.

2）European Medicines Agency. Hydroxyethyl starch（HES）containing medical products referral. Available at：https://www.ema.europa.eu/en/medicines/human/referrals/hydroxyethyl-starch-hes-containing-medicinal-products（Accessed on December 18, 2023）

3）U. S. Food & Drug Administration. Labeling Changes on mortality, kidney injury, and excess bleeding with hydroxyethyl starch products. Available at：https://www.fda.gov/vaccines-blood-biologics/safety-availability-biologics/labeling-changes-mortality-kidney-injury-and-excess-bleeding-hydroxyethyl-starch-products（Accessed on December 18, 2023）

帝王切開における脊髄くも膜下麻酔後低血圧の予防方法にはどのようなものがあるか？

メタアナリシス

Techniques for preventing hypotension during spinal anaesthesia for caesarean section.

Chooi C, Cox JJ, Lumb RS, et al.
Cochrane Database Syst Rev 2020；7：CD002251.

目的

帝王切開における脊麻後は高頻度で低血圧が生じるが，輸液負荷や，血管収縮薬，オンダンセトロン，下肢圧迫などにより予防できることが示唆されてきた。本メタアナリシスではこれらの予防法に関する過去の臨床研究をレビューする。

方法

2016年8月までにCochrane Pregnancy and Childbirth Trials Registerに登録された臨床研究のうち，脊麻後低血圧の予防についてのランダム化比較研究のみ対象とし，低血圧の治療に関する研究は除外した。主要アウトカムは，治療介入を必要とする低血圧の発生とし，副次アウトカムは治療介入を必要とする母体の高血圧や不整脈，悪心・嘔吐，アレルギー反応，意識障害や眩暈，児のアシドーシス（pH7.2未満），Apgarスコアなどとした。

結果

計9,469人を対象とする125の臨床研究を解析対象とし，輸液療法，薬物療法，理学療法の3つのグループに分類し，計49の群間比較を行った。ほとんどの研究において，アウトカム評価は治療介入を要する低血圧と児のApgarスコアのみであった。GRADE法によるエビデンスレベルは全体的にlowからvery lowであった。主な結果を以下に示す。

①輸液療法

（1）晶質液とコントロール（輸液負荷なし）

計370人を対象とした5の研究を解析した。使用された晶質液の内容や投与方法はさまざまであった。晶質液負荷は輸液負荷なしと比較し有為な低血圧予防効果を示した（RR 0.84 [95% CI 0.72 to 0.98]，low-quality evidence）。副次アウトカムの評価にはデータが不十分であった。

（2）膠質液と晶質液

計2,009人を対象とした27の研究を解析した。膠質液投与のほうが晶質液投与よりも低血圧発生頻度が減少した（RR 0.69 [95%CI 0.58 to 0.81]，very low quality of evidence）。しかし，使用した膠質液の種類や投与量がさまざまで，各研究間に高い不均質性を認めた（I^2=82%，Tau^2=0.12）。各副次アウトカムには明らかな差がみられなかった。

（3）晶質液の麻酔導入同時負荷（コロード）と麻酔前負荷（プレロード）

計384人を対象とした5の研究を解析した。晶質液のコロードはプレロードと比較し低血圧発生頻度が減少した（RR 0.70 [95%CI 0.59 to 0.83]）。副次アウトカムのうち，母体の悪心はコロードで高頻度であったが，嘔吐には群間差を認めなかった。児のアウトカムには差を認めなかった。

（4）晶質液の大量負荷と低量負荷

計192人を対象とした3研究を解析した。晶質液のプレロード負荷としての大量負荷（15-20

mL/kg）は低量負荷（10 mL/kg 以下）と比較し低血圧発生頻度に差を認めなかった（RR 0.55 [95%CI 0.29 to 1.02]）。副次アウトカムの評価にはデータが不十分であった。

②薬物療法

（1）エフェドリンとフェニレフリン

　計401人を対象とした8の研究を解析した。低血圧発生頻度に有意な差を認めなかった（RR 0.92 [95%CI 0.71 to 1.18]，very low quality of evidence）。副次アウトカムのうち，母体の徐脈発生頻度はエフェドリンのほうが低かった（RR 0.37 [95%CI 0.21 to 0.64]）が，他の副次アウトカムには明らかな差を認めなかった。

（2）オンダンセトロンとコントロール

　計740人を対象とした8の研究を解析した。オンダンセトロン投与群で低血圧発生頻度が減少した（RR 0.67 [95%CI 0.54 to 0.83]，low quality evidence）。オンダンセトロン投与量によるサブグループ解析では，はオンダンセトロン4 mgで最も高い効果が示されたが，低用量（2 mg）と高用量（6-8 mg）では効果を認めなかった。副次アウトカムのうち，母体徐脈および悪心・嘔吐は，オンダンセトロン投与で低頻度であった（それぞれRR 0.49[95%CI 0.28 to 0.87]，RR 0.35 [95%CI 0.24 to 0.51]）。児のアウトカムには明らかな差を認めなかった。

③理学療法

（1）下肢圧迫とコントロール

　計705人を対象とした11の研究を解析した。下肢圧迫により低血圧発生頻度が減少した（RR 0.61 [95%CI 0.47 to 0.78]，very low quality evidence）。下肢圧迫の方法は包帯やストッキングなどさまざまで，そのため各研究間に高い不均質性を認めた（I^2＝65，tau^2＝0.10）。副次アウトカムには明らかな差を認めなかった。

（2）左傾化と子宮左方移動

　計90人を対象とした1つの研究を解析した。子宮左方移動は左傾化と比較し低血圧発生頻度が減少した（RR 0.63[95%CI 0.49 to 0.80]）。副次アウトカムを検討した研究は存在しなかった。

結論

　帝王切開の脊麻後低血圧を予防できる単一の方法はなく，さまざまな方法を組み合わせる必要があると考えられる。晶質液のコロード，血管収縮薬，オンダンセトロン，下肢圧迫，子宮左方移動などにより低血圧の頻度が減る可能性があるが，全体的なエビデンスの質は低くさらに大規模で質の高い臨床研究が必要である。

Editorial comments

　本メタアナリシスは，2016年までの帝王切開における脊麻後低血圧の予防方法に関するレビューとして非常に網羅的なものである。一方で，筆者らも指摘しているように，各予防法を別々に検討している過去の臨床研究と，さまざまな予防法を複合的に用いる今日の実臨床とでは，状況が異なることに注意が必要である。2018年までの帝王切開における脊麻後低血圧の予防方法に関する109の研究を検討したネットワーク・メタアナリシスでは，血管収縮薬の投与が最も効果的であると結論付け，輸液負荷のみで低血圧予防を行うことの限界を指摘している[1]。これは脊麻導入後に生じる下肢血管抵抗の低下を血管収縮薬により予防できるためと考えられる。過去に行われて

いた下肢圧迫による低血圧予防は，血管収縮薬投与下では明らかな効果を発揮しないかもしれない。

　興味深い点として，制吐薬として用いられるオンダンセトロンが悪心・嘔吐の予防のみならず低血圧予防効果を発揮する点が指摘されている。セロトニン受容体拮抗薬であるオンダンセトロンは，セロトニンの血管拡張作用を阻害し末梢血管抵抗を維持することで低血圧を予防する可能性が考えられる。帝王切開における脊麻時のオンダンセトロンの効果を検討した他のメタアナリシスと比較すると，悪心・嘔吐の抑制効果は確立しているものの，低血圧（RR 0.47［95％CI 0.32 to 0.70］[2]，RR 0.72［95％CI 0.50 to 1.06］[3]）やシバリング（RR 0.53［95％CI 0.14 to 0.68］[2]，RR 0.89［95％CI 0.71 to 1.11］[3]）の予防効果については結論が統一していない。セロトニン受容体拮抗薬が低血圧予防に効果的かどうかはまだ検討の余地があろうが，悪心・嘔吐リスクの高い場合に併用することは有用と考えられる。

●参考文献

1）Fitzgerald JP, Fedoruk KA, Jadin SM, et al. Prevention of hypotension after spinal anaesthesia for caesarean section：a systematic review and network meta-analysis of randomised controlled trials. Anaesthesia 2020；75：109-21.

2）Zheng G, Zhang J, Liu J, et al. A meta-analysis of randomized controlled trials：efficiency and safety of ondansetron in preventing post-anesthesia shivering during cesarean section. Arch Gynecol Obstet 2023；307：223-31.

3）Zhou C, Zhu Y, Bao Z, et al. Efficacy of ondansetron for spinal anesthesia during cesarean section：a meta-analysis of randomized trials. J Int Med Res 2018；46：654-62.

Q5 帝王切開における脊髄くも膜下麻酔後低血圧の予測因子は？

システマティック・レビュー

Prediction of spinal anesthesia-induced hypotension during elective cesarean section : a systematic review of prospective observational studies.
Yu C, Gu J, Liao Z, Feng S.
Int J Obstet Anesth 2021 ; 47 : 103175.

目的
帝王切開脊麻後低血圧を正確に予測することで，臨床判断の促進と介入の迅速化が可能となる。脊麻後低血圧の予測因子と予測精度についてシステマティック・レビューを行った。

方法
PRISMA に基づき，PubMed，Embase，Cochrane Library，Google Scholar，Web of Science の各データベースから 2020 年 12 月までの帝王切開における脊麻後低血圧予防に関する文献を検索した。解析対象は，前方視観察研究で脊麻による予定帝王切開妊婦を対象とした研究とし，除外基準は ASA-PS≧Ⅲ，緊急帝王切開，硬膜外単独あるいは全身麻酔による帝王切開を含むものとした。

結果
計 3,086 人を対象とした 38 の研究を解析した。ほとんどの研究において晶質液 500-1,000 mL のプレロードあるいは 500-2,000 mL のコロードが行われ，脊麻後低血圧の治療には血管収縮薬としてエフェドリン 5-15 mg あるいはフェニレフリン 20-100 μg が投与されていた。脊麻後低血圧の定義は研究によりさまざまで，発生頻度は 29-80％であった。脊麻後低血圧の予測因子として 30 の因子を抽出し，7 つの分類に分けて検討した。①患者背景：18 の研究で検討されたが，BMI や身長体重などの背景因子は低血圧予測因子とならない結果を示した報告が大半であった。②ベースラインの循環動態：15 の研究で母体心拍数のベースラインについて検討され，11 の研究で血圧のベースラインについて検討された。大半の研究でベースライン心拍数や血圧と低血圧の発生に関連を認めなかった。③ベースラインの自律神経バランス：8 の研究で母体心拍数変動をもとに自律神経バランスについて検討され，5 の研究で心拍数変動と低血圧発生の間に相関を認めた。④姿勢負荷テスト：4 つの研究で仰臥位負荷テストによる重度低血圧の予測効果が示され，感度 55-80％，特異度 80-90％と報告された。⑤末梢循環の指標：計 8 の研究で灌流指数（perfusion index：PI）や脳組織酸素飽和度（ScO_2）について検討された。これらの指標と低血圧発生頻度の相関性は報告によりさまざまで，低血圧予測因子とならないという報告も半数を占めた。⑥血管内用量と輸液負荷反応性の指標：計 11 の研究で検討された。下大静脈虚脱率，脈波変動指数（pleth variability index：PVI）は血管内用量を予測し低血圧発生頻度と相関する報告が複数あるが，相関性を指摘できなかった研究も存在した。麻酔導入前の一回拍出量や Passive leg rising test も低血圧予測とならないとされた。⑦遺伝子多型：β アドレナリン受容体遺伝子の遺伝子多型が低血圧発生頻度と関連するという報告がある。

結論
自律神経バランスや循環の指標といった環境要因，個人的要因は，臨床アウトカムに及ぼす影響がさまざまであり，低血圧予測因子としては使用しにくい。仰臥位負荷テストは心血管耐容能を反

映し，脊麻後低血圧の予測に有用である可能性がある。

Editorial comments

　一般的に脊麻後低血圧の主な原因は，末梢血管拡張による後負荷の減少と，循環血液量の末梢分布による前負荷の低下であり，脊麻を行う際は，交感神経過剰や前負荷の著明な減少などの低血圧のリスクを推察する必要がある。本レビューでは予定帝王切開の妊婦を対象に，患者背景，循環動態や自律神経バランスなどについて検討されたが，予測因子として有用と考えられるものは「仰臥位負荷テストのみ」という結論に至った。注意点として，本レビューでは合併症の少ない予定手術のみを対象としており，麻酔前から後負荷・前負荷の異常がない妊婦のみが対象となっている。従来，緊急手術[1]や妊娠高血圧症候群[2]などでは脊麻後低血圧が少ないと報告されているが，いずれも後方視研究であることから，今後はこのようなハイリスク妊婦を含めた対象で前方視研究が必要になるであろう。

　仰臥位負荷テストでは，下大静脈・腹部大動脈圧迫（aortocaval compression：ACC）による負荷後の心拍数や血圧の変動，妊婦の不快感などを指標に，心血管耐容能を評価する。低血圧とそれに伴う子宮胎盤血流不全や悪心・嘔吐のリスクから，実臨床で使用するには侵襲が高い方法といえる。実臨床では，普段から仰臥位をとると気分不良を生じるかどうかの問診が，負荷テストの低侵襲な代用として有用かもしれない。

●参考文献

1）Martínez NA, Echevarría MM, Gómez RP, et al. Multivariate study of risk factors for arterial hypotension in pregnant patients at term undergoing cesarean section under subarachnoid anesthesia. Rev Esp Anestesiol Reanim 2000；47：189-93.
2）Henke VG, Bateman BT, Leffert LR. Focused review：spinal anesthesia in severe preeclampsia. Anesth Analg 2013；117：686-93.

子宮左方移動の有用性は？

ランダム化比較試験

Left lateral table tilt for elective cesarean delivery under spinal anesthesia has no effect on neonatal acid-base status : a randomized controlled trial.

Lee AJ, Landau R, Mattingly JL, et al.
Anesthesiology 2017 ; 127 : 241-9.

目的

　帝王切開の際は下大静脈・腹部大動脈圧迫（aortocaval compression：ACC）と，それに伴って発生する子宮胎盤血流低下および児のアシドーシスを避けるため，手術台を15°左に傾斜させることが推奨されているが，実臨床で実践されることはほとんどない。脊髄くも膜下麻酔時の血管収縮薬投与といった有用な低血圧予防方法が用いられるようになった現在，15°左傾斜位の有用性を再検討する必要がある。本研究では，晶質液のコロードとフェニレフリンの持続投与で母体血圧が維持されていれば，母体の体位が児の酸塩基状態にもたらす影響はなくなると仮説を立てた。

方法

　対象は2014年から2016年までに行われた単胎妊娠の脊麻酔下予定帝王切開で，18歳以上，ASA-PS II 以下，身長150-180 cm，BM 40 kg/m² 以下の妊婦とした。ACCに影響を与えると考えられる，児の横位や巨大児，子宮奇形，羊水過多過少は除外した。他の除外基準は，妊娠高血圧症候群，10年以上の糖尿病罹患歴などの自律神経失調，腎機能不全，喫煙，薬物中毒，重度の側弯症とした。対象患者をコンピュータで傾斜位群，仰臥位群に振り分けた。患者を術前8時間絶飲食とし，麻酔前にベースラインとして，仰臥位および15°左傾斜位で，カフ圧計を用いた血圧，および noninvasive cardiac output monitoring（NICOM；Cheetah Medical Inc., USA）を用いたバイオリダクタンス法による心拍出量の測定を行った。座位でくも膜下穿刺を行い，高比重ブピバカイン12 mg，フェンタニル15 μg，モルヒネ150 μg を投与し，直後からフェニレフリン50 μg/min の持続投与と乳酸リンゲル液10 mL/kg のコロードを開始した。患者を仰臥位とし，傾斜位群の手術台は15°左傾斜に，仰臥位群の手術台は水平のままとした。児の娩出までは血圧を毎分測定し，ベースラインの収縮期血圧を保つようアルゴリズムに沿ってフェニレフリンの流量を調整し，必要に応じ他の血管収縮薬も使用した。傾斜位群では子宮切開後の児娩出時にはベッドを水平に戻した。主要アウトカムは臍帯動脈の base excess（BE）とし，副次アウトカムは臍帯動脈 pH，臍帯静脈 pH および BE，麻酔開始後15分間のフェニレフリン投与量，母体血圧，脈拍，心拍出量，Apgar スコア，悪心・嘔吐の発生頻度とした。

結果

　100人の対象者がランダムに左傾斜位群50人，仰臥位群50人に振り分けられたが，左傾斜位群中の6人は傾斜位での手術が技術的に困難であったため児娩出前に仰臥位へ変更された。児の臍帯血 BE に両群で有意差は認めなかった（左傾斜位群 −0.6±1.5 mM vs. 仰臥位群 −0.5±1.6 mM，p=0.64）。他の新生児アウトカムや，麻酔から娩出までの平均時間も両群間で差がなかった。母体のアウトカムでは，15分間のトレンドで解析した収縮期血圧が，仰臥位群で左傾斜位群と比較して低値であった（p=0.03）（図1）。心拍出量の両群間差は麻酔開始後時間とともに増加し，9分の時点以降は仰臥位群で有意に低値となり，15分間のトレンドでも仰臥位群で左傾斜位

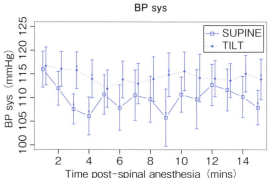

図1 収縮期血圧

脊麻後の15分間における各群（SUPINE：仰臥位群，TILT：傾斜位群）の平均収縮期血圧（mmHg±SD）。＊は群間で有意差のあった時点を示す。
（Lee AJ, Landau R, Mattingly JL, et al. Left Lateral Table Tilt for Elective Cesarean Delivery under Spinal Anesthesia Has No Effect on Neonatal Acid-Base Status：A Randomized Controlled Trial. Anesthesiology 2017；127：241-9より転載）

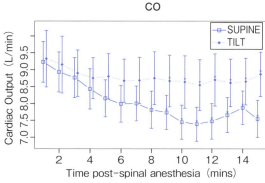

図2 心拍出量

脊麻後の15分間における各群の平均心拍出量（L/分±SD）。＊は群間で有意差のあった時点を示す。
（Lee AJ, Landau R, Mattingly JL, et al. Left Lateral Table Tilt for Elective Cesarean Delivery under Spinal Anesthesia Has No Effect on Neonatal Acid-Base Status：A Randomized Controlled Trial. Anesthesiology 2017；127：241-9より転載）

群と比較し低値であった（p＝0.014）（図2）。フェニレフリン投与量は仰臥位群で789±321μg，傾斜位群で611±228μgであった（p＝0.002）。悪心・嘔吐の発生に両群間で差はなかった。

結論

低リスクの脊麻下予定帝王切開において血管収縮薬と輸液負荷で血圧が保たれていれば，仰臥位は15°左傾斜位と比較して児の酸塩基状態を悪化させない。

Editorial comments

本研究の発表後，専門家の間でさまざまな意見が寄せられたが，帝王切開時の子宮左方移動が不要であると結論付けることはできず，ルーチンの子宮左方移動は継続するべきだという見方が強い[1-3]。筆者らも指摘しているように，本研究では低リスク患者のみ対象としており，ACCによる子宮胎盤血流低下の影響をより受けやすいと考えられる母児の合併症がある症例を除外している。母児の状態が不安定な場合では，子宮左方移動が子宮胎盤血流を維持するためにより重要な役割を果たす可能性があり，患者を仰臥位で管理しても問題がないとはいえない。

血管収縮薬の持続静注が一般化されるまでの脊麻後低血圧対策は，主に子宮左方移動や輸液負荷により前負荷をコントロールするものであった。近年の主流が末梢血管抵抗を維持する後負荷のコントロールに移行しているとはいえ，前負荷の維持をまったく行わなくてよくなっているわけではない。本研究で示された，脊麻後仰臥位での血圧と心拍出量の明らかな低下は，子宮左方移動が脊麻後の母体循環維持に有用であることを示している。しかし，手術台の15°左傾斜位は患者にとって不快であり，術者側にとっても手術手技が困難となる。実際に15°左傾斜位を許容できる妊婦や術者はほとんどおらず[4]，実臨床における実現可能性に大きな疑問がある。用手左方転位[5]や，腰枕などによる骨盤傾斜[6]により，実現可能でありながら手術台傾斜と同等の子宮左方移動効果をもつ

方法の検討が期待される。

●参考文献

1）Riley ET, Dyer RA, Carvalho B. Left Uterine Tilt for Cesarean Delivery Significantly Improves Maternal Hemo-dynamics and Should Not Be Considered Outdated Dogma. Anesthesiology 2018；128：858-9.

2）Shayegan B, Khorasani A, Knezevic NN. Left Lateral Table Tilt for Elective Cesarean Delivery under Spinal Anesthesia Should Not Be Abandoned. Anesthesiology 2018；128：860-1.

3）Chestnut DH. The Aortocaval Compression Conundrum. Anesth Analg 2017；125：1838-9.

4）Lee AJ, Landau R. Aortocaval Compression Syndrome：Time to Revisit Certain Dogmas. Anesth Analg 2017；125：1975-85.

5）Kundra P, Khanna S, Habeebullah S, Ravishankar M. Manual displacement of the uterus during Caesarean section. Anaesthesia 2007；62：460-5.

6）Kinsella SM, Harvey NL. A comparison of the pelvic angle applied using lateral table tilt or a pelvic wedge at elective caesarean section. Anaesthesia 2012；67：1327-31.

Enhanced recovery after cesarean

鬼塚　一聡・松田　祐典

 7 予定帝王切開，正常経腟分娩後の産褥婦の回復を評価する指標はあるか？

前向き観察研究

Postpartum recovery of nulliparous women following scheduled cesarean delivery and spontaneous vaginal delivery：a prospective observational study.

Mazda Y, Ando K, Kato A, et al.
AJOG Glob Rep 2023；3：100226.

目的

　帝王切開と経腟分娩後における出産後回復の軌跡は，十分に調べられていない．本研究では，分娩様式ごとの出産後回復のピークを可視化するため，前向きに観察研究を行なった．また，副次的な目的として，日本語版の Obstetric Quality of Recovery-10（ObsQoR10）の妥当性についても評価した．

方法

　Dual panel methodology を用いて，英語版 ObsQoR10 から日本語版 ObsQoR10 を作成した．予定帝王切開または経腟分娩で出産した初産婦を対象とし，出産後回復を EQ-5D-3L，Global Health Scale，日本語版 ObsQoR10 を用いて評価した．

結果

　予定帝王切開 48 人，経腟分娩 50 人の妊婦が研究に参加した．予定帝王切開で出産した女性は，経腟分娩で出産した女性に比べ，1 日目と 2 日目の回復スコアが著しく低かった（1 日目：48.0 vs. 72.5，p＜0.001）．出産後回復は日ごとに改善され，帝王切開と経腟分娩のグループでそれぞれ 4 日目，3 日目でピークとなった．帝王切開と比較して，経腟分娩は初回の鎮痛薬が必要となる時間の延長，オピオイド使用量の減少，経口摂取・初回歩行・退院までの時間短縮を認めた．また，日本語版 ObsQoR10 は出産後回復の指標として有効であり，臨床的に使用可能であることがわかった．

結論

　初産婦の出産後回復は，予定帝王切開の妊婦と比べて経腟分娩の方が産後 2 日間は有意に良好であった．予定帝王切開の妊婦は 4 日以内，経腟分娩後の妊婦は 3 日以内に回復を達成することがわかった．日本語版 ObsQoR10 は出産後回復の指標として有効であった．

Editorial comments

　若い女性が入院する理由として，最も多いのが出産である．出産後の速やかな回復は，合併症を

少なくするだけではなく，母児の愛着形成にも影響する。しかしながら，これまで出産後の回復を客観的に評価する指標はなかった。ObsQoR は 10 項目からなるアンケート評価で，さまざまな言語に翻訳されている。すでに帝王切開後の術後回復強化（enhanced recovery after surgery：ERAS）で評価すべき 18 項目の一つとして数えられており，臨床における重要性が注目されている[1]。ERAS はケア・バンドルとして複数の介入を伴うため，単一施設内で RCT を行って，その効果を検証することは難しい。問題点を抽出し，科学的根拠に基づいた改善案を策定，さらに臨床プラクティスに実装することで科学的に検証する必要がある[2]。

　本研究は日本語版 ObsQoR の科学的妥当性を証明するものであり，各施設で ERAS の評価として用いられるだけでなく，国際的に比較することが可能になった。

●**参考文献**

1) Sultan P, George R, Weiniger CF, et al. Expert Consensus Regarding Core Outcomes for Enhanced Recovery after Cesarean Delivery Studies : A Delphi Study. Anesthesiology 2022 ; 137 : 201-11.
2) Mazda Y, Aoyama K. An introductory guide to quality improvement in perioperative medicine. J Anesth 2021 ; 35 : 606-10.

術前の炭水化物投与は妊婦においても有用か？

> ランダム化比較試験

Pre-operative carbohydrate loading prior to elective caesarean delivery: a randomized controlled trial.

Clark A, Litchfield K, Hannah S, et al.
Int J Obst Anesth 2021; 45: 21-7.

目的

予定帝王切開において，誤嚥予防のための長期絶食は，産婦の低血糖，異化亢進によるケトーシスを引き起こし，空腹と口渇による不快な体験となるだけでなく，新生児の低血糖とも関連している。本研究の目的は，帝王切開術前に炭水化物ドリンクを投与することで，絶食による影響を防ぐことができるかを調査した。

方法

選択的帝王切開による出産を予定している産婦を募集し，重度の胃食道逆流，投薬が必要な糖尿病，全身麻酔を予定している産婦を除外した。標準ケア群と炭水化物プレロード群（CHO群）にランダムに割り付け，両群とも手術当日の0時から固形物摂取を，6時から飲水を禁止した。CHO群には47.5gの炭水化物が含まれるドリンクを前日の夜に2袋，手術日の朝6時に1袋摂取させた。主要評価項目は尿中のケトン体とし，副次評価項目に握力，手術室入室前の不安レベル，空腹と喉の渇きのスコアとした。

結果

209人の患者が募集され，早期出産や緊急帝王切開などの理由により，最終的に標準治療群（n＝94）または術前炭水化物飲料負荷群（n＝90）が解析された。尿中ケトン体陽性は標準治療群で61％，CHO群で18％（OR 3.33 [95%CI 2.12 to 5.26] $p<0.01$）だった。ベックの不安スコアで評価した不安レベル，握力には有意差は認めなかった。空腹スコアの中央値［IQR，範囲］は標準治療群で5 [3-7]，CHO群で6 [4.25-8]（$p<0.01$），口渇スコアは標準治療群で5 [3-6]，CHO群で5 [4-6]（$p=0.051$）であった。

結論

帝王切開術前の炭水化物ドリンク摂取は，尿中ケトン体の陽性率を低下させ，空腹や口渇感を改善させた。手術室入室前の不安や，術後測定した握力に差はなかった。研究全体を通して産婦の誤嚥は発生しなかった。

Editorial comments

メンデルソン症候群の報告以来，周術期においては，厳格な絶食が推奨されてきた。しかし近年の前投薬の適正使用，麻酔法の選択により誤嚥の発生頻度は非常に稀なものになっており[1,2]，帝王切開術前の絶飲食の緩和が見直されはじめている。

本研究は長期絶食の悪影響を防ぎつつも，手術時には胃内容物を空にし，誤嚥を起こさないという，相反する目標の中でバランスをとりながらプロトコルを作成している。カタボリックの評価を

尿中ケトン体で行っており，一部は飲水による影響を受けることが考えられるが，全体として大きな改善を認めている。誤嚥の発症はなかったが，元々発生率が低い病態であり安全性に関してはまだ議論の余地がある。

　他の術前の経口摂取の影響を検討する論文として，帝王切開の2時間前に経口補水液500 mL，ミネラルウォーター500 mL，水分摂取を行わない3群で術中昇圧剤の使用量を比較した研究では，経口補水液を飲用した群でフェニレフリンの使用量，昇圧剤のボーラス回数がいずれも少なく，循環動態の安定にもつながることが示唆されている[3]。いずれの群でも，手術室入室時における超音波による胃内容積の評価は差がなかった。

　また近年，帝王切開術前に少量の水分を補給する「Sip Til Send」プロトコルが，標準的な術前絶飲食と比較し，手術室入室時の胃内容積が非劣性であることも示されている[4]。頻度が少ないとはいえ誤嚥は産婦に重篤な転機をもたらす危険性があるため，絶飲食の緩和には慎重になる必要はあるが，比較的リスクの低い予定帝王切開に関しては，各施設にあった取り組みが求められるだろう。

●参考文献

1）Hamed E, Hamza WS, Farghaly TA, et al. Ultrasonographic assessment of metoclopramide effect on gastric volume in parturients females undergoing Caesarean section：a randomized double blind study. Minerva Anestesiol 2023；89：529-35.

2）Binyamin Y, Orbach-Zinger S, Ioscovich A, et al. Incidence and Clinical Impact of Aspiration during Cesarean Delivery：A Multi-Center Retrospective Study Anaesth Crit Care Pein Med 2024：101347.

3）Ijiri E, Mori C, Sasakawa T. Effect of preoperative oral rehydration before cesarean section on ultrasound assessment of gastric volume and intraoperative hemodynamic changes：a randomized controlled trial. BMC Anesthesiol 2023；23：293.

4）Harnett C, Connors J, Kelly S, et al. Evaluation of the 'Sip Til Send' regimen before elective caesarean delivery using bedside gastric ultrasound：A paired cohort pragmatic study. Eur J Anaesthesiol 2024；41：129-35.

術後の早期炭水化物摂取は，妊婦においても有用か？

ランダム化比較試験

Effect of early oral carbohydrate intake after elective Cesarean delivery on maternal body temperature and satisfaction：a randomized controlled trial.

Liu J, Dong S, Huang S, et al.
Can J Anaesth 2023；70：1623-34.

目的

術前の複合炭水化物ドリンク投与は熱産生を促し，術中の低体温予防に効果があることが示されている。本研究の目的は帝王切開術後早期の経口炭水化物摂取が，術後の産婦の体温回復に有益であるかを調べ，麻酔の効果が持続している状態で胃内容物の排泄遅延が起きていないか評価することである。

方法

脊髄くも膜下麻酔下で帝王切開術を受けた妊婦のうち，麻酔後ケアユニット（postanesthesia care unit：PACU）に到着した時に鼓膜温が 36.5℃以下の妊婦をリクルートした。除外基準は BMI35 以上の肥満，妊娠糖尿病，1,000 mL 以上の出血，上部消化管の異常。妊婦は経口複合炭水化物飲料 100 mL（グループ CC），または水 100 mL（グループ C）の 2 群へ無作為に割り付けられ，帝王切開術後，PACU で体温測定，超音波による胃内容物の評価後に摂取した。主要アウトカムは，産婦の鼓膜温，副次評価項目として産婦の温熱快適性スコア，シバリングの程度，術後早期摂食に対する満足度，喉の渇きと空腹の程度，超音波によって評価された胃内容物の量とした。

結果

156 人の妊婦がリクルートされ，最終的に 90 人が解析された（グループ CC 45 人，グループ C 45 人）。摂取後 120 分における妊婦の体温はグループ CC 36.7±0.3℃，グループ C 36.6±0.3℃であった（MD 0.14℃［95%CI 0.02 to 0.26］p＝0.02）。摂取後 120 分における温熱快適性スコアは，グループ C よりもグループ CC の方が高く（p＝0.02），シバリングスコアもグループ C で低かった。術後早期摂食に対する産婦の満足度スコア（0-100 で評価）は，グループ CC で 84，グループ C で 47 であった（p＜0.001）。摂取後 90 分および 120 分では，胃前庭部の断面積が 10.3 cm^2 を超える妊婦はグループ CC で 3/1 人，グループ C では 0/0 人で有意差はなかった。

結論

帝王切開後の早期の経口炭水化物摂取は，術後の妊婦の体温を維持し，シバリングを減少させ，早期経口摂取に対する産婦の満足度を向上させた。一方で，帝王切開後早期に炭水化物飲料を摂取した後，産婦の胃内容排出に遅延は認めなかった。

Editorial comments

帝王切開術前の絶飲食の緩和に関しては前述のとおり慎重な対応が必要である。一方，帝王切開後の早期経口摂取開始に関しては，比較的リスクが少なく，腸機能の回復の促進，術後の異化作用

の減少，インスリン抵抗性の改善などメリットも多い[1]。

　本研究は体温の維持にアウトカムを設定し，産婦の温熱快適性や早期経口摂取に対する産婦の満足度も向上することを示している。超音波による胃内容物の評価では摂取後90分後，120分後に優位差はなかったものの，120分を経過しても嘔吐のリスクのある産婦が1人おり，症状の出現に注意する必要がある。別の研究では，分娩からの緊急帝王切開術後の即時経口摂取と従来通りのプロトコルでの経口摂取を比較している[2]。陣発後の妊婦は，胃内容物の排泄遅延を起こすことが知られているが，この研究では術後の嘔吐に非劣性が認められており，分娩進行中の胃内容物の排泄遅延が，産後速やかに改善することを示している。

　近年の超音波技術の向上により胃内容物の評価が容易になっており，帝王切開術前後だけでなく分娩中の絶飲食に関しても今後さらなる研究が期待される。

● 参考文献

1）Huang H, Wang H, He M. Early oral feeding compared with delayed oral feeding after cesarean section. J Matern Fetal Neonatal Med 2016；29：423-9.

2）Asmary A, Nurulhuda AS, Hong JGS, et al. Immediate vs on-demand maternal oral full feeding after unplanned cesarean section during labor：a randomized controlled trial. Am J Obstet Gynecol MFM 2023；5：101031.

ヘモグロビンの最適化にはどのようなメリットがあるか？

ビッグデータ解析

Association of prenatal maternal anemia with neurodevelopmental disorders.
Wiegersma AM, Dalman C, Lee BK, et al.
JAMA Psychiatry 2019；76：1294-304.

目的

母体の貧血は，子どもの自閉症スペクトラム障害（autism spectrum disorder：ASD），注意欠陥多動性障害（attention deficit hyperactivity disorder：ADHD），知的障害（intellectual disability：ID）と関連性が示されている。本研究では，母体貧血診断タイミングと子どもの障害の関連を検証することである。

方法

ストックホルムユースコホートからの健康および人口登録データを使用して，スウェーデンで1987年1月1日から2010年12月31日までに産まれた非養子縁組の子ども532,232人を評価し，健康記録を調査した。主要調査項目はASD，ADHD，IDの診断とし，IDと関連する先天性疾患罹患児は除外された。貧血の定義はWHOの基準に従って診断し，少なくとも10週，25週，37週の3回貧血のスクリーニングを行った。

結果

解析終了時の年齢が6-29歳の子ども532,232人とその母親299,768人が登録された。ASD，ADHD，IDの有病率は，妊娠30週以内に貧血と診断された妊婦で高く，妊娠30週以降で診断された妊婦，貧血でない妊婦の間には有意差がなかった（ASD：4.9％/3.8％/3.7％，ADHD：9.3％/7.2％/7.1％，ID：3.1％/1.1％/1.3％）。妊娠30週以前に貧血と診断された妊婦から生まれた子供は，それ以降と比較してASD（OR 1.44 [95%CI 1.13 to 1.84]），ADHD（OR 1.37 [95%CI 1.14 to 1.64]），ID（OR 2.20 [95%CI 1.61 to 3.01]）と診断されるリスク増加と関連していた。早期の貧血診断は，対応する兄弟との比較においても，ASD（OR 2.25 [95%CI 1.24 to 4.11]），ID（OR 2.59 [95% CI 1.08 to 6.22]）のリスクと同様に関連していた。

結論

妊娠初期に診断された母親の貧血は，子どものASD，ADHD，特にIDの発症リスクの増加と関連していた。

Editorial comments

母体の早期貧血と胎児の認知発達機能への影響を調べた大規模な研究である。貧血の原因が調べられていないこと，ASD/ADHD/IDの明確な診断の経緯が不明なこと，またさまざまなバイアスの存在もあるため結果に関しては，まだ議論の余地がある。とはいえ妊娠早期からのスクリーニング検査の実施と，治療介入の重要性を筆者も強調している。

世界的に妊婦の貧血有病率は40％を超えており，さらに高所得国であっても，貧血ではない妊婦の50％が妊娠第一期に鉄欠乏状態にあるとされている[1]。妊婦における貧血や鉄欠乏による胎児へ

の影響として，上記以外にも，早産，低出生体重児[2]，また母体への影響として帝王切開率の上昇，輸血割合の増加[3]，産後の影響として母乳の質低下や産後うつ増加が報告されている[4]。

　基本的な治療は内服による鉄剤の投与だが，消化器症状（胸やけ，悪心・嘔吐，腹痛，便秘など）により継続困難なこともしばしばある。注射による治療は入院中でない妊婦，特に産後の通院においては負担になっていた。しかし，フェインジェクト®の登場により週1回の通院でも治療可能となっており，治療効果や安全性に関しても報告されている[5,6]。

●参考文献

1）Auerbach M, Abernathy J, Juul S, et al. Prevalence of iron deficiency in first trimester, nonanemic pregnant women. J Matern Fetal Neonatal Med 2021；34：1002-5.

2）Rahman MM, Abe SK, Rahman MS, et al. Maternal anemia and risk of adverse birth and health outcomes in low- and middle-income countries：systematic review and meta-analysis. Am J Clin Nutr 2016；103：495-504.

3）VanderMeulen H, Strauss R, Lin Y, et al. The contribution of iron deficiency to the risk of peripartum transfusion：a retrospective case control study. BMC Pregnancy Childbirth 2020；20：196.

4）Maeda Y, Ogawa K, Morisaki N, et al. Association between perinatal anemia and postpartum depression：A prospective cohort study of Japanese women. Int J Gynaecol Obstet 2020；148：48-52.

5）Froessler B, Schubert KO, Palm P, et al. Testing equivalence of two doses of intravenous iron to treat iron deficiency in pregnancy：A randomised controlled trial. BJOG 2023；130：15-23.

6）Saad AF, Stepanek R, Kothmann M, et al. Intravenous Iron Compared With Oral Iron Supplementation for the Treatment of Postpartum Anemia. Obstet Gynecol 2023；141：1052-5.

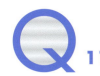

早期母児接触はどのようなメリットがあるか？

ランダム化比較試験

Association of duration of skin-to-skin contact after cesarean delivery in China : a superiority, multicentric randomized controlled trial.

Zhang X, Wang X, Juan J, et al.
Am J Obstet Gynecol MFM 2023 ; 5 : 101033.

目的

中国では，早期に母乳育児を開始する割合や，完全母乳育児の割合は低く，帝王切開率の上昇も重なって，母乳育児成績が著しく低い。初期の新生児ケアの重要な要素であるskin-to-skin(STS)ケアは，母乳育児の開始と継続性の向上に関連していることが知られているが，必要な期間については研究されていない。本研究の目的は，中国における帝王切開後の母児STS時間と母乳育児が，母乳育児率や母体および新生児の健康に与える影響を調べる。

方法

中国の4つの病院で実施されたランダム化比較試験で，在胎37週以上の単胎妊娠で，脊髄幹麻酔による選択的帝王切開を受けた合計720人の参加者をランダムで4つのグループに分けた。対照群は定期的なケアのみを受け，STSケアを行わなかった。介入グループ（G1，G2，G3）は帝王切開直後にそれぞれ30，60，90分間のSTSケアを行った。

結果

2021年1月3日から10月14日までに，対照群173人，G1 176人，G2 146人，G3 164人を含む659人の患者が登録された。G1，G2，G3では生後60分以内の早期授乳開始率はそれぞれ56％，71％，72％であったのに対し，対照群は22％だった（p＜0.001）。退院時の完全母乳育児率は，対照群の57％と比較して，それぞれ69％，62％，71％だった（p＝0.003）。

早期のSTSケア実施は，産後の出血量減少（p＜0.001）と新生児のNICUまたは新生児病棟への入院率を低下させた（p＝0.022）。

結論

帝王切開後の30分以上のSTSケアは，母乳育児の早期開始と退院時の高い完全母乳育児率と関連していた。また産後の出血量の減少と，新生児のNICUまたは新生児病棟への入院率の低下とも関連していた。

Editorial comments

近年の医療技術の発展に伴い，世界的に帝王切開での出生数は増加している。帝王切開の記録がある世界158カ国の平均では2000年には12.1％だった帝王切開率は2015年には21.1％増加しており[1]，今後も世界的にその傾向は続くと考えられる。母乳育児の母児にもたらすさまざまなメリットは広く知られているが，先行研究では帝王切開は母乳育児の開始を遅らせ，混合栄養を増加させることが示されている[2]。本研究では早期STSケアを30/60/90分の3群に分けて対照群と比較しており，いずれも母乳育児率の上昇を認めている。一方，後発開発途上国であるタンザニアで

の早期母児接触の研究では，完全母乳育児の割合には有意差がなかったものの，緊急帝王切開を受ける産婦の出産満足度にプラスの効果を示した[3]。出産満足度は近年問題となっている産後うつとの関連も指摘されており，早期母児接触の更なるメリットが期待される。STS ケアは麻酔の本質的な部分には関与していないが，妊婦の出産体験をよいものにするためには，このような視点を持って帝王切開麻酔を実施する必要がある。

●参考文献

1）Betran AP, Ye J, Moller AB, et al. Trends and projections of caesarean section rates：global and regional estimates. BMJ Glob Health 2021；6：e005671.

2）Li L, Wan W, Zhu C. Breastfeeding after a cesarean section：a literature review. Midwifery 2021；103：103-17.

3）Igarashi Y, Horiuchi S, Mwilike B. Effectiveness of an Early Skin-to-Skin Contact Program for Pregnant Women with Cesarean Section：A Quasi-Experimental Trial. Int J Environ Res Public Health 2023；20：5772.

Q12 帝王切開後の ERAS の基準はあるか？

第1章 帝王切開の麻酔

コンセンサス・ステートメント

Society for Obstetric Anesthesia and Perinatology：Consensus Statement and Recommendations for Enhanced Recovery After Cesarean

Bollag L, Lim G, Sultan P, et al.
Anesth Analg 2021；132：1362-77.

　このガイドラインは SOAP 委員会により作成された帝王切開術後回復力強化（ERAS）プロトコルである。術前に関しては絶食時間の制限，炭水化物ドリンクの負荷，患者教育，授乳・母乳育児の準備と教育，ヘモグロビンの最適化，術中に関しては脊髄くも膜下麻酔による母体低血圧の予防，正常体温の維持，適切な子宮収縮剤の投与，抗生物質の予防投与，IONV/PONV の予防，集学的鎮痛の開始，母乳育児と母子の絆の促進，術中輸液の最適化，臍帯クランプの遅延，術後に関しては早期の経口摂取，早期離床，休養期間の推進，早期排尿・カテーテルの除去，静脈血栓塞栓症の予防，早期退院の促進，貧血の改善に関して具体的に示されている。

Editorial comments

　2018 年に ACOG により帝王切開術後 ERAS が発表された[1~3]。これは術前・術中・術後のケア・バンドルが，ERAS society による推奨とともに掲載されている非常に有益なものである。しかし一方で，すべての妊婦に誤嚥予防として薬理学的介入を推奨していたり，帝王切開終了直後に不必要な尿道カテーテルを抜去したり，現在行われている帝王切開診療と相違があった。一方，SOAP によって示されている本論文では，翌 5 月に enhanced recovery after cesarean（ERAC）という概念のもと，同様の推奨に関する草案を発表し，2021 年に発表された。両者には多くの類似点はあるが，後者は麻酔管理についてより具体的な記載が豊富であるため，産科麻酔診療という観点からは実装しやすい。多くのエビデンスが一般的な外科手術から得られており，本論文を境に妊婦に対しての実装試験が行われ，多くの知見が得られている。

●参考文献
1) Wilson RD, Caughey AB, Wood ST, et al. Guidelines for Antenatal and Preoperative care in Cesarean Delivery：Enhanced Recovery After Surgery Society Recommendations（Part 1）. Am J Obstet Gynecol 2018；219；523 e1-15.
2) Caughey AB, Wood SL, Macones GA, et al. Guidelines for intraoperative care in cesarean delivery：Enhanced Recovery After Surgery Society Recommendations（Part 2）. Am J Obstet Gynecol 2018；219；533-44.
3) Macones GA, Caughey AB, Wood SL, et al. Guidelines for Postoperative care in Cesarean Delivery：Enhanced Recovery After Surgery（ERAS）Society Recommendations（Part 3）. Am J Obstet Gynecol 2019；221：247 e1-9.

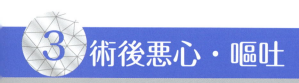

3 術後悪心・嘔吐

酒巻 大輔・松田 祐典

帝王切開分娩における PONV の最適な管理とは？

総説

The optimum management of nausea and vomiting during and after cesarean delivery.
Tan HS, Habib AS.
Best Pract Res Clin Anaesthesiol 2020；34：735-47.

諸言

　脊髄幹麻酔で行われる帝王切開分娩において，手術中の悪心・嘔吐（intraoperative nausea and vomiting：IONV）および手術後の悪心・嘔吐（postoperative nausea and vomiting：PONV）の発生率は最大80％に達すると報告されている。IONV/PONV を予防することは，帝王切開分娩を受ける妊婦にとって最も重要な事項の一つであり，帝王切開分娩後の回復力強化（enhanced recovery after cesarean：ERAC）にも含まれている。IONV/PONV の予防および治療のリスク要因と介入についてまとめる。

PONV リスクへの対応

①術後鎮痛とオピオイド

　PONV は主にオピオイドと術後の痛みに伴う催吐作用によって引き起こされる。適切な術後鎮痛のため，オピオイド量を最小限に抑えつつ，マルチモーダルな鎮痛が推奨される。脊髄幹モルヒネは帝王切開分娩の術後鎮痛の中核であり，くも膜下投与の至適投与量は 100 μg，硬膜外投与は 3-4 mg とされている。脊髄幹モルヒネを増量しても，鎮痛期間はわずかな延長にとどまり，PONV および搔痒感が増加する。

　アセトアミノフェンはオピオイド必要量を減少させ，副作用が少ないため帝王切開分娩後の 2～3 日間は定時投与が推奨されている。また NSAIDs もオピオイド必要量を減少させ，そして PONV の減少とも関連している。そのため，両者を定時投与で併用することが鎮痛効果/PONV の両面からも推奨される。

　腹横筋膜面ブロック（transversus abdominis plane block：TAPB）は脊髄幹モルヒネの投与がない妊婦，例えば全身麻酔で帝王切開分娩を受ける妊婦においてオピオイド必要量，痛みのスコア，および PONV を減少させることが報告されている。一方，脊髄幹モルヒネを使用した妊婦では TAPB の鎮痛効果は臨床的には少ない。

②前庭刺激

　体位の急激な変化によって引き起こされる悪心・嘔吐に，前庭刺激誘発性 PONV がある。ヒスタミン H1 およびコリン作動性経路を介して誘発されるため，抗ヒスタミン薬と抗コリン薬が効果的である可能性がある。

③輸液

　術前の絶飲食により，手術時に循環血液量不足となることが少なくない。非妊婦において，術前の経口補水は消化器，脳幹，および前庭の低灌流により引き起こされる催吐作用を緩和する可能性が示唆されている。術前の補液投与は PONV の発生および治療必要性を減少させることが示されているが，脊髄幹麻酔で帝王切開分娩を受ける妊婦にも適用できるかは明らかになっていない。

④患者因子

　非妊婦では，全身麻酔後の PONV のリスク要因として女性・PONV の既往・乗り物酔いの既往・非喫煙者・若年・術後のオピオイド使用および麻酔時間の長さが挙げられている。しかし帝王切開分娩を受ける妊婦は 2 つのリスク要因（女性と若年）がデフォルトで存在し，脊髄幹モルヒネを使用する場合は 3 つとなる。一方で，帝王切開分娩後 PONV のリスク因子については，妊娠中の喫煙や悪阻歴，母体年齢などの関連が報告されているが，いまだ明らかになっていない。

薬理学的および非薬理学的な悪心・嘔吐の予防および治療の選択肢

　悪心・嘔吐は第四脳室に存在する chemoreceptor trigger zone（CTZ）と延髄に存在する嘔吐中枢で制御されている。悪心・嘔吐にはさまざまな経路が関わっており，それぞれの受容体を標的とした薬物を投与することが重要である。

①セロトニン受容体拮抗薬

　オンダンセトロンなどの 5-HT3 受容体拮抗薬は，PONV 予防によく使用されている。2 つのメタアナリシスから得られたデータに基づくと，オンダンセトロン 4 mg は手術中の悪心（嘔吐ではない）と PONV を有意に減少させる。また，投与量を 8 mg に増やしても悪心・嘔吐減少効果は見られない。オンダンセトロンは一般的な用量では安全であると考えられているが，QT 延長症候群と関連しており，アメリカ食品医薬品局（Food and Drug Administration：FDA）は，16 mg を超えて投与してはならないと推奨している。また，胎児への有害な影響はほとんど報告されていない。グラニセトロンに関する研究は少なく，これらの研究では IONV または PONV の有意な減少は報告されていない。

②ミネラルコルチコイド

　帝王切開分娩後のデキサメタゾンの効果については，PONV 減少に有効だった報告とそうでなかった報告がともに存在しているが，最新のガイドラインでは 8 mg 投与が推奨されている。また，デキサメタゾンは投与量を 2.5 mg から 10 mg に増やしても PONV の減少効果は変わらないと報告されている。臨床的な投与量の範囲では，創傷治癒遅延，感染，錐体外症状の増加などは認められないが，非妊婦において高血糖が報告されている。

③ドパミン受容体拮抗薬

　メタアナリシスによれば，メトクロプラミドとドロペリドールは IONV および PONV を予防するのに効果的である。また，オンダンセトロンと併用することで，手術後 2 時間の PONV 発生率を減少させるとも報告されている。メトクロプラミドは，めまいや眠気，そして錐体外症状と関連しているが，メタアナリシスでは有意な母体の有害事象の増加は認められていない。経胎盤的あるいは母乳移行をしても，胎児の有害事象の増加とは関連していない。対照的に，ドロペリドールは QT 延長および torsade de pointes を引き起こすリスクがある。

④抗ヒスタミン薬

　海外ではジメンヒドリナート 25-50 mg が使用されている（日本では適応外使用）。ジフェンヒドラミンは海外では妊娠悪阻の治療に使用され，妊娠中の使用は安全であるようだが母乳に分泌さ

れる。

⑤抗コリン薬

スコポラミンパッチは，帝王切開分娩の PONV を減少させる効果がある。副作用として，目のかすみと口の渇きの発生率を増加させる。抗コリン薬の授乳中の安全性は不明であるが，スコポラミンは妊娠中に使用しても，胎児の有害な影響の増加は報告されていない。

⑥ニューロキニン 1（neurokinin 1：NK1）受容体拮抗薬

迷走神経の NK1 受容体の刺激と嘔吐中枢の刺激によっても悪心・嘔吐が起こる。アプレピタントなどの NK1 拮抗薬はオンダンセトロンと比較して，より効果的に PONV を減少させたと報告があるが，妊婦での有効性と安全性についての研究はない。

⑦P6 刺激

内関（P6）の経穴刺激は，化学療法誘発性の悪心・嘔吐の治療および PONV の予防において，薬物療法と同程度に有効である。帝王切開分娩を受ける妊婦を対象としたメタアナリシスでは，P6刺激は術中の吐き気を減少させたが，術中の嘔吐や PONV は減少させなかった。作用機序は不明であるが，β エンドルフィンの放出，セロトニンおよび迷走神経レベルの変化，胃排出の増加が関与している可能性がある。P6 刺激は安全であり，薬物の母乳移行の懸念を回避できる。しかしながら妊婦自身がツボ刺激になじみがなく，耐性が低い可能性がある。

制吐薬の組み合わせ

帝王切開分娩を受ける女性において，複数の制吐薬を組み合わせる方法が推奨されている。最も効果的な方法を確立するためには，さらなる研究が必要だが，現時点では 5-HT3 拮抗薬とデキサメタゾンの組み合わせが，合理的な選択肢である。さらにメトクロプラミドを追加することで，IONV への予防効果も得られる。

PONV の治療

ほとんどの研究は PONV 予防に焦点を当てており，妊婦においてはその治療そのものについての研究は相対的に少ない。したがって，一般的な外科患者からの結果を適用する。予防投与を受けていない妊婦には，5-HT3 受容体拮抗薬が第一選択として勧められている。

予防投与を受けてから 6 時間以内に PONV が発生した妊婦には，効果発現の遅い薬物を避けつつ，異なる薬理学作用を有する薬物で治療を行う。6 時間以上経過して発生した場合，予防投与された薬物の再投与が妥当であるが，長時間作用する薬物は避ける。また，低用量のナロキソンやプロポフォールは，帝王切開分娩後の難治性 PONV の治療に効果的であるとも報告されている。

予防的管理と反応的管理

妊娠中または授乳中の母親における制吐薬の安全性は懸念されるべきだが，一般的に使用される制吐薬の安全性，有効性，および費用対効果についても検討が必要である。悪心・嘔吐は分娩後の回復スコアにも組み込まれ，帝王切開分娩を受ける妊婦にとっては最も重要な懸念事項の一つであり，国立保健医療研究所（NICE）ガイドラインおよび ERAC プロトコルにも含まれている。

複数の制吐薬の組み合わせによる予防療法は，単独投与よりも効果的である。帝王切開を受ける妊婦が PONV の高リスクであることを考慮すると，複数の制吐薬のルーチン投与が推奨される。これは，妊婦に特有の PONV リスクスコアが存在しないことも原因である。メトクロプラミド（IONV の予防），オンダンセトロン（IONV/PONV の予防）およびデキサメタゾン（PONV の予防）の組み合わせの投与が推奨されている。

まとめ

帝王切開分娩における IONV および PONV の高い発生率は，母親の回復に悪影響を及ぼす。ただし，術中および術後の悪心誘発要因の多くは，周術期の麻酔および外科的管理のさまざまな側面を最適化することで，回避または軽減することができる。また費用対効果，有効性，過去のデータから，複数の制吐薬の使用が支持されている。

Editorial comments

帝王切開分娩における悪心・嘔吐に関する非常によくまとまった総説である。PONV に対して日本で使用できる制吐薬はまだ少ないが，鍼・ツボなど薬理学的な方法以外にも PONV へ対応する方法がある。日本でも脊髄幹麻酔でのモルヒネの使用が増えていることが報告されており[1]，PONV対策は出産後回復を促す観点からも，より一層重要である。術後鎮痛強化と PONV 対策は表裏一体となっており，術後の痛みをコントロールするとなると，どうしても PONV が増加するため，何らかの薬理学的予防は必須である。かつての帝王切開麻酔は，単純であったが術後の状態までは配慮されていなかった。現代の帝王切開麻酔は，複雑になったが術後の状態まで改善できるようになっている。この事実を理解したうえで，術中だけでなく術後に継続できる麻酔管理を行っていくことが求められている。本総説の内容は，総分娩数のうち約 40％が 20 床以下のクリニックで行われている日本において[2]，誰でも容易に対応しやすい内容であり，読むだけではなく，ぜひとも実践していただきたい。

● 参考文献

1）Yonekura H, Mazda Y, Noguchi S, et al. Trend in neuraxial morphine use and postoperative analgesia after cesarean delivery in Japan from 2005 to 2020. Sci Rep 2022；12：17234.

2）Ministry of Health, Labour and Welfare. Survey of medical institutions. Available at：https://www.mhlw.go.jp/toukei/saikin/hw/iryosd/20/dl/02sisetu02.pdf（Accessed on：November 16, 2023）

帝王切開分娩におけるPONVの特有のリスク因子は？

前向き観察研究

Risk factors for post-caesarean nausea and vomiting : a prospective prognostic study.

Guimarães GMN, Silva HBGD, Ashmawi HA.
Braz J Anesthesiol 2020 ; 70 : 457-63.

目的
脊髄幹麻酔で行われる帝王切開分娩において，術後悪心・嘔吐（postoperative nausea and vomiting：PONV）のリスク因子は，まだ定義されていない。この研究ではそのリスク要因を特定することを目的とした。

方法
2016年5月1日から2018年6月1日，ブラジルのHospital Universitário de Brasíliaにて，脊髄幹麻酔で帝王切開分娩を受けた妊婦を対象とした。対象妊婦全員が，術中にデキサメタゾン8 mgおよびオンダンセトロン8 mgが投与された。脊髄幹麻酔で使用された局所麻酔薬及び脊髄くも膜下モルヒネの投与量は，担当麻酔科医の判断で決められた。PONVは術後24時間以内の悪心・嘔吐のいずれか，またはその両方と定義され，IONVは脊髄くも膜下麻酔開始後から閉創までの間とした。PONVは術後24時間までの間での悪心・嘔吐のいずれか，またはその両方と定義され，妊婦本人にその有無と強さについて尋ねた。術後2時間を早期PONV，術後2-24時間を晩期PONVと層別化した。

結果
250人が解析された。術後24時間以内にPONVが発生したのは49人（19.6%）であった。早期PONV（術後2時間）の方が晩期PONV（術後2-24時間）よりも発生率が高かった（早期29人＝11.6%，晩期20人＝8.0%）。早期PONVと晩期PONVをともに発症したのは9人（3.6%）であった。PONVに関して統計的に有意差が見られた項目は，25歳未満の若年者（OR 2.9 [95%CI 1.49 to 5.96]），乗り物酔いの既往歴（OR 2.5 [95%CI 1.27 to 5.25]），妊娠第1三半期の悪阻（OR 0.3 [95%CI 0.16 to 0.64]），手術中の悪心・嘔吐（OR 8.2 [95%CI 3.67 to 20.47]），妊娠38週以前での分娩（OR 2.0 [95%CI 1.01 to 4.08]），であった。ベイジアンネットワークではPONV発生の予測因子として①帝王切開分娩中の吐き気，②妊娠38週未満での分娩，③妊娠第1三半期中の悪阻，が挙げられた。

結論
PONVの主要なリスク因子は，①若年女性（25歳未満），②術中の吐き気，③妊娠初期のつわりの欠如，④妊娠38週以前での分娩であることが明らかになった。また，ブピバカインとモルヒネの投与量は担当麻酔科医の判断決定されており，PONVとの関連性を評価することは難しいと判断された。

Editorial comments

　脊髄幹麻酔下で行われる帝王切開分娩の，PONV リスク因子を検討した研究である。全身麻酔下の PONV 予測因子として Apfel スコアが有名であるが，帝王切開分娩においては，すでに複数項目（女性で非喫煙者が多い）が関連しており，他のリスク因子の検索が行われている。2017 年の研究では，妊娠初期の妊娠悪阻が，帝王切開分娩中の悪心・嘔吐を増加させると報告された[1]。また，2021 年の報告では，全身麻酔下で乳腺外科の手術を受けた患者において，つわりと PONV の関連性について報告されている[2]。一方で，今回の結果では，つわりがあった妊婦はむしろ PONV を減少させる因子となっており，まだ不明な点も多く，さらなる研究が求められる。2023 年 12 月，GDF15 と呼ばれるホルモンの増加とつわりの発生に着目した研究が報告され，注目されている[3]。今後，PONV の発生と妊娠悪阻の関連についても，その原因が究明される可能性が高い。いずれにおいても，PONV は帝王切開分娩後の出産後回復を阻害するため，積極的な対応が重要であることには，間違いない。

●参考文献
1）Semiz A, Akpak YK, Yılanlıoğlu NC, et al. Prediction of intraoperative nausea and vomiting in caesarean delivery under regional anaesthesia. J Int Med Res 2017；45：332-9.
2）Wang B, Yan T, Sun L, et al. A history of severe nausea and vomiting during pregnancy predicts a higher incidence of postoperative nausea and vomiting after breast cancer surgery without breast reconstruction. Breast Cancer 2021；28：506-12.
3）Fejzo M, Rocha N, Cimino I, et al. GDF15 linked to maternal risk of nausea and vomiting during pregnancy. Nature 2024；625：760-7.

Q15 帝王切開分娩用の PONV リスクスコアは開発できるか？

ランダム化比較試験

A risk score for postoperative nausea and/or vomiting in women undergoing cesarean delivery with intrathecal morphine.

Tan HS, Cooter M, George RB, et al.
Int J Obstet Anesth 2020；44：126-30.

目的

帝王切開分娩での術後悪心・嘔吐（postoperative nausea and vomiting：PONV）の発生率は最大で 80% と報告されている。しかしながら，その発生率を予測する帝王切開分娩特有のスコアリングシステムは存在しない。本研究では PONV を引き起こす因子を特定し，予測モデル（Duke スコア）を構築した。そしてその性能を全身麻酔の PONV リスクスコアとして有名な Apfel スコアと比較検討することを目的とした。

方法

脊髄くも膜下モルヒネを使用した脊髄幹麻酔下で，帝王切開分娩を受ける妊婦の悪心・嘔吐に関する 2 つの無作為化比較試験のデータ解析を行った。対象となった妊婦は妊娠 36 週以降，単胎妊娠，ASA-PS 2-3，選択的帝王切開分娩，であった。除外対象は，身長が 152 cm 未満または 180 cm 以上，陣痛発来中，緊急帝王切開分娩症例，術前 24 時間以内に制吐薬を投与されている，そしてオンダンセトロン，メトクロプラミド，フェニレフリンにアレルギーのある妊婦であった。また，妊娠高血圧症候群，心疾患，および 1 型糖尿病を有する妊婦も除外された。脊髄くも膜下麻酔では，高比重ブピバカイン 12 mg，フェンタニル 15 µg，モルヒネ 150 µg を使用した。術後 24 時間以内に PONV を引き起こした妊婦に関してその要因を検討し，多変量解析モデルを作成した。そしてリスク因子と考えられる要因から Duke スコアの作成を行った。Duke スコアと Apfel スコアを比較し，PONV 発生との関連性の検証を行った。

結果

2 つの研究に登録された計 460 人の妊婦のうち，260 人の妊婦を解析した。結果，146 人（56.2%）の妊婦が PONV を経験していた。妊娠中の非喫煙歴（OR 2.29［95%CI 1.12 to 4.67］p＝0.023）および帝王切開分娩後の PONV および/またはつわりの経験歴（OR 2.09［95%CI 1.12 to 3.91］p＝0.021）が独立したリスク因子であり，この 2 項目を用いて Duke スコアが作成された。それぞれの項目をあり/なしから各 1 点と設定し，合計 0〜2 点でそのリスク評価を行なった。Duke スコアと Apfel スコアの比較では，ともにスコアが上昇するとともに PONV の発生率は上昇していた。（Duke スコア p＝0.001；Apfel スコア p＝0.049）AUC ROC 曲線の面積は両スコアで同程度であった（Duke スコア 0.63［95%CI 0.57 to 0.70］，Apfel スコア 0.59［95%CI 0.52 to 0.65］，p＝0.155）。

結論

Duke スコアと Apfel スコアは類似した結果を示したが，AUC ROC 曲線のスコアを鑑みると，ともに帝王切開分娩における PONV 発生を予測する性能は低い結果となった。そのため，より優れたスコアシステムが開発されるまでは，予防的な複数の制吐薬を使用することが，合理的なアプローチであると考えられる。

Editorial comments

　現在の日本における帝王切開分娩の入院期間は7日程度である。PONVが発生することが多い24時間以内は，入院中であることがほとんどであり，重要性の認識度はまだ低い。しかしながらPONVは母体の離床を妨げ回復を遅らせる。NICEのコンセンサスでも術後1日での退院を推奨しており[1]，将来的に入院期間が短くなる場合は，退院の障壁の一つとなりうることは想像に容易い。そのために今の段階から対応を考えておくことは重要である。

　ApfelスコアはPONV発生予測スコアとして有名なスコアである。①女性である，②非喫煙者である，③乗り物酔いをしやすい，④術後にオピオイドを使用する，の4項目から構成され，比較的簡単に評価できる点が有用である。しかしながら全身麻酔で行われる手術のPONV対策用スコアであるため，脊髄幹麻酔で行われることが一般的である帝王切開分娩においては有効性がさがる。また，帝王切開分娩を受ける妊婦は女性であり，脊髄くも膜下モルヒネを投与されていることが多い。そしてわが国の場合は非喫煙者である可能性が高い。このような状況のため麻酔開始前からほとんどの妊婦がすでにApfelスコアが3点あり，PONV高リスク群がほとんどを占めることになる。そのため，今回の研究のようにApfelスコアに変わる，帝王切開分娩のPONVリスクを予測するスコアの開発は非常に重要な責務であるが，その開発はまだ難しい。

　有効なスコアリングが開発されるまでは，SOAPが2020年に発表したERACコンセンサスでも推奨されている異なる作用機序を有する制吐剤3種類（ドパミンD2受容体拮抗薬，ステロイド，5-HT3受容体拮抗薬）のうち2種類以上を行うことが大切である[2]。日本でも2021年に5-HT3受容体拮抗薬がPONVに対して保険適用となったので，使用は推奨されるだろう。

●参考文献
1）Cesarean birth. London：National Institute for Health and Care Excellence（NICE）；2023 Sep 6.
2）Bollag L, Lim G, Sultan P, et al. Society for Obstetric Anesthesia and Perinatology：Consensus Statement and Recommendations for Enhanced Recovery After Cesarean. Anesth Analg 2021；132：1362-77.

Q16 帝王切開のPONV予防は実際にどのくらい実践されているか？

横断研究

Assessment of post-operative nausea and vomiting prophylaxis usage for cesarean section, 2021：A cross sectional study.

Admass BA, Tawye HY, Endalew NS, et al.
Ann Med Surg（Lond）2022；75：103399.

目的
帝王切開分娩における術後悪心・嘔吐（postoperative nausea and vomiting：PONV）予防の実臨床での実践レベルを調査する。

方法
この横断的研究は2021年3月1日から3月30日までの間に、エチオピアのGondar大学病院で帝王切開分娩を行った100人の妊婦とその担当麻酔科医を対象とした。2014年にSAMBA（Society for Ambulatory Anesthesiology）が発表した、PONV予防および管理に関するガイドラインをもとに、妊婦のPONVリスクを低リスク・中リスク・高リスクに層別化した。そして、担当麻酔科医がガイドラインを遵守したPONV対策を行っているかどうかを調査した。

結果
研究には100人の妊婦が参加し、平均年齢は28歳であった。研究参加者のうち4人（4％）に喫煙歴があり、23人（23％）が乗り物酔いの既往歴を認めた。帝王切開分娩の99％が脊髄くも膜下麻酔で行われ、1％が全身麻酔で行われた。

ガイドラインのリスク分類によると、PONVが発症する低，中，高リスクの妊婦の割合はそれぞれ21％，33％，25％であった。また，帝王切開分娩における，PONVへの予防および実行率は56.5％に留まっていた。

PONVが見られる妊婦への制吐薬投与率，麻酔科医のPONV予防ガイドラインの遵守率，そしてPONV低リスク妊婦への予防的な制吐薬投与は，それぞれ17％，47％，および14％であった。

結論
PONV予防の臨床現場における実践において，大きなギャップが存在することが示唆された。ガイドラインの遵守と，その妊婦のPONVリスクに応じた多面的なアプローチを行うことがPONV予防を確実にするために重要である。

Editorial comments

帝王切開分娩におる悪心・嘔吐への対策と，実臨床の場での実践率を調査した横断研究である。2014年にPONVに対するガイドラインがSAMBAから発表され，PONVのリスクを下げつつ薬物投与を含めた多角的なマネージメントを行うことが推奨されているが[1]，実臨床でどの程度実践されているかを評価している文献は少ない。本研究における担当麻酔科医のガイドラインの遵守率は47％に留まっているが，これは過去の研究と同様に低い[2]。まだまだPONV予防に対する重要性の理解が少ないことが予想される。

PONV の予防は，妊産婦にとって心理的および身体的な影響を持つため重要である。制吐薬の予防投与は PONV の発生率を減少させ，妊産婦の苦痛を軽減し，医療費の削減にもつながる。しかしながら，闇雲に薬物を投与するのではなく，妊婦ごとに PONV リスクを考慮し，多角的なアプローチで予防投与を行うことが重要である[3]。なぜなら他のすべての薬物と同様に，制吐薬にも副作用があるからである。メトクロプラミドの錐体外路症状やドロペリドールの QT 延長などが有名である。

今回の研究は小規模なサンプルサイズで行われており，PONV 予防とその実践についての関連性までは指摘できていない。実践水準の向上のためには，PONV 予防の重要性の理解とさらなる研究が必要である。

● 参考文献

1）Gan TJ, Diemunsch P, Habib AS, et al. Consensus guidelines for the management of postoperative nausea and vomiting, Anesth Analg 2014；118：85-113.

2）Kumar A, Brampton W, Watson S, et al. Postoperative nausea and vomiting：simple risk scoring does work. Eur J Anaesthesiol 2012；29：57-9.

3）Gan TJ, Belani KG, Bergese S, et al. Fourth consensus guidelines for the management of postoperative nausea and vomiting. Anesth Analg 2020；131：411-48.

Q17 デキサメタゾンの投与タイミングで PONV は減少するのか？

ランダム化比較試験

The effect of intravenous dexamethasone on postoperative nausea and vomiting after Cesarean delivery with intrathecal morphine: a randomized-controlled trial.

Selzer A, Pryor KO, Tangel V, et al.
Can J Anaesth 2020;67:817-26.

目的

脊髄幹麻酔下で行われる帝王切開分娩において，術後鎮痛用に投与される脊髄くも膜下モルヒネは術後悪心・嘔吐（postoperative nausea and vomiting：PONV）を引き起こす。PONV 予防のため推奨されているデキサメタゾンであるが，その臨床効果を疑問視する研究もある。その理由として，投与するタイミングが一つの可能性として考えられており，麻酔開始前に投与することで PONV 発生率が低下するかを検証した。

方法

2012 年から 2014 年に，アメリカ New York-Presbyterian Hospital で，脊髄くも膜下麻酔下に帝王切開分娩を受ける妊婦を対象として，ランダム化比較試験を行った。対象妊婦は，18-46 歳の ASA-PS 2 の妊婦で，除外基準は入室 24 時間以内に抗吐薬を使用している，デキサメタゾンまたはモルヒネに対するアレルギーがある，および消化器疾患・糖尿病・高血圧・妊娠悪阻の既往歴がある場合であった。また，手術中 1,000 mL 以上の出血量，持続性の低血圧（平均動脈圧が 10 分以上 60 mmHg 未満），または全身麻酔への切り替えがある妊婦も研究から除外された。

手術室入室前にプラセボ（生理食塩液 50 mL）または薬物（生理食塩液 50 mL にデキサメタゾン 8 mg を混注したもの）が投与された。脊髄くも膜下麻酔は，0.75%高比重ブピバカイン（投与量は担当麻酔科医の判断），モルヒネ 200 μg，フェンタニル 20 μg が使用された。術中の子宮収縮薬にはオキシトシンが使用され，低血圧予防にはエフェドリンとフェニレフリン，PONV 予防にはオンダンセトロンが投与された。

主要アウトカムである PONV は，麻酔後ケアユニット到着時および，その後の 1，3，6，24，48 時間後に Myles および Wengritzky スケールを使用して評価された。

結果

122 人の妊婦が研究に参加し，61 人ずつ 2 つのグループにランダムに割り振られた。両群間で母体背景に差は認められなかった。最終的に計 108 人（プラセボ群：53 人，デキサメタゾン群：55 人）が解析され，プラセボ群とデキサメタゾン群との間で PONV 発生率に有意差は認められなかった（プラセボ群 84.9% vs. デキサメタゾン群 80.0%，p=0.50）。観察期間中（術後 48 時間）の PONV についてもともに両群間での有意差を認めなかった（悪心：プラセボ群 39.6% vs. デキサメタゾン群 80%，p=0.17，嘔吐：プラセボ群 45.3% vs. デキサメタゾン群 52.7%，p=0.44）。

結論

脊髄幹麻酔で予定帝王切開分娩を受ける妊婦において，脊髄くも膜下腔にモルヒネを投与する前にデキサメタゾンを投与することでは，PONV 予防に効果的ではなかった。

Editorial comments

　今回の研究では，デキサメタゾンをくも膜下モルヒネ投与前に投与しても，PONV発生率に有意差は認められなかった。脊髄幹麻酔で行われる帝王切開分娩におけるデキサメタゾンの効果を支持する研究には，2013年のCardosoらのRCTが挙げられる[1]。しかしながらこの文献においても，統計学的有意差は認められておらず，デキサメタゾン単独投与が脊髄幹麻酔下で行われる帝王切開分娩でのPONVを改善するかについてはまだ疑問が残っている。一方で，デキサメタゾンが他の制吐薬と併用投与された場合，PONV発生率を有意に減少させた研究は存在する[2]。

　また，帝王切開分娩においては，デキサメタゾンの投与タイミングにおいて，検討しなければならないポイントがある。それは胎児への曝露リスクである。妊娠前期，特に妊娠12週前後にデキサメタゾンが投与されると，動物実験では口唇口蓋裂発生率が上昇することが報告されている[3]。また，分娩直前の単回投与が母体あるいは胎児へ有害な事象を引き起こすかについては疑問が残るものの，分娩前にグルココルチコイドを投与されていた妊婦の胎児が，出生後4カ月に渡って視床下部‒下垂体‒副腎系の活動が用量依存的に減少したという報告もある[4]。一方で，胎児の肺成熟を促すために使用されているベタメタゾンとデキサメタゾンの臨床的な違いは，コクラン・レビューにおいても大きな違いがないことが示されている[5]。

　以上のことより脊髄幹麻酔で行われる帝王切開分娩においてPONV予防のためにデキサメタゾンを投与する場合は，胎児娩出後の使用が安全かつ効果的であると考えられる。

●参考文献
1）Cardoso MM, Leite AO, Santos EA, et al. Effect of dexamethasone on prevention of postoperative nausea, vomiting and pain after caesarean section : a randomised, placebo-controlled, double-blind trial. Eur J Anaesthesiol 2013 ; 30 : 102-5.
2）Wu JI, Lo Y, Chia YY, et al. Prevention of postoperative nausea and vomiting after intrathecal morphine for cesarean section : a randomized comparison of dexamethasone, droperidol, and a combination. Int J Obstet Anesth 2007 ; 16 : 122-7.
3）Pradat P, Robert-Gnansia E, Di Tannna GL, et al. First trimester exposure to corticosteroids and oral clefts. Birth Defects Res A Clin Mol Teratol 2003 ; 67 : 968-70.
4）Tegethoff M, Pryce C, Meinlschmidt G. Effects of intrauterine exposure to synthetic glucocorticoids on fetal, newborn, and infant hypothalamic-pituitary-adrenal axis function in humans : a systematic review. Endocr Rev 2009 ; 30 : 753-89.
5）Williams MJ, Ramson JA, Brownfoot FC. Different corticosteroids and regimens for accelerating fetal lung maturation for babies at risk of preterm birth. Cochrane Database Syst Rev 2022 ; 8 : CD006764.

Q18 手術中のプロポフォール投与は PONV を改善するのか？

ランダム化比較試験

Sub-hypnotic dose of propofol as antiemetic prophylaxis attenuates intrathecal morphine-induced postoperative nausea and vomiting, and pruritus in parturient undergoing cesarean section—a randomized control trial.

Kampo S, Afful AP, Mohammed S, et al.
BMC Anesthesiol 2019 ; 19 : 177.

目的

　術後悪心・嘔吐（postoperative nausea and vomiting：PONV）は，術後回復の質を著しく損なう合併症である。このランダム化比較試験では，脊髄幹麻酔で行われる帝王切開分娩において，手術終了前に少量のプロポフォールを投与することで PONV の発生率が低下するかを検証した。

方法

　2016 年から 2017 年の間に，Tamale Teaching Hospital で選択的帝王切開分娩を受ける妊婦を対象に，ランダム化比較試験を行った。対象妊婦は，妊娠 36 週以降の 20-40 歳の ASA-PS2 以下の妊婦で，計 345 人が研究に参加した。除外基準は同意が得られない，妊娠前から悪心・嘔吐歴がある，関連薬物にアレルギーがある，重大な合併症を有する，腹部の手術歴がある，500 mL 以上の術中出血が見られたなどであった。麻酔方法は高比重ブピバカイン 7.5-10 mg と塩酸モルヒネ 0.2 mg を用いた脊髄くも膜下麻酔で行われた。

　妊婦は生理食塩液群（n=115），メトクロプラミド（10 mg）群（n=115），プロポフォール（0.5 mg/kg）群（n=115）の 3 つのグループに無作為に割り当てられ，手術終了 10-15 分前に薬物介入が行われた。

　PONV の評価は，術後最初の 4 時間は 1 時間ごとに，その後は 4 時間ごとに 3 段階の尺度（0＝なし，1＝悪心，2＝嘔吐）を使用して記録した。PONV の発生率は，早期 PONV（術後 0-4 時間）と後期 PONV（術後 5-24 時間）に分けて評価された。悪心・嘔吐が発生した場合や，本人から制吐薬の希望があった場合は，グラニセトロン（1-2 mg）が投与された。各群での制吐薬の使用状況についても記録がされた。

結果

　各群間で母体背景に差は認められなかった。生理食塩液群で 108 人（93.9%），プロポフォール群で 10 人（8.7%），メトクロプラミド群で 8 人（7.0%）の妊婦が PONV を認めた。プロポフォール群とメトクロプラミド群の間で PONV の発生に有意差は認められなかった（悪心：p=0.99，嘔吐：p=0.31，なし：p=0.35）。PONV を認めた妊婦のうち，制吐薬を希望した妊婦は，生理食塩液群で 105 人（97.2%），プロポフォール群で 1 人（10.0%），メトクロプラミド群で 3 人（37.5%）であった。また，生理食塩液群で 98 人（85.2%），プロポフォール群で 3 人（2.6%），メトクロプラミド群で 100 人（87.0%）の産婦に術後搔痒感が見られた。メトクロプラミド群とプロポフォール群の間で搔痒感（軽度，中等度，かゆみなし）の発生率に有意差を認めた（それぞれ p<0.01，p<0.01，および p<0.01）。

結論

　軽度鎮静量のプロポフォール投与は，脊髄くも膜下モルヒネを使用した帝王切開分娩において，

メトクロプラミドと同様に PONV の予防に効果的であった。また，脊髄くも膜下モルヒネの投与で見られる術後掻痒感の発生率を，有意に減少させることも明らかになった。

Editorial comments

　全身麻酔で行われる手術において，全静脈麻酔で麻酔管理を行うことが PONV 発生率を下げることは，われわれ麻酔科医にとって一般的なことである[1]。本研究は，脊髄幹麻酔で行われることが多い帝王切開分娩においても，プロポフォールが PONV 対策として有効かを検証した研究である。現在，術後鎮痛目的に脊髄くも膜下モルヒネを使用することが一般的である。ただ，脊髄幹モルヒネは副作用として用量依存性に PONV や掻痒感を引き起こす[2]。そのため，これらの副作用への対応を考えることは麻酔管理上重要である。本研究は，日常的に使用されることの多いメトクロプラミドと，軽度鎮静量のプロポフォールの効果を比較していることが特徴である。研究結果から，PONV の発生率に有意差がないことが明らかになった。一方，術後掻痒感の発生率はプロポフォール群の方が低いことが明らかになった。今後さらなる有効性が確認されることで，PONV 対策として手術終了前にプロポフォールを投与する方法が，一般化する可能性もある。術後回復力強化では，鎮静薬のルーチンな使用を避けることが示されているが，PONV 対策として，手術終了間際のプロポフォールの有用性は考慮されるべきであろう。

●参考文献

1）Gan TJ, Belani KG, Bergese S, et al. Fourth Consensus Guidelines for the Management of Postoperative Nausea and Vomiting. Anesth Analg 2020；131：411-48.

2）Ewalenko P, Janny S, Dejonckheere M, et al. Antiemetic effect of sub- hypnotic doses of propofol after thyroidectomy. Br J Anesth 1996；77：463-7.

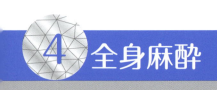

4 全身麻酔

加藤 梓

Q19 全身麻酔導入時のオピオイドが新生児と母体へ与える影響は？

メタアナリシス

Induction opioids for caesarean section under general anaethesia：a systematic review and meta-analysis of randomized controlled trials.
White LD, Hodsdon A, An GH, et al.
Int J Obstet Anesth 2019；40：4-13.

目的
全身麻酔導入時のオピオイドが新生児に与える悪影響は，ほとんど解明されていない．本研究の目的は，帝王切開における全身麻酔導入時のオピオイドは新生児へ悪影響を与えず，臨床的に使用できるのかを調査することである．

方法
6つのデータベースから2019年1月までの研究を系統的に検索した．帝王切開において導入時のオピオイドとプラセボを比較している研究を対象とした．結果は，二値アウトカムについてはオッズ比（95％信頼区間），連続アウトカムについては加重平均差で表した．I^2検定で50％を越える場合は異質性が高いとした．プライマリーアウトカムはApgarスコア（1分値と5分値）とした．セカンダリーアウトカムは新生児の有害事象，臍帯血ガス分析，母体の血行動態パラメータ（収縮期血圧，平均血圧，心拍数，カテコールアミン濃度）とした．

結果
17の研究における987人がメタ解析の対象となった．レミフェンタニル0.5-1 μg/kgまたは2-3 μg/kg/hr，alfentanil 7.5-10 μg/kg，フェンタニル0.5-1 μg/kgをプラセボと比較した．Apgarスコア1分値は，3種の薬物ともに有意な差は見られず（p=0.25，p=0.58，p=0.89），Apgarスコア5分値に関しては，レミフェンタニルとalfentanilで有意な差は見られなかった（p=0.08，p=0.21）．フェンタニルはApgarスコア5分値を有意に低下させた（WMD −0.20 [95％CI −0.33 to −0.08] p=0.002）．新生児の気道管理に関して，レミフェンタニルとalfentanilは差が見られなかった．3種のオピオイドすべてが母体の収縮期血圧（p＜0.0001），平均動脈圧（p＜0.00001），心拍数（p＜0.00001）を有意に減少させた．

結論
導入時のオピオイドは有効な交感神経遮断薬である．レミフェンタニルとalfentanilはApgarスコアや新生児の気道管理に影響を与えず安全と思われるが，これらを決定づけるためには，よりパワーのある研究が求められる．

Editorial comments

　本研究はランダム比較化試験のみを集めたメタアナリシスであり，内訳はレミフェンタニルに関するものが 10 編，alfentanil が 4 編，フェンタニルが 3 編である。直接 2 剤のオピオイドを比較した RCT の論文は，1990 年に発表された alfentanil とフェンタニルを比較した 1 編しかない，と本文中に記載があるように，オピオイド自体を比較した論文は乏しい。

　本研究の結果より，フェンタニルかレミフェンタニルか，であれば，児の予後的にはレミフェンタニルに軍配が上がりそうである。レミフェンタニルは胎盤を容易に通過するが，胎児においても急速な代謝および再分布を受けるため，他のオピオイドより母児ともに安全とされている[1]。レミフェンタニルは全身麻酔時のみならず，硬膜外産痛緩和の補助や産痛緩和で幅広く使用され，産痛緩和で静脈投与した際も，硬膜外産痛緩和と比して Apgar スコア 1 分値と 5 分値に有意差は認めず，安全に使用できるとされている[2]。しかし，児の状態が悪い際のオピオイドの使用と新生児予後に関しては，いまだに一定のコンセンサスは存在しない。

　また，本研究においても，すべてのオピオイドで母体の血行動態を安定させることが明らかにされている。脳血管疾患や心疾患合併妊娠や妊娠高血圧腎症など，母体の血行動態安定が求められる全身麻酔下帝王切開時には，導入時のオピオイドの使用を考慮すべきである。

●参考文献

1) Kan RE, Hughes SC, Rosen MA, et al. Intravenous remifentanil : Placental transfer, maternal and neonatal effects. Anesthesiology 1998 ; 88 : 1467-74.

2) Ronel I, Weiniger CF. Non-regional analgesia for labour : remifentanil in obstetrics. BJA Educ 2019 ; 19 : 357-61.

Q 20 子宮筋収縮に麻酔薬が与える影響は？

基礎研究

Effects of anesthetic agents on contractions of the pregnant rat myometrium *in vivo* and *in vitro*.

Kimizuka M, Tokinaga Y, Azumaguchi R, et al.
J Anesth 2021：35：68-80.

目的

　帝王切開時には麻酔目的で数種類の麻酔薬が用いられる。しかしながら，妊娠ラットの子宮収縮に関する *in vivo* でのプロポフォールとセボフルランとデクスメデトミジンの比較はなされていない。本研究の目的は，これらの麻酔薬の子宮収縮への影響を調査し，メカニズムを明らかにすることである。

方法

　プロポフォール，セボフルラン，デクスメデトミジンの子宮収縮の力と頻度に与える反応を *in vivo* と *in vitro* で評価する。*In vitro* では，妊娠ラットの子宮輪を Organ Bath に入れ，それぞれの薬物を流し子宮収縮を調べた。*In vivo* では，妊娠ラットの子宮内に圧トランスデューサーを入れ，それぞれの薬物で麻酔を行い，子宮収縮を直接調べた。また，デクスメデトミジンが子宮収縮を増強することに対するアラキドン酸の影響を調べるため，インドメタシンを投与したのちのデクスメデトミジンによる子宮収縮の変化を評価した。セボフルランとプロポフォールの子宮収縮と，myosin phosphatase target subunit 1（MYPT1）の活性を調べるためウエスタン・ブロットを行った。摘出した子宮組織とオキシトシン，プロポフォールまたはセボフルランを 15 分間反応させ，myosin phosphatase target subunit 1（MYPT1）のリン酸化をウエスタン・ブロット法で測定した。

結果

　本研究では妊娠ラットの子宮筋において，デクスメデトミジンはオキシトシンによる筋収縮を増強したが，プロポフォールとセボフルランは減弱させた。デクスメデトミジンによる子宮筋収縮の増強は，インドメタシンを添加することによって見られなくなった。プロポフォールはオキシトシンによる MYPT1 リン酸化に影響を与えなかったが，セボフルランは減弱させた。

結論

　筋線維のカルシウム感受性の阻害がセボフルランによって誘発される子宮筋収縮減弱の根底にある可能性がある。また，筋線維のカルシウム感受性の増強によるデクスメデトミジンの子宮筋収縮増強に対して，アラキドン酸が重要な役割を果たしている可能性が示された。デクスメデトミジンは子宮収縮を促し，胎児娩出後の出血を抑える鎮静薬としても使用できるかもしれない。

Editorial comments

　本研究は麻酔薬と子宮収縮に関する動物基礎研究であり，プロポフォール，セボフルラン，デクスメデトミジンの 3 剤を *in vitro* と *in vivo* の両方で検討している。*In vitro* の検討では，すべての薬

物が用量依存性に子宮収縮の頻度を低下させた。そして，プロポフォール，セボフルランは用量依存性に子宮収縮力も低下させるが，デクスメデトミジンでは維持されている，という結果であった。*In vivo* の結果としては，それぞれの薬物の一般的な投与量では子宮内圧に有意差を認めない。デクスメデトミジンは用量を増やすと子宮収縮力が増強するが，15 μg/kg/min は臨床では使用されない量であることに注意が必要である。また，デクスメデトミジンの子宮筋収縮効果はインドメタシンで阻害されたことより，併用する薬物に注意が必要である。

　帝王切開の全身麻酔時の鎮静薬の選択では，薬物が子宮収縮へ与える影響を考慮する必要がある。デクスメデトミジンは呼吸抑制の少なさ，血圧低下を来しにくい血行動態の安定性，胎盤通過性の低さによる胎児の安全性の観点よりさまざまな報告がなされている。例えば帝王切開に併用することでシバリングの軽減が見られる報告[1]や，新生児予後に関してレミフェンタニルと比較した無作為化比較試験[2]がある。しかし，日本においては全身麻酔における適応がないため，全身麻酔下帝王切開において一般的に使用される状況ではない。本研究の結びに記載があるように，デクスメデトミジンは子宮筋収縮に有利に働く可能性があるため，出血コントロールが困難な状況（脊髄幹麻酔下帝王切開や経腟分娩含む）において止血操作のために鎮静が必要であれば選択肢としてあがるだろう。

●参考文献

1) Lamontagne C, Lesage S, Villeneuve E, et al. Intravenous dexmedetomidine for the treatment of shivering during Cesarean delivery under neuraxial anesthesia : a randomized-control trial. Can J Anaesth 2019 ; 66 : 762-71.

2) Lee M, Kim H, Lee C, et al. Effect of intravenous dexmedetomidine and remifentanil on neonatal outcomes after caesarean section under general anaesthesia : A systematic review and meta-analysis. Eur J Anaesthesiol 2021 ; 38 : 1085-95.

臨床的に適応がなく全身麻酔で帝王切開を行うことがもたらす影響は？

後方視観察研究

Adverse Events and Factors Associated with Potentially Avoidable Use of General Anesthesia in Cesarean Deliveries.

Guglielminotti J, Landau R, Li G.
Anesthesiology 2019；130：912-22.

目的

区域麻酔と比較して，帝王切開を全身麻酔で行うことは母体の有害事象を増やす。回避可能な全身麻酔下帝王切開を減らすことは，産科麻酔の安全性の向上につながるはずである。本研究では，潜在的な回避可能な全身麻酔下帝王切開の有害事象，動向，要因を調査した。

方法

本後方視研究は，2003年から2014年にニューヨーク州の165の病院で，退院記録に全身麻酔の適応，もしくは区域麻酔の禁忌を記載されていない帝王切開症例を分析した。Agency for Healthcare and Research and Quality 社がスポンサーである Healthcare Cost and Utilization Projects の一部であるニューヨーク州の入院患者のデータベースを利用した。データベースには退院事例ごとに麻酔方法，病院識別，患者背景，手術実施内容を International Classification of Diseases, Ninth Revision-Clinical Modification（ICD-9-CM）で記載した。有害事象として麻酔合併症（全身・脊髄幹麻酔に伴う，薬物に起因する），創部感染，静脈血栓症，死亡，心肺停止を取り上げた。重篤な麻酔合併症は死亡や臓器障害，在院日数の延長と定義した。

結果

研究期間内に全身麻酔の適応もしくは脊髄幹麻酔の禁忌を記載されていなかった帝王切開症例は466,016例であった。そのうち26,431例（5.7%）が全身麻酔であった。回避可能な全身麻酔下帝王切開の比率は2003年から2004年の1年間では5.6%であったが2013年から2014年の1年間では4.8%であった（14%の減少，p＜0.001）。すべての全身麻酔（全身麻酔の適応もしくは脊髄幹麻酔の禁忌の記載ありの症例を含む）症例のうちの43.7%が回避可能な全身麻酔であった。回避可能な全身麻酔は麻酔合併症（adjusted odds ratio：aOR 1.6），重篤な副作用（aOR 2.9），創部感染（aOR 1.7），静脈血栓症（aOR 1.9）の著しい増加と関連があったが，死亡や心肺停止はなかった。ヒスパニック系の集団とハイボリュームセンターを除いて回避可能な全身麻酔は減少しつつある傾向にあった。経腟分娩時の脊髄幹鎮痛による産痛緩和率が，回避可能な全身麻酔に関する最も実用的な病院レベル要因だった。脊髄幹鎮痛による産痛緩和率が75%以上の施設と比較した回避可能な全身麻酔下帝王切開の修正オッズ比が，50-74.9%の施設では1.35，25-49.9%では1.6，25%より低い施設では3.24であった。

結論

脊髄幹麻酔と比して，回避可能な全身麻酔下帝王切開は母体の有害事象を増加させることと関連がある。

表 1　全身麻酔の臨床的適応

1. 産科適応	胎児心拍異常 胎児機能不全 重度産後出血（輸血必要例，子宮摘出例，播種性血管内凝固異常など） 癒着胎盤 子宮破裂 臍帯脱出 羊水塞栓
2. 母体適応	Comorbidity index for obstetric patients ≧3 Charlson comorbidity index ≧2 （ICD-9-CM アルゴリズムで決定）
3. 脊髄幹麻酔不当例	凝固因子欠損 von Willebrand 病 血小板減少症 敗血症または敗血症性ショック 母体発熱または分娩中の全身性感染症 絨毛膜羊膜炎

Editorial comments

　Comorbidity index for obstetric patients ≧3 や Charlson comorbidity index ≧2 のような母体死亡に直結するようなハイリスク群を除いた「全身麻酔の臨床的適応」の記載がない妊婦においては，全身麻酔は脊髄幹麻酔と比較して死亡や心肺停止のリスクを上げなかった。しかし，全身麻酔の方が麻酔合併症や創部感染，静脈血栓症のリスクを増加させることより，特に全身麻酔の臨床的適応のない場合においては脊髄幹麻酔を選択することが推奨されることには変わりはない。

　また，表 1 に示すような「全身麻酔の臨床的適応」の記載がある妊婦においても全身麻酔の施行率は 8.56％であり，むしろ脊髄幹麻酔で管理されている割合が圧倒的に多く，それほど帝王切開の麻酔を脊髄幹麻酔で行うことが，一般的となってきていることの表れであろう。

Q22 周産期の全身麻酔は術中覚醒しやすいのか？

前向きコホート研究

Incidence of accidental awareness during general anaesthesia in obstetrics : a multicenter prospective cohort study.

Odor PM, Bampoe S, Lucas DN, et al.
Anaesthesia 2021 ; 76 : 759-76.

目的

周産期の全身麻酔は，術中覚醒のリスクが高いといわれている。本研究の主目的は，周産期患者の全身麻酔中の予期せぬ術中覚醒の発生率と精神的影響を調査することである。

方法

2017年5月から2018年8月までにイギリスの72病院で，周産期に全身麻酔を受けインフォームド・コンセントを受けた3,115人が対象となった。患者は術後30日の間に標準化された質問を3回受け，全身麻酔中の記憶に対する反応をインタビューし記録に残した。

結果

周産期の手術において術中覚醒が確定的/極めて可能性が高い，と判定されたのは12人であり，256人あたり1人であった。帝王切開の場合は212人あたり1人であった。術中覚醒を不愉快な体験として報告しているのは7人（58.3%），金縛り状態は5人（41.7%），痛みを伴う金縛り状態は2人（16.7%）であった。術中覚醒が起きたタイミングは，導入時と覚醒時が9人（75%）であった。術中覚醒と関連する要因は高いBMI（≧25-30 kg/m^2），低いBMI（＜18.5 kg/m^2），時間外手術，導入時のケタミンまたはチオペンタールの使用であった。30日時点での標準化された精神的影響スコアは術中覚醒群で有意に高かった。そして4人が一時的にpost-traumatic stress disorder（PTSD）の診断を受けた。

結論

本研究において，術後に行った直接的な質問は，周産期の全身麻酔中には意図せぬ術中覚醒の割合が高いことを明らかにし，このことは麻酔臨床や説明，術後診察に影響を与える。

Editorial comments

本研究はDirect REporting of Awareness in MaternitY patients study（DREAMY study）という名称で，英国の72の病院で行われた大規模なものである。精神的な影響を最長1年にわたりフォローアップしている点も評価が高い研究である。帝王切開を全身麻酔で行った場合，212人に1人の割合で術中覚醒を来す，というのは頻度としては非常に高く，また，そのうち1/3がPTSDへと移行している，ということであれば，術中覚醒を来さないような麻酔管理，そして術後のフォローが必須である。

術中覚醒の精神的影響は，PTSDなどとして長期間持続する可能性がある。そして，周産期のメンタルヘルスケアは周産期に関わるすべての医療従事者の課題である。近年のメタアナリシスによると，経腟分娩と比して帝王切開では産後うつの可能性が高くなり[1]，それは日本にて行われたThe

Japan Environment and Children's Study（JECS）によっても同様の結果であった[2]。そして，帝王切開の中でも全身麻酔は脊髄幹麻酔と比して産後うつや希死念慮，精神疾患による入院が有意に多いという報告がある[3]。これらの機序として，初回母児接触の遅れや初回授乳の遅れ，術後疼痛の関与がいわれている。周産期に麻酔で関わる際は，可能な限り全身麻酔を避け，早期母児接触，早期離床を目指した満足のいく疼痛管理を行うことが大切である。

●参考文献
1）Xu H, Ding Y, Ma Y, et al. Cesarean section and risk of postpartum depression：A meta-analysis. J Psychosom Res 2017；97：118-26.
2）Sachiko B, Ikehara S, Eshak ES, et al. Association Between Mode of Delivery and Postpartum Depression：The Japan Environment and Children's Study（JECS）. J Epidemiol 2023；33：209-16.
3）Guglielminotti J, Li G. Exposure to General Anesthesia for Cesarean Delivery and Odds of Severe Postpartum Depression Requiring Hospitalization. Anesth Analg 2020；131：1421-9.

MEMO

産後うつと産痛緩和

　同じ JECS からの報告として，麻酔による産痛緩和を行った場合，麻酔なしの経腟分娩と比較して産後6カ月時点での産後うつのリスクが上昇する，というものがある。ただし，日本においては麻酔による産痛緩和が一般的ではないため，産後うつになりやすい状況の母親が麻酔による産痛緩和を希望しやすい可能性に触れている[a]。

a）Suzumori N, Ebara T, Tamada H, et al. Relationship between delivery with anesthesia and postpartum depression：The Japan Environment and Children's Study（JECS）. BMC Pregnancy Childbirth 2021；21：522.

Q23 全身麻酔下帝王切開の実際は？

前向きコホート研究

General anaesthetic and airway management practice for obstetric surgery in England：a prospective, multicentre observational study.

Odor PM, Bampoe S, Moonesinghe SR, et al.
Anaesthesia 2021：76：460-71.

目的

近年，患者のベースライン特性と気道管理ガイドラインが変化したにも関わらず，産科手術における全身麻酔のプラクティスについての最新の報告はない。この Direct REporting of Awareness in MaternitY patients study（DREAMY study）のデータの解析は英国における産科の全身麻酔の実臨床を示し，以前の調査と比較し，ベストプラクティスを推奨することを目的とする。

方法

2017年5月から2018年8月までに英国の72病院で周産期に全身麻酔を受けインフォームド・コンセントを受けた3,115人が対象となった。ベースライン特性，気道管理，麻酔方法と主な合併症が収集された。記述分析，二値ロジスティック回帰解析そして以前との比較がなされた。

結果

データは3,117人から得られ，そのうち2,554人（81.9%）が帝王切開であり，そのうち1,329人（42.6%）がカテゴリー1の緊急度であった（表1）。麻酔導入薬としてチオペンタールが52.9%に使用され，プロポフォールは45.5%であった（表2）。気管挿管時の筋弛緩薬としてスキサメトニウムが86.1%に使用され，ロクロニウムは11.8%であった（表2）。挿管困難は19人に1人，挿管失敗は312人に1人であった。肥満患者は挿管困難と関連があったが，挿管失敗は見られなかった。2013年時点の The 5th National Audit Projects（NAP5）と比較して，筋弛緩薬（スキサメトニウムの使用の方が一般的）よりも麻酔導入薬（プロポフォールの利用の増加）の方が変化した。また，筋弛緩モニターと筋弛緩薬のリバース使用の増加が見られた。全身麻酔帝王切開は挿管困難ハイリスクであるにも関わらず，ビデオ喉頭鏡はわずか1.9%でしか使用されていなかった。

Editorial comments

前出の DREAMY study の膨大なデータからの二次研究である。英国での調査であることと調査自体が2017年であるため現在の日本との差はあるだろうが，2013年の NAP5 と比較した実臨床変化の記載もあり，非常に興味深い。

英国においては，NAP5の調査によりチオペンタールと術中覚醒の関与が示されてから，NAP5の調査時点では産科全身麻酔の97%で使用されていたチオペンタールは，52.9%の使用となりプロポフォールへ大きく移行しつつあった。短時間作用型オピオイドの導入時の使用は，NAP5の調査時点では産科全身麻酔のうち23.4%の使用であったが，43.2%へと増加した（帝王切開に限れば36.5%の使用）。一方，英国では筋弛緩薬は依然として9割近くがスキサメトニウムの使用であっ

表 1　緊急性と全身麻酔の適応

Characteristic		Cesarean section n=2,554	Non-CS surgery n=563
Urgency of surgery	Category1/Emergency	1,329 (52.0%)	307 (54.5%)
	Category2/Urgent	676 (26.5%)	139 (24.7%)
	Category3/Expected	159 (6.2%)	19 (0.6%)
	Category4/Elective	375 (14.7%)	12 (3.3%)
	Unknown	15 (0.6%)	86 (15.3%)
Start of GA relative to surgical start	De novo	1,708 (66.9%)	494 (87.7%)
	Conversion from neuraxial anaesthesia to GA after initial surgical incision	809 (31.6%)	52 (9.2%)
	Unknown	37 (1.4%)	17 (3.0%)
Indication for GA	Clinical urgency	1,279 (50.1%)	345 (61.3%)
	Maternal preference	242 (9.5%)	66 (11.7%)
	Neuraxial block contra-indicated	333 (13.0%)	130 (23.1%)
	Failed neuraxial block	751 (29.4%)	51 (9.1%)
	High neuraxial block	18 (0.7%)	4 (0.7%)
	Others	86 (3.4%)	39 (6.9%)
	Unknown	27 (1.1%)	10 (1.8%)

CS, caesarean section；GA, general anaesthesia
Non-CS surgery（exploration under anaesthesia＝38.0%；manual removal of placenta＝35.8%；Other＝26.2%）

第1章　帝王切開の麻酔

　た。ロクロニウムの方がスキサメトニウムと比して術野の状態がよく加刀から児娩出までの時間が短い，というランダム化比較試験[1]があるものの，本研究において19人に1人が挿管困難であった，という結果も受け，筋弛緩薬の選択は今後も麻酔施行医個人の判断にゆだねられるだろう。

　本研究は術中覚醒に関する調査からの二次研究であるが，近年，脊髄幹麻酔管理における帝王切開中の痛みが，術中覚醒に変わる産科麻酔領域における訴訟案件として浮上してきている。本研究において脊髄幹麻酔の不成功のために全身麻酔下帝王切開となったものは29.4%存在し，また，手術途中からの全身麻酔移行例は31.6%存在した。近年のPatelらのメタアナリシス[2]で，予定帝王切開においてED$_{95}$（effective dose in 95% of the population）以上の局所麻酔薬を投与できた場合，脊髄幹麻酔から全身麻酔へ移行するのは0.06%との報告があるため，確実性のある手技であれば，術中に全身麻酔へ移行するリスクは低そうである。一方，そのPatelらの報告[2]によると追加の鎮痛薬投与などの何らかの介入を行ったケースが14.6%存在している。可能な限り全身麻酔を避けるべきであるが，脊髄幹麻酔による手術完遂にこだわるあまり，産婦の痛みを無視しては本末転倒である。必要な場合は全身麻酔への移行もためらうべきではない，と推奨が出ている[3]。

● 参考文献

1）Biaha J, Noskova P, Hlinecka K, et al. Surgical conditions with rocuronium versus suxamethonium in cesarean section：a randomized trial. Int J Obstet Anesth 2020；41：14-21.

表2　全身麻酔使用薬

Characteristic		CS surgery n＝2,554	Non-CS surgery n＝563
Induction hypnotic drug	Thiopental	1,431 （56.0%）	218 （38.7%）
	Propofol	1,093 （42.8%）	326 （57.9%）
	Ketamine	9 （0.4%）	19 （3.4%）
	Unknown	18 （0.7%）	0 （0%）
Neuromuscular blocking drug for tracheal intubation	Suxamethonium	2,158 （84.5%）	473 （84.0%）
	Rocuronium	292 （11.4%）	75 （13.3%）
	Atracurium	50 （2.0%）	9 （1.6%）
	Unknown	54 （2.1%）	6 （1.1%）
Opioid use during GA induction	None	1,623 （63.5%）	143 （25.4%）
	Fentanyl	487 （19.1%）	314 （55.8%）
	Alfentanil	411 （16.1%）	103 （18.3%）
	Remifentanil	33 （1.3%）	3 （0.5%）
Maintenance anaesthetic agent	Sevoflurane	2,141 （83.8%）	457 （81.2%）
	Isoflurane	251 （9.8%）	54 （9.6%）
	Desflurane	80 （3.1%）	17 （3.0%）
	Total intravenous anaesthesia	18 （0.7%）	5 （0.9%）
	Unknown	63 （2.5%）	30 （5.3%）
Nitrous oxide use during GA maintenance		1259 （49.3%）	267 （47.4%）

CS, caesarean section；GA, general anaesthesia

2）Patel R, Kua J, Sharawi N, et al. Inadequate neuraxial anesthesia in patients undergoing elective caesarean section：a systematic review. Anaesthesia 2022；77：598-604.

3）Plaat F, Stanford SER, Lucas DN, et al. Prevention and management of intra-operative pain during caesarean section under neuraxial anaesthesia：a technical and interpersonal approach. Anaesthesia 2022；77：588-97.

Q24 麻酔導入時間が一番短い方法は？

後方視コホート研究

Operating room-to-incision interval and neonatal outcome in emergency caesarean section: a retrospective 5-year cohort study.
Palmer E, Ciechanowicz S, Reeve A, et al.
Anaesthesia 2018；73：825-31.

目的
緊急帝王切開において，手術決定から胎児娩出までのdecision-to-delivery interval（DDI）を30分以内とすることが推奨されている。実臨床としては，手術室入室から胎児娩出までの時間operating room-to-incision interval（ORII）は麻酔導入時間も加味され，本研究ではこのORIIと新生児アウトカムについて検討する。

方法
本研究は5年間の後方視コホート研究であり，帝王切開のORIIに影響を与える因子を調べた。カテゴリー1の帝王切開における生存時間解析を，Cox比例ハザード回帰モデルで行った。共変量項目は麻酔方法，BMI，年齢，出産回数，出産時刻，妊娠期間とした。二項ロジスティック解析でApgarスコア5分値≧7を求めた。

結果
カテゴリー1の帝王切開を受けた677人が対象となった。無調整のORII中央値は，硬膜外トップアップ11分，全身麻酔6分，脊髄くも膜下麻酔13分，combined spinal epidural anesthesia（CSEA）24分であった。Cox回帰解析では，全身麻酔は最も早い導入法であり，硬膜外トップアップ，脊髄くも膜下麻酔，CSEAが続いた。軽い体重や体重超過はORIIの増加と関連があった。全身麻酔は硬膜外トップアップと比して，Apgarスコア5分値≧7と関連するオッズ比が低かった（OR 0.28 [95%CI 0.11 to 0.68] p＜0.01）。新生児アウトカムとORIIは第一および第五分位数間でも差は見られなかった。

結論
全身麻酔はカテゴリー1の帝王切開において最も短いORIIとなるが短期的新生児アウトカムの悪化と関連した。手術室入室から加刀までの時間の長さは新生児アウトカムの悪さとの関連はなかった。

Editorial comments

さまざまな観点から脊髄幹麻酔の優位性が報告され，今後カテゴリー1であっても脊髄幹麻酔を選択する機会は増えそうである。実際，COVID-19パンデミックの際には，医療従事者をエアロゾル曝露から守るために全身麻酔を避けることが推奨され，BhatiaらのCOVID-19パンデミック前後のカテゴリー1の帝王切開の報告[1]によると，post-COVID-19はpre-COVID-19より全身麻酔率が顕著に下がった（RR 0.48）。DDIはごくわずかな増加に留まり，新生児予後にも差はなかったことを受け，今後さらに脊髄幹麻酔の選択は加速しそうである。

本研究では，さらに，カテゴリー1において硬膜外トップアップ群と比して全身麻酔群は新生児予後が悪いという結果である。ただし，全身麻酔群には，児の週数が24週の症例より多く含まれている一方，硬膜外トップアップ群は29週以降の症例であることと，より切迫した児の方が全身麻酔を選択しやすいバイアスがあることには注意が必要である。

以前，"rapid sequence spinal"をカテゴリー1の帝王切開で使用するように提案[2]したKinsellaが，全身麻酔を用いてDDIを20分以内とする提案[3]をしたことは，近年の麻酔選択法へ懸念する点があるからであろう。胎盤機能や胎児循環が不可逆的な場合，20分がクリティカル・ポイントであり，そのような状態においてDDIは20分といわず，可能な限り短くする努力が必要である。さまざまな全身麻酔の合併症を知っているからこそ，安全な全身麻酔ができるはずであり，状況を見極めて全身麻酔が必要な際は躊躇なく行いたい。

● 参考文献

1）Bhatia K, Columb M, Bewlay A, et al. Decision-to-delivery interval and neonatal outcomes for category-1 caesarean sections during the COVID-19 pandemic. Anaesthesia 2021；76：1051-59.

2）Kinsella SM, Girgirah K, Scrutton MJ. Rapid sequence spinal anaesthesia for category-1 urgency caesarean section：a case series. Anaesthesia 2010；65：664-9.

3）Kinsella SM. A 20-minute decision-delivery interval at emergency caesarean section using general anaesthesia：a clinically-relevant target. Anaesthesia 2021；76：1021-5.

妊婦の気道管理

齋藤 朋之

Q25 妊婦と非妊婦の超音波を用いた気道評価は異なるか？

前向きコホート研究

Evaluation of ultrasound airway assessment parameters in pregnant patients and their comparison with that of non-pregnant women：a prospective cohort study.
Vajanthri SY, Mohammed S, Kumar M, et al.
Int J Obstet Anesth 2023；53：103623.

目的

臨床的気道評価は妊婦と非妊婦で異なるが，超音波を用いた気道評価を比較した報告は少ない。妊婦と非妊婦の間で超音波を用いた気道評価を比較する前向きコホート研究を計画した。

方法

脊髄幹麻酔で選択的帝王切開術を予定している妊婦82人と，年齢を一致させた選択的手術を予定している非妊婦80人を比較検討した。両群とも術前に臨床的気道評価を行った。非妊婦患者群は術前に，妊婦患者群は術後に超音波による気道評価を行った。主要評価項目は超音波を用いた気道評価で，副次的評価項目は臨床的気道評価の比較，ならびに困難気道（MMG：修正Mallampati分類3以上と定義）と他の気道評価項目との関連性の調査とした。

結果

いくつかの超音波を使用した気道評価項目のうち，妊婦群は舌骨間距離，舌骨と声帯レベルの前頸部軟部組織の厚さ，口腔高が有意に高く，舌の厚さと下顎頭の動きは非妊婦群より有意に低かった。同様に臨床的気道評価において，妊婦群はMMGと上唇咬合テストのスコア，舌骨間距離，頸部周囲径が有意に高かった。妊娠，喉頭蓋前腔と喉頭蓋−声帯距離の比（Pre-E/E-VC），舌骨の可視性は，成人女性の困難気道の独立した困難気道予測因子であった。

結論

超音波による気道評価項目は，妊娠患者と非妊娠患者で有意に異なる結果となった。妊娠，舌骨の可視性，Pre-E/E-VCは，成人女性における困難気道の独立した予測因子であった。

Editorial comments

近年，非妊婦における超音波を利用した困難気道の予測因子や予測方法の報告が散見される。本研究は，超音波を使用した気道評価において妊婦と非妊婦を比較した数少ない報告であり，妊婦と非妊婦には違いがあることや困難気道の独立した予測因子を同定した。しかしながら，喉頭蓋前腔と喉頭蓋−声帯距離に関して，予測の正確性を表すAUCはそれぞれ0.63と0.61と中等度であった

ため，絶対的な予測因子ではなく，ベッドサイドでの臨床的評価も複合して評価する必要がある。

　気管挿管を有する全身麻酔が適応となる帝王切開術は，緊急性が高く，時間外に施行されることが多いため，超音波を用いた気道評価を行う場合，限られた時間の中で評価しなければならない。もし超音波で気道評価を行うのであれば，日々の臨床で超音波を用いて気道評価を行い，その使用に慣れておく必要がある。

26 妊婦の迅速導入において高流量経鼻酸素療法は母体の酸素化を維持するのに有用か？

ランダム化比較試験

The efficacy of high flow nasal oxygenation for maintaining maternal oxygenation during rapid sequence induction in pregnancy. A prospective randomised clinical trial.

Zhou S, Zhou Y, Cao X, et al.
Eur J Anaesthesiol 2021；38：1052-8.

目的

迅速導入における前酸素化のための高流量経鼻酸素療法（high flow nasal oxygenation：HFNO）は，気管挿管を必要としないボランティアの分娩患者でのみ評価されている．本研究の目的は，全身麻酔を必要とする帝王切開術での迅速導入の酸素化において，従来のフェイスマスクと比較してHFNOの有効性を評価することである．

方法

帝王切開術に対し，全身麻酔を受ける34人の健常分娩患者を対象とした．研究デザインは，前向きランダム化対照研究で，分娩患者をHFNO群（流量50 L/分，温度37℃，FI_{O_2}1.0を3分間投与）と標準フェイスマスク（SFM）群（15 L/分，FI_{O_2}1.0を3分間投与）に割り付けた．主要評価項目は，気管挿管直後のPa_{O_2}とし，副次評価項目は，気管挿管中の最も低い酸素飽和度，換気開始時の終末呼気酸素濃度（Et_{O_2}），血液ガス分析（pH，Pa_{CO_2}），胎児の予後，気管挿管関連の有害事象とした．

結果

HFNO群の気管挿管直後のPa_{O_2}はSFM群より有意に高かった（441.41±46.73 mmHg vs. 328.71±72.80 mmHg，p＜0.0001）．HFNO群のEt_{O_2}濃度は，SFM群より高かった（86.71±4.12％ vs. 76.94±7.74％，p＜0.0001）．ベースライン（麻酔導入前）と比較して，気管挿管直後のPa_{CO_2}も両群で有意に上昇したが（HFNO群：30.87±2.50 mmHg vs. 38.28±3.18 mmHg，SFM群：29.82±2.57 mmHg vs. 38.05±5.76 mmHg，p＜0.0001），両群間でPa_{CO_2}に有意差はなかった．気管挿管中の最も低い酸素飽和度，気管挿管に要した時間，無呼吸時間，pH，胎児の予後に有意な差はなかった．

結論

SFMと比較して，HFNOは帝王切開術の全身麻酔を受ける分娩患者の気管挿管直後に測定されたPa_{O_2}とEt_{O_2}において高い値を示した．HFNOは，帝王切開術の全身麻酔を受ける分娩患者の迅速導入中の酸素化の方法として安全であることが示唆された．

Editorial comments

妊婦の迅速導入による全身麻酔を受ける妊婦において，HFNOの安全性を示した研究である．サンプル数はやや少ない印象であったが，投与された酸素流量や時間は実臨床に沿った方法で，酸素化の良し悪しを判断するには妥当な研究方法である．無呼吸時間が同等であったにも関わらず，気

管挿管直後の Pa_{O_2} と Et_{O_2} 濃度は SFM 群と比べ高い結果であった。筋弛緩薬投与後の喉頭展開や気管挿管中の酸素化，いわゆる無呼吸酸素化を可能とする HFNO の利点が生かされた結果であったと解釈できる。しかしながら，SFM 群でも母体，胎児ともに良好なアウトカムであり，帝王切開術の全身麻酔を受ける健常妊婦の迅速導入においては，気管挿管が問題なく施行できれば（無呼吸時間が延長しなければ）どちらの酸素化を選択しても問題ないとも解釈できる。

　HFNO は非妊婦の迅速導入や高度肥満患者の気管挿管において，無呼吸時間の延長や良好な酸素化の維持を可能とするエビデンスが蓄積されつつある[1,2]。今後は，倫理的に研究を施行することは困難ではあるが，高度肥満や心疾患を有する妊婦の迅速導入において HFNO が有用であるかを示す報告が望まれる。

● 参考文献

1）Wong DT, Dallaire A, Singh KP, et al. High-flow nasal oxygen improves safe apnea time in morbidly obese patients undergoing general anesthesia：A randomized Controlled Trial. Anesth Analg 2019；129：1130-6.
2）Sjöblom A, Broms M, Hedberg A, et al. Pre-oxygenation using high-flow nasal oxygen vs. tight facemask during rapid sequence induction. Anaesthesia 2021；76：1176-83.

妊婦における無呼吸酸素化に適した方法は何か？

非ランダム化比較試験

Comparison of apnoeic oxygen techniques in term pregnant subjects: a computational modelling study.

Ellis R, Laviola M, Stolady D, et al.
Br J Anaesth 2022;129:581-7.

目的

全身麻酔中の低酸素血症は有害である。無呼吸酸素療法は安全な無呼吸時間を延長し，気道管理中のリスクを軽減する。われわれは，低流量経鼻酸素療法（low flow nasal oxygen：LFNO）は高流量経鼻酸素療法（high flow nasal oxygen：HFNO）と同様に安全な無呼吸時間を延長し，同時にフェイスマスクによる前酸素化と低酸素血症が生じた時の緊急の換気補助を可能にするという仮説を立てた。

方法

高い信頼度の計算生理学的モデルを用いて，BMI が 24-50 kg/m^2 の妊婦の分娩中および分娩後の仮想モデルにおいて，無呼吸中の低酸素血症の進行を検討した。呼気酸素濃度（FE'$_{O_2}$）を 60%，70%，80%，または 90% とするために 100% 酸素による前酸素化を行った。無呼吸が始まった時に，HFNO または LFNO が開始された。LFNO において，その効果の程度をシミュレーションするために，喉頭蓋酸素濃度（Fg$_{O_2}$）を 21%，60%，または 100% に設定した。

結果

最適な前酸素化（FE'$_{O_2}$ 90%）の後に LFNO（Fg$_{O_2}$ 100%）を使用すると，分娩中のすべての被験者において，HFNO の FE'$_{O_2}$ 80% と同等，もしくはより長い安全な無呼吸時間が得られた。BMI が 24 の場合，Sa$_{O_2}$ 90% に達する時間は LFNO で 25.4 分（FE'$_{O_2}$ 90%/Fg$_{O_2}$ 100%）であったのに対し，HFNO（FE'$_{O_2}$ 80%）でも 25.4 分であった。BMI が 50 の場合，LFNO（FE'$_{O_2}$ 90%/Fg$_{O_2}$ 100%）では 9.9 分であったのに対し，HFNO（FE'$_{O_2}$ 80%）では 4.3 分であった。同様の所見は，分娩中でない BMI 40 kg/m^2 の被験者にもみられた。

結論

LFNO と HFNO は，特に BMI 40 kg/m^2 の場合，安全な無呼吸時間を同程度に延長することから，LFNO を使用することは臨床的有益性があると考えられる。LFNO の付加的な利点としては，低酸素血症が生じた時の緊急のマスク換気を容易にすること，フェイスマスクによる前酸素化中の FE'$_{O_2}$ のモニタリングが可能であることなどがある。

Editorial comments

帝王切開術を受ける妊婦において，どの無呼吸酸素療法が適切であるかを検討するために，臨床研究を行うことは倫理的に困難で，過去の報告でも適切な酸素療法について一定の見解を得ていない[1]。本論文は，優れた計算生理学的モデルを用いて BMI の異なる妊婦を対象に，前酸素化の FE'$_{O_2}$ や Fg$_{O_2}$ を考慮しながら安全な無呼吸時間をシミュレーションし，適切な投与方法を検討した研究

である。

　LFNOやHFNOのような無呼吸酸素療法を受けた妊婦は，無呼吸酸素療法を受けない妊婦に比べ，肥満の有無に関わらず安全な無呼吸時間を延長することに異論はない。本研究の興味深い点は，BMIが $50\,kg/m^2$ のような高度肥満の場合，十分な前酸素化により FE'_{O_2} が80％に達していても，無呼吸酸素療法による安全な無呼吸時間はわずかな増加であり，酸素飽和度の低下時にフェイスマスクによる換気が容易に行える LFNO は臨床的利点があるという事である。緊急帝王切開術の時に，標準経鼻カニュラはすぐに準備が可能で，コストも安価であり，どこの施設でも利用可能であることも大きな利点である。

●参考文献

1）Tan PCF, Millay OJ, Leeton L, et al. High-flow humidified nasal preoxygenation in pregnant women : a prospective observational study. Br J Anaesth 2019 ; 122 : 86-91.

Q28 産科麻酔においてビデオ喉頭鏡は直視型喉頭鏡に比べ有用で安全であるか？

メタアナリシス

Comparison of videolaryngoscopy and direct laryngoscopy for tracheal intubation in obstetrics：a mixed-methods systematic review and meta-analysis.
Howle R, Onwochei D, Harrison SL, et al.
Canadian J Anesth 2021；68：546-65.

目的
妊娠中の解剖学的・生理学的変化により，産科患者の挿管困難や失敗の発生率は非妊婦よりも高く，合併症や緊急の外科的気道確保の施行，予期せぬ集中治療室への入室，死亡に関連している。ビデオ喉頭鏡は，直視型喉頭鏡と比べ気管挿管の成功率は高く，合併症の頻度を減少させることが報告されている。しかしながら，産科麻酔においては一定の見解を得ていない。本研究の目的は，直視型喉頭鏡と比較し，ビデオ喉頭鏡検査の有効性，効率性，安全性を検討することである。

方法
Central CINAHL，Embase，MEDLINE，そして Web of Science の各データベースを，開始時から 2020 年 5 月 27 日まで，言語や発刊の制限なく検索した。全身麻酔を受けた妊婦の気管挿管におけるビデオ喉頭鏡の使用を報告した RCT，観察研究，症例集積研究，症例報告が含まれた。

結果
428 人を対象とした 4 件の RCT，9 件の観察研究，および 100 人を対象とした 35 件の症例報告/症例集積研究が含まれた。3 つの試験のメタアナリシスにおいて，困難気道のない分娩患者の初回の気管挿管成功率（RR 1.02 [95%CI 0.98 to 1.06]）および気管挿管時間（MD 1.20 秒 [95%CI −6.63 to 9.04]）は，ビデオ喉頭鏡と直視型喉頭鏡に差がないことを示した。観察研究および症例報告では，気管挿管が困難と予想される場合の第一選択として，あるいは気管挿管が困難や失敗した時の救助手段としてのビデオ喉頭鏡の役割が強調されていた。

結論
ビデオ喉頭鏡の有用性に関するエビデンスは示され続けている。ビデオ喉頭鏡を第一選択としてただちに使用可能とすべきで，産科患者における適応の拡大を支持する。

Editorial comments

ビデオ喉頭鏡と直視型喉頭鏡に差は認められなかったが，言語や研究の方法，研究の種類の制限なく解析した点は非常に評価できる。しかしながら，本論文で解析された研究や報告は，複数のビデオ喉頭鏡が使用され，気管挿管施行者の経験年数の明記がない研究も多くあり，また選択的帝王切開術と緊急帝王切開術が混在しているため，結果の信頼性は乏しい印象である。

2022 年に改定されたアメリカ麻酔科学会（American Society of Anesthesiologists：ASA）の困難気道ガイドラインによると，挿管困難の予想される症例においては，ビデオ喉頭鏡は気管挿管の第 1 選択となり得るとしている[1]。近年においては，新型コロナウイルス感染症などのエアロゾルを含めた飛沫による感染対策にも有用であることが示唆され[2]，静止画，動画を容易かつ迅速に録

画・保存できる新世代のビデオ喉頭鏡も登場している。医療訴訟なども増加しつつある現代医療において，気管挿管による合併症を招く可能性が高い産科患者において，録画・保存機能を有し，感染対策にも有用なビデオ喉頭鏡の役割はますます重要となりつつある。一方で，ビデオ喉頭鏡は，口腔内分泌物や嘔吐，出血により声門の視認性が低下することや，重度の開口障害を有する症例において，ブレードの挿入が困難で喉頭展開が難しくなることもあるため，術前の気道評価を含めた気道管理戦略は非妊婦同様に重要である。

●参考文献

1）Apfelbaum JL, Hagberg CA, Connis RT, et al. 2022 American Society of Anesthesiologists Practice Guidelines for Management of the Difficult Airway. Anesthesiology 2022；136：31-81.

2）Saito T, Taguchi A, Asai T. Videolaryngoscopy for tracheal intubation in patients with COVID-19. Br J Anaesth 2020；125：E284-6.

カテゴリー1のような緊急帝王切開術において，気管挿管困難の予測される症例で選択する麻酔方法は，ビデオ喉頭鏡による迅速導入か，意識下挿管か，それとも迅速脊髄くも膜下麻酔か？

メタアナリシス

Choice of anaesthesia for category-1 caesarean section in women with anticipated difficult tracheal intubation: the use of decision analysis.

Krom AJ, Cohen Y, Miller JP, et al.
Anaesthesia 2017；72：156-71.

目的
全身麻酔の迅速導入は，予期される困難気道を有する妊婦において，たとえ胎児仮死によるカテゴリー1帝王切開のような緊急症例であっても，時に禁忌とされている。しかし，このような症例はまれで緊急性が高いため，麻酔方法やそのリスクを評価することは困難である。

方法
われわれは，文献の系統的レビューに基づき，意思決定分析を用いて可能性のある3つの麻酔方法（ビデオ喉頭鏡による全身麻酔の迅速導入，意識下挿管，そして迅速脊髄くも膜下麻酔）が確立するのに要する時間と失敗の確率を定量化し，検討した。

結果
迅速導入の平均時間は100秒［95%CI 87 to 114秒］で，意識下挿管の9分［95%CI 7 to 11分］と脊髄くも膜下麻酔の6.3分［95%CI 5.4 to 7.2分］に比べ，麻酔導入の時間が有意に短縮した（p＜0.0001）。迅速導入後の最終的な気道確保の失敗は，10万例あたり21（0-53）症例であった。

結論
われわれは，分娩までの時間の延長による胎児の潜在的な有害事象を減らすために，迅速導入による気道確保の失敗というまれなリスクを受け入れる母親もいるだろうと推測している。気道確保が困難と予測される妊婦の胎児仮死に対するカテゴリー1帝王切開術において，迅速導入は全症例に選択される麻酔方法ではないかもしれないが，許容可能な選択肢であることが示唆された。

Editorial comments

胎児仮死によるカテゴリー1帝王切開のような緊急症例において，3つの麻酔方法を比較し，ビデオ喉頭鏡による全身麻酔の迅速導入はより導入が早く，気道確保の失敗も極めて少ない結果となった。本研究のいくつかの注意点として，ビデオ喉頭鏡を用いて気管挿管を行なったサブグループはほとんどが，高度肥満のグループであり，妊婦ではなかった点，困難気道の予測因子は直視型喉頭鏡における予測方法であり，ビデオ喉頭鏡のそれとは異なる点，そして意識下挿管は経口と経鼻，鎮静の有無が混在している点などが挙げられる。脊髄くも膜下麻酔の効果は緩徐な発現で，時に13.5分も効果発現に時間を要することも指摘されている[1]。これらは30分以内に胎児の娩出をしなければならないカテゴリー1の状況において[2]，ビデオ喉頭鏡を用いた迅速導入は，時間的に

大きなメリットがあるという裏付けになると考える。

　一方で，ビデオ喉頭鏡による気管挿管の失敗は 10 万例あたり 21 症例で極めてまれではあるが，ビデオ喉頭鏡は万能ではないことが示唆されており，意識下挿管や外科的気道確保の施行なども，いざという時に施行できる準備をしておくことも必要であろう。

●参考文献

1) Kathirgamanathan A, Douglas MJ, Tyler J, et al. Speed of spinal vs general anaesthesia for category-1 caesarean section：a simulation and clinical observation-based study. Anaesthesia 2013；68：753-9.
2) Eltzschig HK, Lieberman ES, Camann WR. Regional anesthesia and analgesia for labor and delivery. N Eng J Med 2003；348：319-32.

Q30 気道管理および胃内容物の誤嚥に関連する母体の死亡率は改善されたか？

総説

General anaesthesia in obstetrics.
Delgado C, Ring L, Mushambi MC.
BJA Educ 2020；20：201-7.

　かつて全身麻酔は，経腟分娩と帝王切開術による分娩において主要な麻酔方法であった．産科麻酔の分野が進歩するにつれ，全身麻酔はほとんど脊髄幹麻酔に取って代わるようになった．米国における産科麻酔実施に関する10年ごとの調査によると，帝王切開術に対する全身麻酔の使用は，1981年の35％から2011年には25％未満に減少し，その大半は緊急手術に対応するものであったと報告されている．現在，帝王切開術の約6％が全身麻酔と気管挿管が必要とされている．

　気管挿管の失敗と誤嚥による誤嚥性肺炎は，歴史的に全身麻酔の最も重篤な合併症であり，産科における気管挿管困難の管理に関する詳細なガイドラインが作成されている．しかし，抜管や術後管理に対処する際にも，より一層の注意が必要であることを忘れてはならない．ミシガン州（アメリカ）の妊産婦に関する死亡率の総説では，18年間に8件の麻酔関連死が報告されている．このうち5件は気道閉塞または低換気で死亡しており，覚醒時もしくは回復室で発生している．

　産科における気管挿管に関連した死亡率は，1979-1990年から1991-2002年にかけて60％近く減少しているが，気管挿管困難に関連した死亡は依然として報告されている．全身麻酔の気道関連による死亡率は，非妊産婦の全身麻酔180,000症例中1例に対し，妊産婦の帝王切開術では100,000症例中約2.3例と高い頻度であり，気管挿管失敗後の死亡率は分娩患者で1％である．外科的気道確保（front-of-neck airway：FONA）の頻度もまた非妊産婦の全身麻酔100,000症例中約2例に対し，妊産婦の帝王切開術では100,000症例中約3.4例と高い頻度である．産科患者における気管挿管の失敗は，母体だけでなく胎児にも影響する可能性がある．最近の研究によると，母体への気管挿管に失敗した後に胎児が新生児ICUに入室する割合が増加することが判明している．

　英国家のConfidential Enquiry into Maternal Deaths reportsは，全身麻酔と気道管理に関連する死亡率の大幅な低減が達成可能であることが示している．それらは，産科における困難気道管理に必要な手技の頻回の練習と気道の評価を推奨している．胃内容物の誤嚥はまれな事象（10,000症例の全身麻酔に対し2例）であるとされているが，その予防には危険因子（肥満や困難気道の既往など）の特定と，十分な準備（状況によっては麻酔前の絶食や胃の減圧など）が不可欠である．

Editorial comments

　妊産婦の気道，呼吸の生理的変化や全身麻酔の気道管理について非常によくまとまった総説である．産科麻酔の大きな発展により，全身麻酔の必要な帝王切開術は減り，妊産婦の予後は改善してきている．しかしながら，全身麻酔は時に必要であり，産科の気道管理の知識のアップデートや手技のトレーニングは欠かせないことを再認識した．分娩患者の迅速導入中の酸素飽和度の低下は，効果的な前酸素化，低圧バックマスク換気，および無呼吸酸素化によって回避することができる．ビデオ喉頭鏡の重要性も明記されており，第一選択としての喉頭鏡として使用されるべきである．

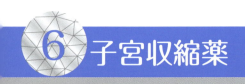

6 子宮収縮薬

成瀬 智

 31 帝王切開における子宮収縮薬の最適な投与法とは？

`ガイドライン`

International consensus statement on the use of uterotonic agents during caesarean section.
Heesen M, Carvalho B, Carvalho JCA, et al.
Anaesthesia 2019；74：1305-19.

特徴

帝王切開の子宮収縮薬の投与法に特化した初めての国際ガイドラインである．これまで帝王切開時の子宮収縮薬の投与は，主に慣習的な理由により，子宮収縮薬の種類，投与量，投与経路などについて，さまざまな方法で行われてきた．本ガイドラインは，子宮収縮薬の投与法について科学的な根拠に基づいて作成された．

ガイドラインが推奨するクリニカルプラクティスの要旨

①帝王切開時の分娩後出血を防ぐために，児娩出直後にオキシトシンをルーチン投与する．
②オキシトシンの必要量は，弛緩出血のリスクが低い選択的帝王切開と，分娩中の緊急帝王切開とでは，数倍の違いがあるため，投与方法を層別化する（表1）．
③高用量のオキシトシンを急速静注すると，重篤な有害事象を来すため，緩徐に静脈投与すべきである．少量の初期投与とそれに続く精密な持続投与が適切である（表1）．
④弛緩出血のリスクが高い帝王切開では，オキシトシンの必要量を調査した研究は少ないため，分娩中の緊急帝王切開における投与方法に従うことが適切かもしれない．
⑤オキシトシンでは十分な子宮収縮が得られない場合，第2選択薬（エルゴメトリン，プロスタグ

表1　本ガイドラインで推奨される子宮収縮薬の投与方法

①弛緩出血のリスクが低い選択的帝王切開
　オキシトシン1単位ボーラス静注し，それに続いて，オキシトシン2.5-7.5単位/hrで持続静注を開始する．
　2分後に子宮収縮を評価し，必要ならば，オキシトシン3単位を30秒以上かけて静注する．
②分娩中の帝王切開
　オキシトシン3単位を30秒以上かけてボーラス静注し，それに続いて，オキシトシン7.5〜15単位/hrで持続静注を開始する．
　2分後に子宮収縮を評価し，必要ならば，オキシトシン3単位を30秒以上かけて静注する．

・持続的な子宮収縮が得られない場合は，早期に第2選択薬を考慮する．
・オキシトシンの持続静注を中止する前に，患者の状態を確認する．持続静注の中止は，通常，投与開始2時間から4時間後である．

ランジン）の投与を早期に考慮する．第2選択薬は，臨床的症状，禁忌，および，その施設の方針を考慮したうえで決定する．

⑥重篤な心疾患を合併する妊婦では，オキシトシンやその他の子宮収縮薬に対する感受性が高く，有害事象を起こしやすいため，その投与方法は個別に判断する必要がある．

⑦児娩出前に子宮収縮薬を誤投与すると，児に深刻な結果をもたらすため，子宮収縮薬と他の薬物のシリンジや薬液を混同しないように最大限の注意を払う．

Editorial comments

　本ガイドラインが推奨するオキシトシンの初期投与量は，これまでのガイドラインのものよりも少ないが，2分ごとに子宮収縮を評価し，必要であれば追加投与を行う段階的な投与を推奨している．これは，悪心・嘔吐などのオキシトシンの有害事象が用量依存性に増加することを示唆した研究結果[1]を受けて，子宮収縮に有効かつ最小量のオキシトシンを投与する考えが根底にあるためである．

●参考文献

1）Sartain JB, Barry JJ, Howat PW, et al. Intravenous oxytocin bolus of 2 units is superior to 5 units during elective Caesarean section. Br J Anaesth 2008；101：822-6.

32 分娩中の緊急帝王切開以外の弛緩出血リスクである双胎に対して，オキシトシンはどのぐらい投与すればよいか？

`ランダム化比較試験`

Oxytocin at Elective Cesarean Delivery : A Dose-Finding Study in Pregnant People With Twin Pregnancy.

Peska E, Balki M, Pfeifer W, et al.
Anesth Analg 2022 Dec 8.

目的

双胎妊娠は単胎妊娠と比較して，弛緩出血，輸血，子宮摘出術および死亡のリスクが高い。双胎妊娠に対する帝王切開術において90％の妊婦が十分な子宮収縮を得られるオキシトシンの初期ボーラス静注量（effective dose in 90％ population：ED_{90}）を調査した。

方法

脊髄幹麻酔下で選択的帝王切開術を行う妊娠36週以上の双胎妊婦を対象として，二重盲検法で研究を行った。双胎妊娠以外の分娩後出血のリスクを有するものは除外した。オキシトシンは，第2児娩出後に1分かけてボーラス静注され，2分後に子宮収縮の程度を産科医が評価した。最初の患者には0.5単位が投与され，良好な子宮収縮が得られたか否かにより，それ以降はアップダウン方式で，投与量を決定した。投与されたオキシトシンの量は，0.5，1，2，3，4，5単位であった。主要評価項目は，ボーラス投与終了2分後に十分な子宮収縮を得られるオキシトシンのボーラス静注量とした。副次評価項目は，子宮収縮薬の追加投与を必要とした回数，有害事象，推定出血量とした。ED_{90}は，アイソトニック回帰法およびDixon-Mood法を用いて算出した。

結果

30人が研究に参加した。ED_{90}は，アイソトニック回帰法では4.38単位［95％ CI 3.68 to 4.86単位］，Dixon-Mood法では3.41単位［95％ CI 2.83 to 3.98単位］と推定された。7人は2分後の評価で子宮収縮が不十分であったため，追加の子宮収縮薬の投与を必要とした。24時間のヘマトクリットの変化から推定された出血量は1,031 mL（IQR 732-1,462 mL）であった。オキシトシン投与後に発生した有害事象の頻度は，低血圧27％，悪心30％，嘔吐17％であった。

結論

今回の結果は，双胎妊娠は単胎妊娠と比較してより多くのオキシトシンを必要とすることが示された。このことから，双胎妊娠に対して脊髄幹麻酔下の選択的帝王切開で行う際はオキシトシン5単位を1分かけてボーラス静注することを推奨する。

Editorial comments

前述した国際コンセンサス・ステートメントでは，弛緩出血のリスクが高い帝王切開の症例に対して，「オキシトシンの必要量を調査した研究は少ないため，分娩中の緊急帝王切開における投与方法に従うことが適切かもしれない」と述べられていた[1]。本研究は弛緩出血のリスクの1つである双胎について最適なオキシトシンの初期投与量を調査した研究である。この筆者らの研究グループは，これまでも同じ研究手法を用いて，異なる条件の妊婦に対する最適なオキシトシンの投与量を

調査している。弛緩出血リスクのない妊婦での ED_{90} は 0.35 単位［95％ CI 0.18 to 0.52 単位］[2]，分娩中の緊急帝王切開での ED_{90} は 2.99 単位［95％ CI 2.32 to 3.67 単位］[3]と報告しており，今回の結果と比較することができる。このほかにも別の研究グループにより，妊娠高血圧腎症によるマグネシウム投与中の妊婦に対する帝王切開術において 90％の妊婦が十分な子宮収縮を得られるオキシトシンの投与速度は 24.9 単位/hr［95％CI 22.4 to 27.5 単位/hr］と報告されている[4]。

●参考文献

1) Heesen M, Carvalho B, Carvalho JCA, et al. International consensus statement on the use of uterotonic agents during caesarean section. Anaesthesia 2019；74：1305-19.

2) Carvalho JC, Balki M, Kingdom J, et al. Oxytocin requirements at elective cesarean delivery：a dose-finding study. Obstet Gynecol 2004；104：1005-10.

3) Balki M, Ronayne M, Davies S, et al. Minimum oxytocin dose requirement after cesarean delivery for labor arrest. Obstet Gynecol 2006；107：45-50.

4) Tyagi A, Mohan A, Singh Y, et al. Effective Dose of Prophylactic Oxytocin Infusion During Cesarean Delivery in 90％ Population of Nonlaboring Patients With Preeclampsia Receiving Magnesium Sulfate Therapy and Normotensives：An Up-Down Sequential Allocation Dose-Response Study. Anesth Analg 2022；134：303-11.

Q33 帝王切開時のオキシトシン投与における薬物動態モデルを作成し，最適なオキシトシン投与量を決定することはできるか？

前向き観察研究

A study of the pharmacokinetics and pharmacodynamics of oxytocin at elective caesarean delivery.
Monks DT, Singh PM, Kagan L, et al.
Anaesthesia 2023；78：1347-53.

目的

体重に基づいたより正確なオキシトシンの投与を可能にする薬物動態データを得ること，および，血清オキシトシン濃度と子宮収縮力，循環動態との関係を明らかにした。

方法

脊髄幹麻酔にて選択的帝王切開を受ける18-45歳までの26人の妊婦を対象とした。脊髄幹麻酔を施行後，足背動脈に動脈カテーテルを留置した。児娩出後にオキシトシンをプロトコールに沿って投与した。オキシトシン1単位または3単位ボーラス静注したのち，2.5-7.5単位/hrまたは15単位/hrで持続静注を行った。血液採取をオキシトシン投与開始0，1，2，3，4，5，10，40分後に行い，後日ELISA法にて血清オキシトシン濃度を測定した。子宮収縮の評価は，オキシトシン投与開始3，6，9，12分後に行った。循環動態の評価は，LiDCO rapid®（Masimo, USA）を用いて行った。

結果

血清オキシトシン濃度のピークの大きさとタイミングには大きな個人差があった。オキシトシン投与に対する1コンパートメント体内動態モデルを作成した。モデルには，クリアランス，分布容積，ベースラインの血清オキシトシン濃度のパラメータを含め，精度の高いモデルを作成することができた。しかし，データ不足およびオキシトシン濃度の被検者間のばらつきの大きさのため，体重に基づく投与量を含む，さらなる解析はできなかった。

血清オキシトシン濃度と子宮収縮の程度および循環動態に相関関係を認めなかった。

結論

選択的帝王切開において，外因性オキシトシンのボーラス投与とそれに引き続く持続静注を行い，薬物動態モデルを構築した。しかし，血清オキシトシン濃度は被検者間でかなりのばらつきがあり，それ以上の薬物動態的および薬力学的解析は不可能であった。今後は，より大きなサンプルサイズの研究が必要となる。そのようなデータがない状況では，オキシトシンの投与は用量効果研究から得られたエビデンスや子宮収縮の評価に基づいて行われるべきである。

Editorial comments

本研究では，外因性オキシトシン投与後の血清オキシトシン濃度が個体により10倍以上と差が大きかったため，薬物動態モデルを作成することはできたものの，体重に基づく投与量の解析はできなかった。個体差が大きい原因の1つとして，筆者らは，内因性オキシトシンパルスの影響を挙げている。オキシトシンは分娩時には下垂体後葉から血管内へパルス状に放出される。これを内因

性オキシトシンパルスといい，妊娠後期から分娩第 3 期に至るまで，その大きさ，頻度，持続時間が増加し，分娩時には，10 分間に最大 2-3 回発生する[1]と報告されている。また，血清オキシトシン濃度と子宮収縮の程度に関連を認めなかったことについて，本研究では考察されていない。子宮収縮において，血清オキシトシン濃度だけでなく，オキシトシン受容体の数や感受性が重要な因子である[2]と報告されており，血清オキシトシン濃度以外の要因があることが示唆されている。

　以上から，現時点では，帝王切開での児娩出後のオキシトシン投与は，筆者が述べるように用量効果研究から得られたエビデンスに沿って行い，子宮収縮を評価したうえで，追加投与の必要性を判断することが最善の方法であろう。

●参考文献

1）Dawood MY, Ylikorkala O, Trivedi D, et al. Oxytocin in maternal circulation and amniotic fluid during pregnancy. J Clin Endocrinol Metab 1979；49：429-34.

2）Amico JA, Seitchik J, Robinson AG. Studies of oxytocin in plasma of women during hypocontractile labor. J Clin Endocrinol Metab 1984；58：274-9.

Q 34 オキシトシンの子宮筋注は効果的か？

メタアナリシス

Route of oxytocin administration for preventing blood loss at caesarean section：a systematic review with meta-analysis.

Torloni MR, Siaulys M, Riera R, et al.
BMJ Open 2021；11：e051793.

目的

帝王切開の分娩後出血の予防として異なる経路で投与されたオキシトシンの効果を比較すること。

方法

各種データベースから，2020年3月24日までに，帝王切開中の分娩後出血の予防として，異なる経路で投与されたオキシトシンの効果についてランダム化比較試験を行った研究を抽出した。研究の選択，データの抽出および研究の質の評価は2人の調査者が独立して行った。

結果

選択的帝王切開におけるオキシトシンの子宮筋注と静注を比較した3つの研究（180人の女性を含む）が対象となった。子宮筋注は静注と比較して，悪心・嘔吐を減少させ（RR 0.13 [95%CI 0.02 to 0.69]；140例；2研究），出血量をわずかに減少させた（MD −57.40 mL [95%CI −101.71 to −13.09]；40例；1研究）。分娩後出血，低血圧，頭痛，顔面紅潮および追加の子宮収縮薬の頻度に有意差を認めなかった。

結論

今回のメタアナリシスの対象となった研究の数は限られていた。今回の結果からは，特定の投与経路を推奨する十分なエビデンスは得られなかった。

Editorial comments

帝王切開の分娩後出血の予防を目的としたオキシトシン投与の効果を，異なる投与経路で比較した研究を対象とした最初のシステマティック・レビューである。解析の対象となった研究はいずれも子宮筋注と静注を比較したものであったが，研究の数が3つと少なかったため，いずれの結果もエビデンスレベルが低いものとなっている。子宮収縮薬に関するこれまでの各機関のガイドラインにおいて，オキシトシンの子宮筋注について述べられていない[1]ことから，オキシトシンの子宮筋注を行っている国・地域が少ないため，研究の数が少なかったと推察される。一方，日本では，周産期母子医療センターを対象とした帝王切開における子宮収縮薬の使用状況に関するアンケート調査（回答率31%，52施設）において，オキシトシンの子宮筋注を50%の施設が行っている[2]ことが判明している。多くの産婦人科医が周産期母子医療センターで研修を行うことを考慮すると，それ以外の施設でも同様に子宮筋注が広く行われていることが想像される。

対象となった3つの研究のうち，参加者が最も多いMangla らの研究[3]は，オキシトシン5単位の子宮筋注とオキシトシン20単位の点滴静注を比較している。しかし，この研究は，評価者が盲検化されていない，点滴静注の速度が定められていない，といった問題がある。今回のメタアナリ

シスの結果は，この研究の影響を最も受けており，その点においてもエビデンスレベルが低いといえる。残りの2つの研究のうち，Dennyら[4]は，オキシトシン20単位の子宮筋注と5単位の静注を比較して，同等の子宮収縮を得られたことを示している。また，Akinagaら[5]は，同量（0.07単位/kg）のオキシトシンを子宮筋注と静注で比較して，静注の方が良好な子宮収縮を迅速に得られることを示している。これらから，子宮筋注で良好な子宮収縮を得る場合，静注より高用量のオキシトシンを投与する必要があるといえる。

●参考文献

1）WHO recommendations：Uterotonics for the prevention of postpartum haemorrhage. Geneva：World Health Organization；2018.

2）Naruse S, Mazda Y, Akinaga C, et al. Uterotonic administration during cesarean section in Japan. J Anesth 2023；37：657-8.

3）Mangla D, Goel JK, Goel R. Prophylactic intramyometrial oxytocin before placenta delivery during cesarean section prevents postpartum hemorrhage：a prospective randomized study of 150 women. J South Asian Feder Obst Gynae 2012；4：93-6.

4）Dennehy KC, Rosaeg OP, Cicutti NJ, et al. Oxytocin injection after caesarean delivery：intravenous or intramyometrial? Can J Anaesth 1998；45：635-9.

5）Akinaga C, Uchizaki S, Kurita T, et al. Randomized double-blind comparison of the effects of intramyometrial and intravenous oxytocin during elective cesarean section. J Obstet Gynaecol Res 2016；42：404-9.

分娩中の緊急帝王切開術において分娩後出血を防ぐために術前にできることは？

後方視観察研究

Association between time from cessation of oxytocin infusion for labor to delivery and intraoperative severe blood loss during cesarean section: a retrospective cohort study.

Shinohara S, Okuda Y, Hirata S, et al.
J Matern Fetal Neonatal Med 2020；33：1532-7.

目的

分娩中にオキシトシンを長時間注入することにより，受容体が脱感作され，分娩後出血のリスクが増加することが知られている。オキシトシン持続静注後に帝王切開を受けた女性における回復時間（オキシトシン注入停止から児娩出までの時間）と重症出血（1,000 mL＞出血量）との関連を検討することを目的として研究を行った。

方法

オキシトシン投与後に帝王切開を受けた日本人女性103例を後ろ向きに調査した。回復時間および重症出血を抽出した。交絡因子をコントロールし，回復時間のカットオフ値と重症出血との関連，および回復時間と重症出血との関連を評価した。

結果

母体の平均年齢は34歳で，100例（97.1％）が正期産であった。平均回復時間は121.6分，重症出血の発生率は22.3％（23/103）であった。重症出血を予測するカットオフ値は96分であった（感度65.2％，特異度81.3％）。多変量解析では，96分以下の回復時間（aOR 11.9 [95％CI 3.32 to 42.7]）および巨赤芽球症（aOR 3.91 [95％CI1.10 to 13.8]）が重症出血と関連していた。

結語

回復時間を考慮することは，オキシトシン持続静注施行後に帝王切開を受ける女性の管理に有用である。

Editorial comments

オキシトシン受容体は，ほかのG蛋白供与型受容体と同様にリガンドの刺激を受け続けることで脱感作を起こす。臨床研究では，分娩中にオキシトシン持続静注を行った時間が長いほど，分娩後出血のリスクが上がることが報告されている[1]。一方で，オキシトシン受容体は再びリガンドに反応する状態に戻ることが知られており，これを再感作と呼ぶ。再感作は時間の影響を受けることがいくつかの研究で示されている。細胞を用いた研究では，オキシトシンの前処置の後，経過時間が長いほうが，オキシトシン受容体のオキシトシン結合能が高いことが報告されている[2]。臨床研究においても，分娩中のオキシトシン持続静注の中止からの経過時間が長いほど，その後の帝王切開での出血量が少ない[3]。今回の研究結果はこれらの報告を支持するものであり，重症出血を予測する回復時間のカットオフ値を求めたところが評価できる。

以上から，分娩誘発および分娩促進を目的としてオキシトシンの持続静注を行っていた妊婦が帝王切開となった際に，①帝王切開が決定した時点でオキシトシン持続静注を中止すること，②手術の緊急性が低い場合に，オキシトシンの中止から手術室入室までの時間を 90-120 分程度あけることは，分娩後出血を減らすために有効である可能性がある。

●参考文献

1）Erickson EN, Carlson NS. Predicting Postpartum Hemorrhage After Low-Risk Vaginal Birth by Labor Characteristics and Oxytocin Administration. J Obstet Gynecol Neonatal Nurs 2020；49：549-63.

2）Leduc D, Senikas V, Lalonde AB. No. 235-Active Management of the Third Stage of Labour：Prevention and Treatment of Postpartum Hemorrhage. J Obstet Gynaecol Can 2018；40：e841-55.

3）Tran G, Kanczuk M, Balki M. The association between the time from oxytocin cessation during labour to Cesarean delivery and postpartum blood loss：a retrospective cohort study. Can J Anaesth 2017；64：820-7.

Q36 弛緩出血リスクの高い妊婦に対して分娩後出血の予防薬として期待される薬物は？

ランダム化比較試験

Calcium chloride for the prevention of uterine atony during cesarean delivery: a pilot randomized controlled trial and pharmacokinetic study.

Ansari JR, Kalariya N, Carvalho B, et al.
J Clin Anesth 2022;80:110796.

目的

帝王切開における弛緩出血の予防法としての塩化カルシウムの静注について今後大規模な調査を行うかを決定するために，研究の実現性，患者の寛容さ，薬物動態および効果について評価する。

方法

2018年8月から2019年9月までの期間に，弛緩出血のリスクが2つ以上あり，帝王切開を受けた妊婦を対象とした。妊婦を塩化カルシウム群とプラセボ群に割付した。児娩出し，臍帯クランプを行った後に標準的なオキシトシンの投与に加えて，塩化カルシウム群は塩化カルシウム1gを，プラセボ群は生食60mLを，10分かけて持続静注した。主要評価項目は，追加の子宮収縮薬の投与ありとして定義される弛緩出血，副次評価項目は，外科的処置，1,000mL以上の出血，子宮収縮の程度，血漿カルシウム濃度，循環動態，有害事象とした。

結果

研究プロトコールは実施可能であった。弛緩出血の頻度は，塩化カルシウム群は20%，プラセボ群は50%であった（RR 0.38 [95%CI 0.15 to 1.07] p=0.07, NNT 3.3）。塩化カルシウム群に有害事象はなく，副作用の頻度はプラセボ群と同等であった。塩化カルシウム群の血漿イオン化カルシウム濃度はベースラインの1.18 mmol/Lから1.50-1.60 mmol/Lまで有意に上昇した。

結論

本パイロット研究では，塩化カルシウムの静注を行うことは，妊婦に十分に受け入れられ，弛緩出血の予防薬として効果がある可能性が示された。この結果は，帝王切開における弛緩出血に対する新しい予防としての塩化カルシウムの静注について今後大規模な調査をするための根拠となる。

Editorial comments

子宮筋の収縮には，細胞外カルシウムの細胞内への流入や筋小胞体からのカルシウム放出によって引き起こされる細胞内カルシウムイオン濃度の上昇が不可欠である[1]。分娩後に十分な子宮収縮を得るためには，細胞外カルシウム濃度を維持すること必要であることが，これまでの研究で示されている[2,3]。本研究は，血漿カルシウム濃度を生理的な濃度以上にすることの弛緩出血に対する効果や安全性について評価したものである。注意すべきことは，この研究はパイロットスタディであり，現段階では，弛緩出血の予防としての効果の可能性が示唆されたのみで，確定されたものではないということであり，今後の大規模研究の結果が待たれる。また，塩化カルシウム静注による有害事象として，循環動態の変動や不整脈の発生があるが，本研究の対象者から，不整脈や心疾患の既往のあるものは除外されていることにも注意が必要である。さらに，弛緩出血予防を目的とした

塩化カルシウムの投与は，わが国では適応外使用となること，添付文書では 1 g あたり 12.5 分以上かけて緩徐に静注することが記載されていることに留意すべきである。

●参考文献

1）Szal SE, Repke JT, Seely EW, et al.［Ca2＋］i signaling in pregnant human myometrium. Am J Physiol 1994；267：E77-87.

2）Talati C, Ramachandran N, Carvalho JC, et al. The Effect of Extracellular Calcium on Oxytocin-Induced Contractility in Naive and Oxytocin-Pretreated Human Myometrium In Vitro. Anesth Analg 2016；122：1498-507.

3）Luckas MJ, Taggart MJ, Wray S. Intracellular calcium stores and agonist-induced contractions in isolated human myometrium. Am J Obstet Gynecol 1999；181：468-76.

第 1 章 帝王切開の麻酔

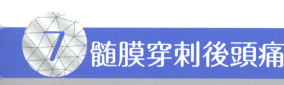

7 髄膜穿刺後頭痛

近藤 弘晃・日向 俊輔

硬膜穿刺後頭痛の適切な予防，診断，管理は？

総説

Evidence-based clinical practice guidelines on post dural puncture headache: a consensus report from a multi-society international working group.

Uppal V, Russel R, Sondekoppam RV, et al.
Reg Anesth Pain Med 2023；15：104817.

目的

硬膜穿刺後頭痛（postdural puncture headache：PDPH）の病態の予防，診断，管理に関するこの多学会合同ガイダンスの目的は，PDPH 患者の予防，診断，管理のための包括的な情報と患者中心の推奨事項を臨床医に提供することである．

方法

国際ワーキング委員会および関係者からの情報に基づき，PDPH の予防，診断，管理に重要と考えられる 10 の検討課題を作成し，MEDLINE で各課題に対する文献検索を行った．重複排除とスクリーニングを行い，その後データ抽出が行われた．2022 年 3 月までに発表された臨床試験，システマティック・レビュー，調査研究も追加で検討して共有した．各グループは，US Preventative Services Task Force のエビデンスグレードに従って分類し，構造化されたナラティブレビューを提出した．各勧告について 2 回投票制の修正型デルファイ法を用いて匿名で投票した．

結果

PDPH の危険因子，予防，診断，管理に関する指針を示す 50 の勧告を，エビデンスの強さと確実性とともに作成した．すべての声明と勧告について高いコンセンサスが得られた．

結論

PDPH に関するこれらの臨床診療ガイドラインは，エビデンスに基づいたケアの識別，評価，提供を改善し，ケアの質を向上させ，患者の利益にそうための枠組みを提供するものである．しかし PDPH の管理法の大部分については不確実性が残っており，さらなる研究が必要である．

Editorial comments

本ガイドラインでは PDPH に関するリスク因子，診断，治療，長期的な影響に関して体系的に述べられている．また，PDPH の危険因子，予防，診断，管理の指針を示す勧告の中で主要なエビデンスレベルの高い 12 の勧告を infographic でまとめており有用である．

基本的な事項ではあるが non cutting needle を使用することを高いエビデンスレベルで推奨して

いる（グレード A）。たとえ cutting needle を使用する場合も，できる限り細い針を使用することが推奨されている。PDPH に対する治療として，安静や飲水，輸液負荷などは推奨されないことが明示されている。神経ブロック（翼口蓋神経節ブロック，大後頭神経ブロック）はランダム化試験が少なく，効果の信頼性が低く，症状改善の効果が実際の神経ブロックの効果なのか，時間経過によるものなのかが，明確でないなどの理由から，現在のところ推奨される治療法として確立していないとしている。

　その他には PDPH 後の長期的合併症として，硬膜下血腫[1]や脳静脈洞血栓症[2]のリスク因子になるだけではなく，慢性的な頭痛，頸部痛，背部痛，そして産後うつ病[3]との関連性が指摘されている。患者の症状が改善し退院した場合でも，適切にフォローアップできるよう麻酔科医，産科医を中心に体制を構築していく必要がある。

●参考文献

1）Moore AR, Wieczorek PM, Carvalho JCA. Association Between Post-Dural Puncture Headache After Neuraxial Anesthesia in Childbirth and Intracranial Subdural Hematoma. JAMA Neurol 2020；77：65-72.

2）Guglielminotti J, Landau R, Li G. Major Neurologic Complications Associated With Postdural Puncture Headache in Obstetrics：A Retrospective Cohort Study. Anesth Analg 2019；129：1328-36.

3）Mims SC, Tan HS, Sun K, et al. Long-term morbidities following unintentional dural puncture in obstetric patients：A systematic review and meta-analysis. J Clin Anesth 2022；79：110787.

Q38 翼口蓋神経節ブロックは硬膜穿刺後頭痛に有効か？

ランダム化比較試験

Sphenopalatine ganglion block for the treatment of postdural puncture headache：a randomised, blinded, clinical trial.

Jespersen MS, Jaeger P, Ægidius KL, et al.
Br J Anaesth 2020；124：739-47.

目的

硬膜外ブラッドパッチ（epidural blood patch：EBP）は侵襲的であり，まれに重篤な合併症を引き起こす。翼口蓋神経節ブロック（sphenopalatine ganglion block：SPGB）は，硬膜穿刺後頭痛に対する簡便で侵襲の少ない治療法である。本研究は局所麻酔薬と生理食塩液を用いた経鼻的SPGBの鎮痛効果を検討した。

方法

EBPが必要な成人を対象に，無作為化比較試験を実施した。参加者は，局所麻酔薬（リドカイン4％とロピバカイン0.5％の1：1の混合液）またはプラセボ（生理食塩液）を1mLずつ用いて，両側のSPGBを受けた。主要アウトカムは，ブロック30分後の立位での頭痛で，0-100mmのVASで測定した。副次的アウトカムは，SPGB1時間後と7日後の立位での疼痛強度，SPGB30分後，60分後，7日後の仰臥位での疼痛強度，SPGB30分後に立位での疼痛強度が30mm未満であった患者数，レスキューSPGBまたはEBPを受けた患者数であった。

結果

40人の患者でのベースラインの直立時の痛みの強さは，局所麻酔薬群で74mm，プラセボ群で84mmであった。SPGB30分後，立位での疼痛強度の中央値は，局所麻酔薬群26mmに対して，プラセボ群37mmであった（MD 5mm，95%CI −14 to 21，p=0.53）。局所麻酔群では，50％がEBPを必要としたのに対し，プラセボ群では45％であった（p=0.76）。

結論

局所麻酔薬を用いたSPGBは，プラセボ群と比較して30分後の疼痛強度に有意な差を認めなかった。しかし，両群の半数で疼痛が軽減しEBPが回避されたことから，必ずしも局所麻酔薬に起因しない効果が示唆された。

Editorial comments

妊産褥婦を対象としていないが，比較的若年の女性の参加者が多い臨床研究である。局所麻酔群とプラセボ群ともに，半数の患者でVAS<30mmに減少している点が，非常に興味深い。筆者らは，綿棒による翼口蓋神経節への機械刺激や，生理食塩液の吸収により治療効果を得たのではないかと考察している。また約半数でEBPが回避されたが，両群とも13/20（65％）が2回目以降のレスキューブロックを施行されている。最近では，SPGBの他に大後頭神経ブロック（greater occipital nerve block：GONB）も注目されている。脊髄くも膜下麻酔後のPDPH褥婦93人を対象に，リドカインとデキサメタゾンを用いた両側GONBを行う群と両側SPGBを行う群とで比較した

研究では，両群ともベースラインから有意に疼痛スコアを減少した[1]。しかしながら，単回の神経ブロックが PDPH の治療として有効か結論は出ておらず，今後のさらなる研究が必要である。

● 参考文献

1）Youssef HA, Abdel-Ghaffar HS, Mostafa MF, et al. Sphenopalatine Ganglion versus Greater Occipital Nerve Blocks in Treating Post-Dural Puncture Headache after Spinal Anesthesia for Cesarean Section：A Randomized Clinical Trial. Pain Physician 2021；24：443-51.

Q39 硬膜外ブラッドパッチの失敗となる要因は何にか？

前向きコホート研究

Factors associated with failed epidural blood patch after accidental dural puncture in obstetrics：a prospective, multicenter, international cohort study.

Gupta A, Van de Velde M, Magnuson A, et al.
Br J Anaesth 2022；129：758-66.

背景

硬膜外ブラッドパッチ（epidural blood patch：EBP）は，偶発的な硬膜穿刺後の硬膜穿刺後頭痛（postdural puncture headache：PDPH）管理によく用いられる。本研究の主な目的は，EBP の失敗と関連する因子を明らかにすることである。

方法

この前向き多施設国際コホート研究では，PDPH 治療のために EBP を受けた 18 歳以上の分娩患者を対象とした。EBP の失敗は，4，24，48 時間後の立位での頭痛の NRS スコア 7 以上，または 2 回目の EBP の必要性と定義した。EBP 後 0-48 時間後に NRS＝0 で完全な成功と定義した。それ以外はすべて部分的成功とした。統計解析には多項ロジスティック回帰を用い，p＜0.01 を統計学的に有意とした。

結果

643 人の女性が EBP を受け，完全なデータが得られたのは 591 例（91.9%）であった。EBP の失敗は 167 例（28.3%）にみられた。195 例（33.0%）は完全に成功し，229 例（38.7%）は部分的に成功した。合計 126 例（19.8%）が 2 回目の EBP を受けた。片頭痛の既往がある患者（オッズ比 3.16 ［95%CI 1.48 to 6.78%］），偶発的硬膜穿刺が L3-5 と比較して L1-3 の間で行われた場合（オッズ比 3.28 ［95%CI 1.64 to 6.53%］），および EBP が偶発的硬膜穿刺から 48 時間後と比較して 48 時間未満に行われた場合（48 時間以上 72 時間未満；オッズ比 0.37 ［95%CI 0.18 to 0.77%］，72 時間以上；オッズ比 0.08 ［95%CI 0.04 to 0.16%］）に失敗との統計学的に有意な関連が観察された。

結論

EBP の失敗は女性の 28.3% にみられた。失敗と関連する独立した修正可能因子は，①穿刺した腰椎レベルが高いこと，②偶発的硬膜穿刺から EBP までの間隔が短いことであった。また，片頭痛の既往は，2 回目の EBP のリスクが高いことと関連していた。

Editorial comments

PDPH と診断され，日常生活動作に影響を及ぼすような重度の頭痛の場合，特に産科患者においては，EBP を考慮する必要がある[1]。本研究で明らかにされた EBP の失敗と，関連する因子で偶発的な硬膜穿刺から EBP までの間隔が短い場合に，EBP 失敗のリスクが高まるという結果は，以前の研究と同様であった[2]。同じくスイスの後方視コホート研究では，硬膜穿刺から EBP までの時間が 48 時間以上の場合に，EBP 失敗のリスクが下がることを報告されている[3]。片頭痛の既往がある患

者，より腰部の高位で硬膜穿刺を行った患者では2回目のEBPの必要性が高くなるという関連性が見出され興味深い結果であった。片頭痛がある患者とない患者では，EBP後の頭痛強度の違いは認められず，なぜ2回目のEBPが必要になったかは不明である。また過去の研究では，触診と超音波による椎間レベルの同定は一致しないことがあるとされているが[4]，本研究では超音波で正確な椎間レベルを確認していないため，椎間の評価が正しいかどうかは不明であることを念頭に結果を解釈する必要がある。

●参考文献

1) Uppal V, Russell R, Sondekoppam RV, et al. Evidence-based clinical practice guidelines on postdural puncture headache : a consensus report from a multisociety international working group. Reg Anesth Pain Med 2023 ; 15 : 104817.

2) Kokki M, Sjövall S, Keinänen M, et al. The influence of timing on the effectiveness of epidural blood patches in parturients. Int J Obstet Anesth 2013 ; 22 : 303-9.

3) Tomala S, Savoldelli GL, Pichon I, et al. Risk factors for recurrence of post-dural puncture headache following an epidural blood patch : a retrospective cohort study. Int J Obstet Anesth 2023 ; 56 : 103925.

4) Lee AJ, Ranasinghe JS, Chehade JM, et al. Ultrasound assessment of the vertebral level of the intercristal line in pregnancy. Anesth Analg 2011 ; 113 : 559-64.

Q 40 硬膜穿刺後頭痛は硬膜下血腫の発生と関連性はあるか？

ビックデータ解析

Association between post-dural puncture headache after neuraxial anesthesia in childbirth and intracranial subdural hematoma.

Moore AR, Wieczorek PM, Carvalho JCA.
JAMA Neurol 2020；77：65-72.

目的

　妊婦は硬膜穿刺後頭痛（postdural puncture headache：PDPH）のハイリスク群であるが，PDPHとその後の頭蓋内硬膜下血腫（intracranial subdural hematoma：ISH）との間に有意な関連があるかどうかは不明である。本研究の目的はPDPHと分娩後のISHとの関連を明らかにすることである。

方法

　脊髄幹麻酔に伴うPDPHを有する女性の産後2カ月の追跡を行った。この研究では，出産で入院し2カ月の追跡データがあり，診断的腰椎穿刺を受けていない患者を対象とした。国際疾病分類（第9版および第10版）コードを使用して同定し，PDPHのない女性と比較した。さらに，2010年1月から2016年12月までに出産経験がある女性に焦点を当て，米国医療研究品質機構に記録された退院記録を使用した。主要アウトカムは，産後2カ月のISHとした。副次的アウトカムは，院内死亡率および脳外科手術の発生率とした。

結果

　合計26,469,771例，26,498,194件の分娩が対象となった。除外例は同一妊婦（n=28,423），2カ月間の追跡データがない（n=4,329,621），および診断的硬膜穿刺が行われた（n=9,334）症例であった。最終的なコホートは22,130,815例となった。PDPHは68,374例で，全体の割合は100,000分娩当たり309例（95%CI 302 to 316例）であった。ISHは342例であり，100,000人当たり1.5例（95%CI 1.3 to 1.8）であった。このうち100例はPDPHを有する女性であり，このサブグループのISH発生率は100,000分娩当たり147例（95%CI 111 to 194）であった。PDPHは，分娩10万例あたり145例（95%CI 117 to 174）のISH症例の絶対リスク増加を示した。交絡因子を調整した後，PDPHのISHのオッズ比は199例（95%CI 126 to 317，p<0.001）であり，調整後の絶対リスク増加は分娩10万例当たり130例（95%CI 90 to 169，p<0.001）であった。また，ISHのある女性は院内死亡を経験する可能性が高かった（342人中10人［2.9%］，MD 2.89%［95%CI 0.32 to 5.47%，p=0.02）。ISHを有する女性のうち，342人中75人（21.9%）が脳外科手術を受けたのに対し，ISHを有さない女性では22,130人中740人（0.003%）であった（MD 21.9%［95%CI 14.1 to 30.0%］，p<0.001）。

結論

　PDPHの存在は，頭痛がない場合と比較して，ISHと診断されるリスクの絶対的増加は，わずかであるが統計学的に有意であった。この関連性がこのまれな転帰に因果関係があるかどうかを確立するためには，さらなる研究が必要である。

Editorial comments

　ISH の発生は非常にまれである合併症であるが，発生してしまった場合の影響は甚大である。凝固障害および動静脈奇形も ISH と関連することが報告されている[1]。さらに，ISH の発生には最初のブラッドパッチのために再入院した時期が遅い女性で多かった。8 時間以内のブラッドパッチはその失敗の可能性が上昇するが[2]，施行のタイミングを遅らせすぎることは脳脊髄液の損失をより増加させ，ISH の発症を助長する可能性がある。しかし本研究におけるすべての二次曝露解析は探索的なものであり，さらなる確認が必要であることはいうまでもない。近年日本でも分娩時に硬膜外鎮痛をする施設が増えているが，まれではあるものの PDPH 後の ISH という重篤な合併症を十分に理解しておく必要がある。

●参考文献

1）Cuypers V, Van de Velde M, Devroe S. Intracranial subdural haematoma following neuraxial anaesthesia in the obstetric population：a literature review with analysis of 56 reported cases. Int J Obstet Anesth 2016；25：58-65.

2）Uppal V, Russell R, Sondekoppam RV, et al. Evidence-based clinical practice guidelines on postdural puncture headache：a consensus report from a multisociety international working group. Reg Anesth Pain Med 2023；15：104817.

偶発硬膜穿刺および硬膜穿刺後頭痛は慢性頭痛，背部痛，頸部痛および産後うつ病のリスクと関連するか？

メタアナリシス

Long-term morbidities following unintentional dural puncture in obstetric patients: A systematic review and meta-analysis.
Mims SC, Tan HS, Sun K, et al.
J Clin Anesth 2022；79：110787.

目的

偶発的硬膜穿刺（unintentional dural puncture：UDP）および硬膜穿刺後頭痛（postdural puncture headache：PDPH）と，慢性頭痛，背部痛，頸部痛およびうつ病のリスクとの関連を調査することを目的とした。また，硬膜外ブラッドパッチ（epidural blood patch：EBP）がこれらの罹患リスクの低下と関連するかどうかを調査した。

方法

UDPおよび/またはPDPHを経験した妊婦と合併症なく脊髄幹鎮痛を受けた妊婦，およびEBPを受けた妊婦と受けなかった妊婦を対象とした。主要アウトカムは，12カ月以上持続する頭痛，背部痛，頸部痛，および1カ月以上の抑うつであり，副次的アウトカムは，1カ月および6カ月以上持続する慢性頭痛，背部痛，頸部痛，および1カ月および12カ月以上におけるこれらのアウトカムに対するEBPの効果であった。

結果

12件の研究が，UDPおよび/またはPDPHを受けた女性6,541人と，合併症のない脊髄幹鎮痛を受けた女性1,004,510人を比較した。8件の研究では，EBP（n=3,610）とEBPなし（n=3,154）を比較した。UDPおよび/またはPDPHは，12カ月以上持続する頭痛（RR 3.95[95%CI 2.13 to 7.34]，I^2 42%），腰痛（RR 2.72 [95%CI 2.04 to 3.62]，I^2 1%），および頸部痛（RR 8.09 [95%CI 1.03 to 63.35]），および1カ月以上持続する抑うつ（RR 3.12 [95%CI 1.44 to 6.77] I^2 90%）のリスク増加と関連していた。EBPは長期リスクの有意な減少とは関連していなかった。

結論

UDPおよび/またはPDPHは，慢性頭痛，腰痛，頸部痛，うつ病のリスク増加と関連していた。EBPはこれらのリスクの有意な減少とは関連しなかったが，この結論は，各研究データの異質性と，急性PDPH症状の緩和におけるEBPの成功に関する情報が不足しているため，限定的である。

Editorial comments

本研究では，UDPおよび/またはPDPHと長期の慢性頭痛，腰痛，頸部痛と産後うつ病との一貫した関連が指摘された。本研究は方法，症状を慢性とみなす最小期間，産後の追跡期間に関して，組み入れられた研究間でかなりの異質性を認めたが，本結果は複数の時点，前向き研究に限定したサブグループ分析，感度分析においての結果は一貫していた。この結果から，麻酔科医はUDPおよび/またはPDPHを経験した褥婦に対して，長期的な経過観察の必要性を本人含め関係部署に通知

し，診療体制を整える必要があるかもしれない。また頭痛に関しては産後6カ月以降に典型的な体位性頭痛の特徴を呈さない可能性があり[1]，鑑別診断に苦慮する。UDP や PDPH 後の長期リスクの増大に関しては，脊髄幹鎮痛を受ける産婦へ適切に情報提供する必要がある。現時点では PDPH の急性症状に対する EBP の有効性が述べられているにも関わらず[2]，UDP や PDPH 後の長期罹患リスクを減少させる介入があるかどうかは明らかになっていない。したがって今後は急性症状の緩和のみに主眼を置くのではなく，頭痛，腰痛，頸部痛，産後うつ病の長期罹患リスクを最小化する治療法を研究していく必要がある。

●参考文献

1）Ansari JR, Barad M, Shafer S, et al. Chronic disabling postpartum headache after unintentional dural puncture during epidural anaesthesia：a prospective cohort study. Br J Anaesth 2021；127：600-7.

2）Russell R, Laxton C, Lucas DN, et al. Treatment of obstetric post-dural puncture headache. Part 2：epidural blood patch. Int J Obstet Anesth 2019；38：104-18.

Q42

硬膜穿刺後頭痛の起きる患者を予測することは可能か？

前向き観察研究

The value of the optic nerve sheath diameter（ONSD）in predicting postdural puncture headache（PDPH）: a prospective observational study.

Peng Q, Wang J, Xia X, et al.
Pain Physician 2023；26：45-52.

目的

硬膜穿刺後頭痛（postdural puncture headache：PDPH）は脊髄くも膜下麻酔後の重篤な合併症の一つであるが，それを予測する有効な手段はない。PDPH の予測因子としての視神経鞘径（optic nerve sheath diameter：ONSD）の超音波測定が，信頼できるプロトコールとデータに裏付けられた PDPH の予測手段になり得るかどうかを検討することである。

方法

この前向き観察研究は，帝王切開術を受けた患者 156 人を対象に行われた。麻酔前（T0），麻酔後 10 分（T1），手術終了時（T2），術後 1 日目（T24），術後 2 日目（T48），術後 3 日目（T72）に患者の ONSD を記録した。3 日間の経過観察中に患者を評価，同定し，PDPH 群と非 PDPH 群に分けた。年齢，体重，身長，ASA-PS，腰椎穿刺部位，腰椎穿刺試行回数も記録した。主に ONSD の 2 群間の変化と差異を分析した。

結果

24 例（15%）が PDPH を発症した。T2，T24，T48，T72 において，PDPH 群の ONSD は非 PDPH 群より有意に低かった。すべての患者で，T0 時と比較して T1 時の ONSD が有意に低下した。T0 から T2 まで ONSD が回復することなく低下し続けた女性は，PDPH を経験する可能性が高かった（RR 5.022［95%CI 3.343 to 7.508］）。T24 における ONSD は PDPH の最良の予測因子であり（AUC 0.9787［95%CI 0.9578 to 0.9996]），カットオフ値は 0.40 cm であった（感度 92%，特異度 94%）。

結論

ONSD の連続測定が PDPH を予測する有用なツールになると考えている。

Editorial comments

PDPH の発症を予測する方法を検討した研究である。過去に Hansen らは超音波を用いて視神経をモニターしながら，患者のくも膜下腔にリンゲル液を注入し，髄液圧と ONSD の間に強い相関があることを示した[1]。本研究はこの知見を基に，PDPH は主に髄液の漏れにより頭蓋内圧の低下を来すことで発症し，ONSD の測定により間接的に ICP の変化をモニターすることが，PDPH の発生を予測するのに役立つかもしれないという仮説に基づいて行われている。同様のアイデアは過去にも報告はある[2]が，本研究は PDPH の予測における ONSD のカットオフ値（0.40 cm）を報告した点が新しい。また，予測の最良の時期は穿刺後 24 時間であり，これは Mowafy らの PDPH 発症予測を，ドプラー超音波で測定した Gosling 脈動指数によって行った研究と同様の結果であった[3]。

PDPH の発症予測が叶えば，迅速な鎮痛の提供が可能と考えられるが，本研究の症例数は少なく，今後の大規模な研究が待たれる。

●参考文献

1）Hansen HC, Helmke, K. Validation of the optic nerve sheath response to changing cerebrospinal fluid pressure：Ultrasound findings during intrathecal infusion tests. J Neurosurg 1997；87：34-40.

2）Beşir A, Tertemiz OF, Akdoğan A, et al. The importance of optic nerve sheath diameter in post-dural puncture headache diagnosis and follow-up. Noro Psikiyatr Ars 2019；56：195-9.

3）Mowafy SMS, Abd Ellatif SE. Transcranial Doppler role in prediction of postdural puncture headache in parturients undergoing elective cesarean section：Prospective observational study. J Anesth 2019；33：426-34.

第 2 章
産痛緩和

1. 脊髄幹鎮痛のトレンド

2. 硬膜外鎮痛が分娩転帰に与える影響

3. 硬膜外鎮痛の胎児・新生児への影響

4. 非薬物的産痛緩和

脊髄幹鎮痛のトレンド

須賀 芳文

産痛緩和のための，脊髄幹麻酔の特徴は？

Neuraxial analgesia for labour.
Shatil B, Smiley R.
BJA Educ 2020；20：96e102.

緒言

現在，分娩鎮痛のための脊髄幹麻酔の技術として4つ定義されている。硬膜外鎮痛（epidural block：EDB），脊髄くも膜下併用硬膜外鎮痛（combined spinal epidural analgesia：CSEA），脊髄くも膜下鎮痛（シングルショットまたはカテーテルによる連続）および硬膜穿刺硬膜外麻酔（dural puncture epidural：DPE）の4つである。

DPEは最近報告された技術であり，CSEAの手順と同様であるが，脳脊髄液（cerebrospinal fluid：CSF）の確認後に脊髄くも膜下腔への局所麻酔薬は投与しない。CSFの逆流を確認することは，硬膜外カテーテルを正中に留置することを確認するが，脊髄くも膜下麻酔によって起こりうる副作用（掻痒，低血圧，胎児心拍低下など）を回避するかもしれない。また，初期鎮痛の効果もより迅速に発現する可能性がある。ただし，DPEの利点は，硬膜外穿刺の針サイズに依存する場合があり，26G未満の針を使用する場合，利点を示さない可能性もいわれている。

硬膜外鎮痛に使用される薬物

低濃度局所麻酔薬とオピオイドの相乗効果に対する理解が高まってきた。少なくとも分娩第1期の鎮痛では，オピオイドがない場合と比較して，オピオイドが含まれることで局所麻酔薬を40-50％の減量させることができる。局所麻酔薬（ブピバカイン＞0.125％，またはロピバカイン＞0.2％）の濃度が高いと，運動神経遮断が増加し，器械分娩・帝王切開の割合が増加する可能性が示唆されている。

脊髄幹鎮痛の維持

1990年代以降，産痛緩和における硬膜外麻酔は持続投与（continuous epidural infusion：CEI）によって維持されることが多かった。持続的な投与は，硬膜外腔への拡がりが不十分になることや，追加投与が必要となる可能性がある。プログラムされた間欠的硬膜外ボーラス（program intermittent epidural bolus：PIEB）はプログラムすることが可能となったポンプによって，例えば8-12 mLを40-60分ごとに投与するように設定できるようになった。

患者管理硬膜外鎮痛（patient controlled epidural analgesia：PCEA）による患者投与のボーラスは，PIEBに加え引き続き利用されている。

分娩のための脊髄幹鎮痛と帝王切開率

1990年代に行われた複数の後方視研究といくつかの前向き研究により，硬膜外鎮痛が帝王切開

の発生率を増加させることが示唆された。しかし，低用量の局所麻酔を用いて鎮痛を維持するアプローチでは，硬膜外鎮痛は帝王切開発生率にほとんど影響しないと一般的に考えられている。

血小板減少症

　脊髄幹鎮痛を行う前の一般的な懸念は，血小板数の減少である。患者から病歴を聴取することが優先事項である。2016年の産科麻酔に関するASAガイドラインでは，「健康な分娩患者では血小板数の確認は必要ない」と述べている。患者が出血や血小板減少症または凝固機能障害の既往歴，または子癇前症またはHELLP症候群（溶血，肝酵素の上昇，血小板数の低下）などの妊娠高血圧性疾患の病歴または疑いがない限り，推奨されていない。

突発痛の管理

　硬膜外カテーテルは，硬膜外腔以外への位置異常，血管内への侵入，硬膜外腔内での薬液の拡がりが不十分となる可能性がある。硬膜外カテーテルが十分に機能しているにもかかわらず，突発的な疼痛に対応するには，分娩の段階を評価し，感覚レベルの拡がりが十分であるかを判断し，追加投与する必要がある。投与すべき薬物の用量に関する研究は十分にされていない。

結論

　分娩時の鎮痛は妊婦の大きな関心事であり，分娩時の満足度にもつながるものの，常に患者の安全を最優先に考える必要がある。先進国では妊婦が高齢化してきており，分娩室に産科医療の知識を豊富にもち合わせる麻酔科医の必要性は高まってきている。

Editorial comments

　現在行われている脊髄幹麻酔を使った産痛緩和の特徴やトレンドを知ってもらうために，この総説を選択した。EDBやCSEAといった導入方法に加え，DPEといった導入方法が行われるようになってきている。また，麻酔の維持においても，PIEBという新たな維持方法も行われてきている。それぞれの特徴を理解したうえで，産痛緩和の導入方法や維持方法を選択し，安全に管理していく必要がある。自然陣痛か分娩誘発であるのかといった分娩方針によっても分娩経過が異なり，脊髄幹鎮痛の導入方法の選択は悩ましい。そのため安全性が高く，満足度の高い産痛緩和のためのさらなる研究が待たれる。

Q44 無痛分娩導入法の違いで，局所麻酔薬の消費量に差はあるか？

ランダム化比較試験

A randomized comparison of epidural, dural puncture epidural, and combined spinal-epidural without intrathecal opioids for labor analgesia.

Bakhet WZ.
J Anaesthesiol Clin Pharmacol 2021；37：231-6.

目的
硬膜穿刺硬膜外鎮痛（DPE）は，硬膜外鎮痛（EDB）よりも陣痛痛を改善することが示されており，脊髄くも膜下併用硬膜外鎮痛（CSEA）併用よりも副作用が少ない。ただし，EDB および CSEA に対する DPE の優位性についてはいくつかの議論がある。今回，髄腔内オピオイドを含まず EDB，DPE，および CSEA において局所麻酔薬の消費量と副作用の発生に及ぼす影響を比較した。

方法
麻酔の導入方法を EDB，DPE，または CSEA の 3 グループにランダムに割り付けた。初期鎮痛のための局所麻酔薬を EDB および DPE 群は，フェンタニル 2μg/mL を含む 0.1％ブピバカイン 10 mL 投与し，CSEA 群はくも膜下腔へブピバカイン 2.5 mg を投与した。分娩時の鎮痛維持は，患者管理硬膜外鎮痛（PCEA）をすべての患者で使用された。主要アウトカムは，時間当たりの局所麻酔薬の平均消費量であった。

結果
硬膜外腔から使用された局所麻酔薬の 1 時間あたりの平均消費量は，EDB 11 mL および DPE 10.5 mL と比較して CSEA 9.55 mL で有意に低かった（$p<0.01$）。しかし EDB と DPE の間に有意差はみられなかった。EDB および DPE と比較して，CSEA の NRS において 1 以下になるまでの時間が短縮され，最初の 1 時間の NRS が低かった。医師による追加ボーラス，副作用の発生，分娩様式，Apgar スコア，および母親の満足度に関して，グループ間に差はなかった。

結論
くも膜下腔にオピオイドを投与しない CSEA においても，EDB および DPE と比較して，局所麻酔薬の消費量が少なく初期鎮痛の達成時間が早かったが，副作用の発生率に差はなかった。

Editorial comments

DPE は，EDB と比較して鎮痛の質が高く鎮痛までの時間が早い可能性が示された研究が 2017 年報告された[1]。その報告以降，DPE に関するさまざまな研究が発表されてきた。今回の研究は局所麻酔薬の使用量を減少させて安全性に関与するかもしれない興味深い研究である。しかし，DPE が EDB と比較して局所麻酔薬の減少を示すほどの結果を示しておらず，CSEA よりも鎮痛効果が高いという結果を示さなかった。DPE と EDB に関する更なる研究が待たれる。

● 参考文献
1) Chau A, Bibbo C, Huang CC, et al. Dural Puncture Epidural Technique Improves Labor Analgesia Quality With Fewer Side Effects Compared With Epidural and Combined Spinal Epidural Techniques：A Randomized Clinical Trial. Anesth Analg 2017；124：560-9.

胎児心拍低下に無痛分娩導入法の違いは影響を与えるか？

後方視観察研究

Comparison of the incidence of fetal prolonged deceleration after induction of labor analgesia between dural puncture epidural and combined spinal epidural technique：a pilot study.

Okahara S, Inoue R, Katakura Y, et al.
BMC Pregnancy Childbirth 2023；23：182.

目的

異常な胎児心拍陣痛図（cardiotocogram：CTG）は，産痛緩和で使用される脊髄幹鎮痛の導入後に現れることがある。脊髄くも膜下併用硬膜外鎮痛（CSEA）は，硬膜外鎮痛（EDB）よりも胎児心拍異常を起こすことが知られているが，硬膜穿刺硬膜外鎮痛（DPE）に関連する比較はなく不明である。DPE および CSEA 導入後の重篤な CTG 異常の発生率を調査した。

方法

初産の満期妊婦を対象とし，DPE 介入群のデータを前向きに収集し，CSEA 対照群のデータは医療記録から後ろ向きに収集した。DPE にはフェンタニル 2.5 μg/mL を含む 0.125％レボブピバカイン 15 mL を用いて硬膜外投与し，CSEA には 0.5％ブピバカイン 2.5 mg（0.5 mL），フェンタニル 10 μg（0.2 mL），生理食塩液 1.3 mL をくも膜下投与した。主要アウトカムは，麻酔導入後 90 分以内に出現した重症な胎児心拍数異常（prolonged deceleration：PD）の発生率とした。

結果

合計 302 人の患者が分析され，各グループに 151 人であった。DPE 導入後の PD 発生率は，CSEA 導入後よりも有意に低かった（4.0％ vs. 14.6％，p＝0.0015）。分娩中の鎮痛効果や機械分娩の割合に有意差はなかった。しかし，CSEA の方が麻酔科医による局所麻酔薬に追加投与が多く，また患者満足度も CSEA の方が高かった。

結論

初産婦の産痛緩和に対する脊髄幹鎮痛において，DPE は CSEA と比較して，より安全な方法であるといえるかもしれない。

Editorial comments

EDB と CSEA 導入後の胎児心拍に関する以前の報告では，CSEA の方が胎児心拍の異常を起こしやすいことが示されている[1]。今回の研究では CSEA と DPE を比較していて，胎児心拍異常の発生という観点では CSEA よりも安全性が高いといえそうである。

DPE は，初期鎮痛において EDB よりも効果発現も早く，CSEA よりも胎児心拍異常を起こしにくいので，自然陣痛が発来した場合の硬膜外産痛緩和において，有用である。ただし，DPE は，くも膜穿刺を行うため PDPH を起こす懸念があることや，穿刺から時間が経過した場合の鎮痛効果に関しては，十分な研究結果が示されておらず，EDB と DPE の産痛緩和管理における使い分けの研究も必要である。自然陣痛発来の場合と分娩誘発する場合など，施設による分娩方針によっても使い分

けが必要かもしれない。

●参考文献

1）Hattler J, Klimek M, Rossaint R, et al. The Effect of Combined Spinal-Epidural Versus Epidural Analgesia in Laboring Women on Nonreassuring Fetal Heart Rate Tracings：Systematic Review and Meta-analysis. Anesth Analg 2016；123：955-64.

Q46 硬膜外鎮痛の維持は，持続投与か間欠投与か？

メタアナリシス

Automated mandatory bolus versus basal infusion for maintenance of epidural analgesia in labour.
Tan HS, Zeng Y, Qi Y, et al.
Cochrane Database Syst Rev 2023；6：CD011344.

目的

硬膜外腔への薬物投与は，基礎注入（basal infusion：BI）または自動強制ボーラス（automated mandatory bolus：AMB）によって行われる。BI では，薬物は継続的に投与されるが，AMB では，設定された時間間隔で薬液を注入する違いがある。BI や AMB に加えて，患者管理硬膜外鎮痛（PCEA）を行うことで，妊婦は硬膜外鎮痛の追加ボーラスを行うことができる。今回の研究は，正期産の妊婦における硬膜外鎮痛維持に対する BI と AMB の有益性と有害性を評価する。

方法

2022 年 1 月までに CENTRAL，Wiley Cochrane Library，MEDLINE，Embase，Web of Science，WHO-ICTRP（世界保健機関）および ClinicalTrials.gov（National Library of Medicine）で，硬膜外鎮痛中の連続 BI とボーラス投与 AMB を比較したすべての研究を検索した。

結果

18 の臨床研究，4,590 人の女性を対象とした研究のうち，初産婦を対象としたものが 13 研究であった。早産またはハイリスク妊娠の女性は除外した。脊髄幹鎮痛開始の手技は研究間で異なり，脊髄くも膜下併用硬膜外鎮痛，硬膜外鎮痛，硬膜穿刺硬膜外麻酔が用いられた。また，使用される鎮痛薬にもばらつきがあり，ブピバカインとフェンタニルの併用，ロピバカインとフェンタニルの併用，ロピバカインと sufentanil の併用，レボブピバカインとフェンタニルの併用，レボブピバカインと sufentanil の併用とバラバラであった。

その結果，AMB は BI と比較して突発性疼痛の発生率が低いことが示された（RR 0.71 [95% CI 0.55 to 0.9]，$I^2=57\%$，16 研究，1,528 例）。また，ブピバカイン換算量での時間当たりの局所麻酔薬の使用量が少ないことが示された（MD −0.84 mg/hr [95%CI −1.29 to −0.38]，$I^2=87\%$，16 研究，1,642 例）。一方，帝王切開発生率（RR 0.85 [95%CI 0.69 to 1.06]，$I^2=0\%$，16 研究，1,735 人）および器械分娩率（RR 0.85 [95%CI 0.71 to 1.0]，$I^2=0\%$，17 研究，4,550 例）には有意差がなかった。さらに，分娩鎮痛期間にも差は認められなかった（MD −8.81 分 [95%CI −19.38 to 1.77]，$I^2=50\%$，17 研究，4,544 例）。

結論

AMB は突発痛発生率の低下，局所麻酔薬使用量の減少と関連しており，母体の満足度を向上させる可能性がある。帝王切開，器械分娩，分娩鎮痛期間，Apgar スコアの発生率において，AMB と BI の間に有意差は認めなかった。帝王切開および器械分娩の発生率を評価する大規模な研究が必要である。

Editorial comments

　このシステマティック・レビューにおける BI は持続硬膜外鎮痛（CEI），AMB は PIEB のことである。突発痛（breakthrough pain）発生率が低下することで，局所麻酔薬の使用量や母体の満足度につながることがわかる。しかし，PIEB を行うためには，CADD®–Solis（スミスメディカル）やクーデック®エイミー PCA（クーデック）がなければならない。また，疼痛を感じていなくても時間で局所麻酔薬が投与されてしまうため，使用に関しては母体の安全性に関する十分な体制を構築する必要がある。

　PIEB があれば，麻酔科医の仕事が楽になるというわけでなく，反対に医療関係者のさらに細かい確認が必要になる。また，PIEB の設定次第では，分娩の進行に間に合わず，突発痛を起こすことになる。施設ごとの鎮痛管理だけでなく，患者の分娩進行に合わせて設定を考えていくことも大切である。

Q47 DPEにおいて間欠投与の安全な投与間隔は？

ランダム化比較試験

Randomized Assessment of the Optimal Time Interval Between Programmed Intermittent Epidural Boluses When Combined With the Dural Puncture Epidural Technique for Labor Analgesia.
Yao HQ, Huang JY, Deng JL, et al.
Anesth Analg 2023：136：532-9.

目的
プログラム間欠的硬膜外ボーラス（PIEB）は，脊髄幹麻酔での分娩鎮痛における最近の技術である。今まで，標準的な硬膜外鎮痛で産痛緩和を開始する際の，効果的な鎮痛を維持するためのPIEBの最適な投与間隔について研究されているが，硬膜穿刺硬膜外鎮痛（DPE）を使用した場合，これが適用できるかどうかを調べた。

方法
PIEB間隔を35分，40分，45分，50分または55分の5つのグループにランダムに割り付けた。初回鎮痛は，0.1％ロピバカインとsufentanil 0.5μg/mLの薬液15 mLを，25 Gで硬膜穿刺を行うDPEで導入した。維持鎮痛は，同じ組成の薬液を用いて10 mLずつボーラスし，PCEAは8 mL，ロックアウト20分で設定した。本研究において，効果的な鎮痛は「PCEA投与以外の追加投与がない」と定義した。

結果
妊婦93人がDPEを受け，0.1％ロピバカイン＋sufentail 0.5μg/mLを10 mL投与されるPIEBで鎮痛が維持された。効果的な鎮痛を得た割合は，グループ35分89.5％（17/19），40分84.2％（16/19），45分82.4％（14/17），50分52.6％（11/19），55分36.8％（7/19）であった。患者の50％（EI$_{50}$）および90％（EI$_{90}$）における効果的な鎮痛の最適間隔の推定値は，それぞれ52.5分［95％CI 48.4 to 62.6分］および37.0分［95％CI 28.4 to 40.9分］であった。

結論
DPEで開始後の効果的な鎮痛維持のためのPIEBの最適間隔は，従来の硬膜外鎮痛による推定値と変わりがなかった。

Editorial comments

PIEBの投与間隔に関しては，局所麻酔薬や麻薬の種類や濃度を変更し，いくつかの研究結果が報告されている[1,2]。いずれの報告においても患者の90％が鎮痛効果を得る最適な時間は約40分程度であり，低濃度局所麻酔薬＋オピオイドの組み合わせでは，同様の結果となりそうである。ただし，日本人においてこの投与間隔が十分であるかは疑問が残るところである。

● 参考文献
1）Epsztein Kanczuk M, Barrett NM, Arzola C, et al. Programmed Intermittent Epidural Bolus for Labor Analgesia

During First Stage of Labor : A Biased-Coin Up-and-Down Sequential Allocation Trial to Determine the Optimum Interval Time Between Boluses of a Fixed Volume of 10 mL of Bupivacaine 0.0625% With Fentanyl 2 μg/mL. Anesth Analg 2017 ; 124 : 537-41.

2) Song Y, Du W, Tao Y, et al. Optimum programmed intermittent epidural bolus interval time between 8 mL boluses of Ropivacaine 0.1% with sufentanil 0.3 μg/mL with dural puncture epidural technique for labor analgesia : A biased-coin up-and-down sequential allocation trial. J Clin Anesth 2022 ; 79 : 110698.

産痛緩和のための導入方法と維持の組み合わせによって鎮痛効果に差はあるか？

Q48

ランダム化比較試験

Effect of Dural Puncture Epidural Technique Combined With Programmed Intermittent Epidural Bolus on Labor Analgesia Onset and Maintenance: A Randomized Controlled Trial.

Song Y, Du W, Zhou S, et al.
Anesth Analg 2021；132：971-8.

目的

硬膜穿刺硬膜外鎮痛（DPE）は，初期鎮痛のための硬膜外麻酔（EDB）より鎮痛効果が早いと報告されている。分娩鎮痛を維持するためのプログラムされた間欠硬膜外ボーラス（PIEB）は，持続硬膜外注入（CEI）モードよりも局所麻酔薬の消費量が少ないとの報告がある。PIEB を用いた DPE が，CEI を用いた EDB または DPE 技術と比較して，鎮痛発症，局所麻酔薬の消費，および副作用にあたえる影響を検討した。

方法

初産婦を，分娩鎮痛のために EDB＋CEI，DPE＋CEI，または DPE＋PIEB を受ける群にランダムに割り付けた。硬膜穿刺には 25 G 針が使用され，鎮痛には 0.1％ロピバカインと sufentanil 0.3μg/mL を 10 mL 投与し，すべてのグループで 8 mL/hr で維持した。PCEA はボーラス 1 回 5 mL とし，20 分間のロックアウトで設定した。突発痛に対しては，0.125％ロピバカイン 5 mL の追加投与を行った。主要アウトカムは，適切な鎮痛までの時間であり，2 回の連続した陣痛時の VAS 疼痛スコア≦30 mm と定義された。副次的アウトカムは，VAS スコア，ロピバカインの使用量，温痛覚ブロックのレベル，PCEA および突発的な痛みへの追加投与，分娩様式，分娩期間，Bromage スコア，Apgar スコア，副作用の発生，麻酔に対する母親の満足度とした。

結果

合計 116 人の女性（EDB＋CEI グループ 38 人，DPE＋CEI グループ 40 人，DPE＋PIEB グループ 38 人）が含まれた。鎮痛までの時間は，EDB＋CEI 群よりも DPE＋CEI 群および DPE＋PIEB 群の方が早く達成された（HR 1.705［95％CI 1.039 to 2.800］p＝0.015，HR 1.774［95％CI 1.070 to 2.941］p＝0.012）。PIEB モードを用いた DPE 法は，PCEA ボーラスが最も少なく，1 時間当たりのロピバカイン消費量が最も少なかった（いずれも p＜0.001）。分娩期間，分娩様式，Bromage スコア，新生児 Apgar スコア，副作用の発生率，母体満足度スコアに群間で差はなかった。

結論

脊髄幹麻酔での産痛緩和に対する DPE の使用は，EDB の使用よりも鎮痛効果が早いことと関連していた。PIEB モードを用いた DPE は，母体または新生児の副作用を増加させることなく，最大の薬物節約効果を達成した。

Editorial comments

　脊髄幹麻酔によるさまざまな導入方法（EDB，DPE，CSEA）と維持方法（CEI，PIEB）がある。これらの中で，安全性が高く鎮痛効果が高いものは，どのような組み合わせになるのか？　今回の研究では，DPE と PIEB の組み合わせが最良であるように示されている。しかし，CSEA や EDB での導入後に PIEB を使用した症例が含まれていないため，DPE を用いた導入と PIEB の組み合わせが最もよい組み合わせとは言い切れない。しかし，以前行われていた EDB と CEI の組み合わせよりは，安全性と鎮痛効果の点から改善されていることがわかる。さらなる組み合わせに関する研究が待たれる。

硬膜外鎮痛が分娩転帰に与える影響

伊集院 亜梨紗・佐藤 正規

 硬膜外産痛緩和は，それ以外の鎮痛法および自然分娩と比べ，分娩にどのような影響を与えるか？

メタアナリシス

Epidural versus non-epidural or no analgesia for pain management in labour.
Anim-Somuah M, Smyth RM, Cyna AM, et al.
Cochrane Database Syst Rev 2018；5：CD000331.

目的

硬膜外鎮痛による産痛緩和は広く浸透しているが，母体や児への副作用について考慮する必要がある。分娩中の非硬膜外鎮痛または非鎮痛と比較して，硬膜外鎮痛（脊髄くも膜下鎮痛併用を含む）が母体および児に及ぼす影響を評価することを目的とした。これは，2011年の既存レビューを更新したものである。

方法

Cochrane Pregnancy and Childbirth's Trials Register より2017年4月までの文献を検索し，このレビューに組み込んだ。

結果

11,000人を超える40のRCT試験を抽出し，4つのRCTが追加された。そのうち6つの研究を除くすべてで，硬膜外鎮痛とオピオイドの注射を比較していた。硬膜外鎮痛では，オピオイド性鎮痛薬よりも効果的に分娩時の痛みを和らげ，より多くの女性が硬膜外鎮痛の方が満足していた（aRR 1.47 [95%CI [1.03 to 2.08]）。硬膜外鎮痛群で，分娩所要時間の延長，重度の低血圧，分娩後しばらく動けない（運動神経の遮断）などの結果は，非常にばらつきが大きかった。しかしながら，オピオイド性鎮痛薬を投与された女性も，酸素マスクの装着が必要になるような呼吸抑制，悪心や嘔吐などの副作用が認められた。

オピオイド性鎮痛薬を投与された母体から生まれた新生児では，オピオイド拮抗薬を投与される例が多かった。分娩後の抑うつ，頭痛，かゆみ，シバリング，眠気について，硬膜外鎮痛群とオピオイド性鎮痛薬群では，差が認められなかった。硬膜外鎮痛を受けた女性は，プラセボ投与群，無治療群，鍼刺激群と比べて，痛みが弱かった。吸入麻酔薬あるいは継続的なサポートと硬膜外麻酔を比較した研究では，痛みの程度についての報告がなかった。

結論

全体として，硬膜外鎮痛を行った場合，器械分娩が増加するようであるが，ポストホック解析によると，この効果は最近の研究（2005年以降）では認められておらず，分娩時の硬膜外鎮痛に対する最新のアプローチは，この転帰に影響しないことが示唆された。硬膜外鎮痛は帝王切開のリスクや長期的な腰痛には影響を与えず，Apgarスコアや新生児集中治療室への入室によって決定される新生児の状態にも，直接的な影響はないようであった。硬膜外鎮痛および非硬膜外鎮痛が，分娩

中の女性および長期的な新生児の転帰に及ぼす，まれではあるが重篤となりうる副作用を評価するために，さらなる研究が有用であろう。

Editorial comments

　硬膜外鎮痛は，分娩中の痛みを他の方法より効果的に軽減させ，産痛緩和に対する母体の満足度を高める。本レビュー全体としては，硬膜外鎮痛により経腟分娩時の医学的介入の頻度が上がる可能性を報告しているが，過去の高濃度局所麻酔薬を使用していた従来法も含まれているため，現在の低濃度局所麻酔約，間欠的投与法などを用いてより質の高い研究を行うと異なる結果が得られる可能性がある。

Q50 硬膜外産痛緩和は児頭回旋異常と関連し，分娩予後に影響するか？

症例対照研究

Fetal head malposition and epidural analgesia in labor：a case-control study.
Menichini D, Mazzaro N, Minniti S, et al.
Matern Fetal Neonatal Med 2022；35：5691-6.

目的
分娩中の回旋異常は，分娩時間の延長や帝王切開の誘因となり，周術期の合併症を増加させる。硬膜外鎮痛は回旋異常と関連しているといわれるものの，因果関係は不明である。本研究では，分娩中の回旋異常の頻度と分娩予後について，硬膜外鎮痛の有無で比較する。

方法
正期産，頭位，単胎の妊婦500人を含む，観察研究を実施した。硬膜外鎮痛（epidural analgesia：EA）群250人と，コントロール群250人が含められた。コントロール群は，硬膜外鎮痛を受けた患者の分娩回数に基づいて対応させ，後方視的に作成した。骨盤構造の異常，多胎妊娠，早産，3回以上分娩している経産婦を除外した。

硬膜外鎮痛群では20 Gの硬膜外カテーテルを留置し，2％リドカイン2 mLを試験投与後，硬膜外混合液8 mL（0.125％レボブピバカイン＋フェンタニル5 μg/mL）を投与した。分娩中に15-20 mLのボーラス投与を繰り返した。回旋異常は内診と経腹超音波で診断した。所見は，左もしくは右前方後頭位，左もしくは右後方後頭位，前頭位と不正軸侵入と産科カルテに記載された。

結果
後方後頭位は，EA群でコントロール群に比較し，4倍高かった（8.8％ vs. 2.2％，p=0.004）。また，コントロール群と比較し，EA群ではオキシトシンによる陣痛促進の必要性（20％ vs. 8％，p=0.0001）だけでなく，帝王切開も有意に高かった（11.6％ vs. 1.6％，p<0.0001）。

コントロール群では分娩時間が平均3.3時間であるにも関わらず，EA群では分娩時間の平均が7時間であった（p<0.0001）。分娩第二期は，それぞれ55分と30分であった（p=0.009）。出血量やApgarスコアは両群で差はなかった。早期授乳はコントロール群で有意に高かった（82％ vs 92.8％，p=0.0004）。

結論
硬膜外鎮痛を受けた妊婦は，回旋異常の頻度が高く，分娩時間が延長し，コントロール群に比較すると帝王切開率が増加した。しかし，硬膜外鎮痛と回旋異常の関係を裏付けるにはさらなる研究が必要である。

Editorial comments

硬膜外鎮痛は骨盤底筋群の弛緩により，回旋異常が起こる可能性があると考えられている。硬膜外鎮痛と児頭回旋異常の関連は見られないという報告[1,2]がある一方，児頭回旋異常が増加するという報告もある[3,4]。麻酔以外にも，母体・胎児・産科的介入などさまざまな要因が影響することや，疼痛が強く硬膜外鎮痛を必要とした症例も含まれるため，硬膜外鎮痛と回旋異常の関連につい

ては結果の解釈に注意を要する。

　本研究では，分娩中は医療者によるマニュアルボーラスであったが，麻酔方法の変遷（薬液濃度や投与方法）も変わってきている。それらが回旋異常にどう影響するのか，また，回旋異常の頻度を減少させるためにどのような麻酔・分娩管理ができるのかなど，今後の検討が必要である。

●参考文献

1）Fitzpatrick M, McQuillan K, O'Herlihy C. Influence of persistent occiput posterior position on delivery outcome. Obstet Gynecol. 2001；98：1027-31.

2）Yancey MK, Zhang J, Schweitzer DL, et al. Epidural analgesia and fetal head malposition at vaginal delivery. Obstet Gynecol. 2001；97：608-12.

3）Lieberman E, O'Donoghue C. Unintended effects of epidural analgesia during labor：a systematic review. Am J Obstet Gynecol. 2002；186（5 Suppl Nature）：S31-68.

4）Leighton BL, Halpern SH. The effects of epidural analgesia on labor, maternal, and neonatal outcomes：a systematic review. Am J Obstet Gynecol. 2002；186（5 Suppl Nature）：S69-77.

硬膜外産痛緩和で偶発的硬膜穿刺をした時に，分娩へ与える影響は？

後方視観察研究

Accidental dural puncture during labor analgesia and obstetric outcomes in nulliparous women.

Shea K, Choi L, Jagannathan D, et al.
Int J Obstet Anesth 2019 ; 38 : 46-51.

目的

硬膜外産痛緩和中の偶発的硬膜穿刺が，分娩予後に与える影響については調べられていない。偶発的硬膜穿刺が分娩第二期延長に関連するかを検討する。

方法

2006年から2012年の期間に偶発的硬膜穿刺症例の初産婦に関して，麻酔・産科的情報を収集し，ランダムに選んだ合併症のない硬膜外鎮痛症例の初産婦と比較した。偶発的硬膜穿刺として穿刺時・カテーテル挿入後・テストドーズ注入後に診断されたものを含めた。偶発的硬膜穿刺の診断・記録が不明な症例は除外した。それに加え，脊髄くも膜下硬膜外併用鎮痛と硬膜穿刺硬膜外鎮痛を受けた症例，母体もしくは胎児適応で緊急帝王切開となった症例，巨大児（出生時体重＞4,000g）を除外とした。

主要評価項目は，分娩第二期遷延の割合とした。分娩第二期の遷延は，脊髄幹鎮痛で分娩した妊婦に対するアメリカ産婦人科学会の定義を基準とした（初産婦では3時間以上）。難産による器械分娩や，緊急帝王切開の割合を副次評価項目とした。先行研究で偶発的硬膜穿刺が脊髄くも膜下カテーテル，または硬膜外カテーテル再留置で管理されたときに産科的アウトカムに差がなかったことから，最終的に行われた鎮痛方法に関わらず，偶発的硬膜穿刺群のデータを解析した。

結果

偶発的硬膜穿刺群89人，コントロール群232人であった。偶発的硬膜穿刺群の69%が脊髄くも膜下カテーテルで管理され，31%が硬膜外カテーテルを再留置して管理された。分娩第二期の遷延は，偶発的硬膜穿刺群では27%，コントロール群では19%と有意な差を認めなった（p=0.06）。

単変量解析では，偶発的硬膜穿刺は分娩第二期の遷延，器械分娩，帝王切開のいずれのリスクを高めなかった。これとは対照的に，年齢は分娩第二期の遷延（RR 1.06 [95% CI 1.01 to 1.13]）と関連していたが，帝王切開とは関連していなかった。高いBMIは，帝王切開の増加（RR 1.11 [95% CI 1.04 to 1.18]）と関連していたものの，分娩第二期の遷延や器械分娩とは関連していなかった。分娩誘発，前期破水や母体合併症は分娩第二期の遷延，器械分娩や帝王切開のいずれも関連がなかった。

多変量解析では，年齢・BMI・分娩誘発・前期破水・母体合併症で調整をした。偶発的硬膜穿刺は，器械分娩や帝王切開と関連していなかったが，分娩第二期の遷延と関連していた（aRR 1.99 [95% CI 1.04 to 3.82] p=0.037）。母体年齢の増加は，分娩第二期の遷延（aRR 1.07 [95% CI 1.01 to 1.13] p=0.02）と帝王切開（aRR 1.07 [95%CI 1.01 to 1.14] p=0.02）と関連していた。高いBMIは，帝王切開リスクの増加のみと関連していた（aRR 1.13 [95% CI 1.05 to 1.21] p=0.001）。分娩誘発，前期破水，母体合併症はいずれのアウトカムのリスクを増加させなかった。

偶発的硬膜穿刺群とコントロール群で比較し，分娩第二期の延長を含め（27% vs. 17%，p＝0.06），群間に差はなかった。交絡因子となりうる因子を調整後，多変量ロジスティック回帰分析では，偶発的硬膜穿刺と分娩第二期の延長に有意な関連を認めたが，器械分娩や帝王切開の増加は認めなかった。

結論

硬膜外産痛緩和中の偶発的硬膜穿刺は，初産婦において分娩第二期延長と関連していた。偶発的硬膜穿刺後の脊髄幹鎮痛の質と産科的予後との関係について，さらなる前向き観察研究が必要である。

Editorial comments

本研究では脊髄くも膜下カテーテルで管理した症例と硬膜外カテーテルで管理した症例の双方を含めている。偶発的硬膜誤穿刺後に硬膜外麻酔で管理した症例では，硬膜に空いている穴が大きく，局所麻酔薬のくも膜下腔への移行が多く，運動神経遮断が強く出やすい可能性がある。偶発的硬膜穿刺では，より注意深く管理をしていく必要がある。

本研究では，感覚神経障害や運動神経遮断の程度について，検討に含まれていないため，偶発的硬膜穿刺後の脊髄幹麻酔がどのように効くのか，また，どのよう管理がよい分娩予後に結びつくのかについては，別途検討する必要がある。

硬膜外関連母体発熱は，分娩予後にどのような影響を与えるか？

Epidural-related maternal fever : incidence, pathophysiology, outcomes, and management.
Patel S, Ciechanowicz S, Blumenfeld YJ, et al.
Am J Obstet Gynecol 2023;228:S1283-S304.e1.

目的

硬膜外鎮痛は世界的にも母児への安全性の実績があり，産痛緩和のゴールデンスタンダードである。硬膜外関連母体発熱（epidural-related maternal fever：ERMF）は硬膜外産痛緩和を受ける患者の15-25％に起こるとされ，現在まで研究されてきているが，臨床的には重要視されていなかった。しかし，近年ではERMFが母体および新生児予後に有害な結果をもたらすことが示唆されている。この総説ではERMFに関する重要な研究をまとめ，病態生理，予後，管理方法について論ずる。

産痛緩和法の選択

ERMFについて硬膜外鎮痛単独，脊髄くも膜下硬膜外併用鎮痛（combined spinal epidural：CSE），硬膜穿刺硬膜外鎮痛（dural puncture epidural：DPE）で比較した研究はない。硬膜外鎮痛とCSEで比較した研究では，CSEで分娩時間が短いにも関わらず，母体体温上昇の頻度が高かった。また，脊髄くも膜下カテーテルと硬膜外鎮痛との比較では，母体発熱の頻度に差はなかったと報告されている。

硬膜外産痛緩和では，硬膜外カテーテルから局所麻酔薬の混合液を投与するが，その投与法には，持続投与，患者自己調節鎮痛法，間欠的定時投与法（programmed intermittent epidural bolus：PIEB）などがある。持続投与に比較すると，PIEBの方が母体発熱の頻度が少ない。異なるPIEBの投与方法で比較した際には，10mLボーラス＋投与間隔60分が5mL＋投与間隔30分より，母体発熱の頻度が少なかった。以上より，硬膜外鎮痛の維持投与法がERMFを少なくするのに重要であることが示されており，さらなる検討が必要である。オピオイドには発熱を抑制する薬理学的作用があるが，RCTではオピオイドの有無でERMFの頻度や臨床経過に差はなかった。ERMFは硬膜外オピオイドの有無に関わらず発生する。

病態生理

ERMFは，無菌性炎症過程によって高体温が生じる可能性が示唆されている。この過程には，白血球からの抗炎症サイトカインであるインターロイキン1受容体アンタゴニストの放出を阻害するブピバカインによる，カスパーゼ1（細胞アポトーシスと炎症反応の活性化に関与するプロテアーゼ）の活性化抑制が関与しているかもしれない。また，脊髄幹麻酔による体温調節機構の変化が，ERMFに関与している可能性がある。詳細な機序については，まだ明らかになっていない。

予後

ERMFは母体の抗菌薬使用と関連するといわれてきた。一般的に，炎症は子宮収縮を阻害するため，帝王切開や分娩後出血の増加と関連する。また，分娩中の発熱は，分娩経過の異常や児の分娩ストレスにより，器械分娩を増加させる。残念なことに，分娩中の発熱をERMFと区別することができないため，ERMFによる器械分娩や帝王切開のリスクについて評価する十分な検出力のある研

究はない。

　分娩中の発熱は，胎児にとって，筋緊張低下，痙攣，Apgar スコア低下，呼吸補助，新生児の敗血症検索，抗菌薬使用，新生児集中治療室への入室，といった有害事象と関連する。体温上昇のない硬膜外鎮痛の使用は，有害な新生児予後と関連しない。

診断と管理

　硬膜外鎮痛による母体熱の発生を，安全に予防できる予防策はなく，絨毛膜羊膜炎などの分娩中における発熱の原因と，臨床的に容易に区別することも難しい。

　分娩中の発熱は，その原因が何であれ，母児双方にとって有害な転帰と関連するため，硬膜外鎮痛の使用にかかわらず，分娩中に発熱したすべての分娩患者を評価し，適切な治療を行うことが重要である。発熱の感染原因が疑われる場合は，適切な抗菌薬療法の実施が推奨される。現在のところ，硬膜外産痛緩和の実施に関する推奨を変更することを正当化する十分な証拠はなく，良質な産痛緩和の利点を妊婦に繰り返し説明し続けなければならない。

Editorial comments

　臨床では無痛分娩中の発熱はしばしばみられ，分娩後の産婦より発熱がつらかったとの声もよく聞く。硬膜外鎮痛による発熱は，Apgar スコア 5 分値と関連するが，新生児脳症と関連は見られない[1]。しかし，原因の究明により予防や対策などができるようになれば，母児にとって安全性で質の高い産痛緩和管理が可能となるだろう。

●参考文献
1）Leighton BL, Halpern SH. The effects of epidural analgesia on labor, maternal, and neonatal outcomes : a systematic review. Am J Obstet Gynecol 2002 ; 186 : S69-77.

硬膜外産痛緩和の維持において，投与方法の違いは分娩転機に影響を与えるか？

メタアナリシス

Automated mandatory bolus versus basal infusion for maintenance of epidural analgesia in labour

Tan HS, Zeng Y, Qi Y, et al.
Cochrane Database Syst Rev 2023；6：CD011344.

目的

硬膜外鎮痛の麻酔維持において，プログラムされた間欠的ボーラス投与法（automated mandatory bolus：AMB）と持続投与法（basal infusion：BI）の有益性と有害性を評価する。

方法

CENTRAL, MEDLINE, Embase, Web of Science, WHO-ICTRP, ClinicalTrials.gov を2022年12月31日に検索した。さらに，関連する臨床試験やレビューの参考文献リストをスクリーニングし，未発表の研究や進行中の臨床試験も特定した。

結果

4,590人の女性を対象とした18の研究を対象とし，そのうち13の研究では健康な初産婦を，5つの研究では健康な初産婦と経産婦を対象とした。すべての研究で早産または合併妊娠は除外されていた。硬膜外鎮痛を開始するために使用された手技は，研究間で異なっており，脊髄くも膜下硬膜外併用鎮痛が7件，硬膜外鎮痛単独が10件，硬膜穿刺硬膜外鎮痛（dural puncture epidural：DPE）が1件であった。また，使用した鎮痛薬にも，ばらつきがあった。8件の研究ではロピバカインにフェンタニルを，3件ではロピバカインにスフェンタニルを，2件ではレボブピバカインにスフェンタニルを，1件ではレボブピバカインにフェンタニルを，4件ではブピバカインにフェンタニルを併用していた。ほとんどの研究は，ランダム化，盲検化，減少，報告バイアスのリスクが低いと評価されたが，割付隠蔽については8つの研究がリスク不明，3つの研究がリスク高いと評価された。

その結果，AMBは突発痛（breakthrough pain：BTP）の発生率が低いこと（RR 0.71 [95%CI 0.55 to 0.91] I^2＝57％，16試験，1,528人），ブピバカイン換算で1時間当たりの局所麻酔薬消費量が少ないこと（MD −0.84 mg/hr [95%CI −1.29 to −0.38] I^2＝87％，16試験，1,642人：いずれも中等度の確実性）と関連することが示された。AMBは29.1％（1,000人あたり発生率202，95%CI 157〜259）のBTP発生率の減少と推定され，臨床的に有意であると考えられた。

帝王切開分娩の発生率（RR 0.85 [95%CI 0.69 to 1.06] I^2＝0％，16試験，1,735人）および器械分娩の発生率（RR 0.85 [95%CI 0.71 to 1.01] I^2＝0％，17試験，4,550人）は有意ではなく，いずれも中等度の確実性が認められた。また，陣痛鎮痛の持続時間（MD −8.81分 [95%CI −19.38 to 1.77分] I^2＝50％，17試験，4,544人）にも有意差はなく，中程度の確実性があった。アウトカム測定の方法と時期が異なるため，母体満足度とApgarスコアのデータはプールしなかった。ナラティブに報告された結果から，AMBは母親の満足度の増加と関連する可能性が示唆され（8研究で満足度の増加，6研究では差がない），すべての研究でApgarスコアに差は認められなかった。

結論

　全体として，AMB は BTP の発生率の低下，局所麻酔薬消費量の減少に関連し，母親の満足度を向上させる可能性がある。帝王切開分娩の発生率，器械分娩の発生率，陣痛鎮痛の持続時間，および Apgar スコアにおいて，AMB と BI の間に有意差はなかった。帝王切開および器械分娩の発生率を評価する，より大規模な研究が必要である。

Editorial comments

　本研究は，2018 年に行われたメタアナリシスのアップデートである。AMB は，持続投与に比べ臨床介入を必要とする BTP の発生率，および局所麻酔薬消費量が少なくなるものの，帝王切開率，器械分娩率，硬膜外麻酔時間（分娩時間）において同様であり，前回の結果と同等であった。硬膜外鎮痛を提供する際には，両者の分娩投与方法であっても分娩転機については影響を与えないが，AMB はよりよい鎮痛を提供できるかもしれない。

双胎の経腟分娩において硬膜外鎮痛は分娩様式と第2子のアウトカムにどのような影響を与えるか？

後方視コホート研究

The association between epidural labor analgesia and the fetal outcome and mode of delivery of the second twin: a nationwide register-based cohort study in Finland.
Vaajala M, Kekki M, Mattila VM, et al.
Int J Obstet Anesth. 2023;56:103924.

目的
本研究の目的は，双胎分娩において硬膜外鎮痛と，第2子の分娩様式との関連を評価するとともに，第2子の転帰を解析することである。

方法
レトロスペクティブな登録ベースのコホート研究において，フィンランドの全国医療出生登録（Medical Birth Registry：MBR）のデータ（2004-2018年）を用いて，硬膜外鎮痛と分娩様式（緊急・緊急帝王切開，器械分娩），および双胎分娩第2子の胎児転帰（新生児死亡率，集中治療室入院の必要性）との関連を解析した。多変量ロジスティック回帰を用いて，第2子の分娩様式と児の転帰を評価した。

結果
硬膜外鎮痛を行った3,242例の双胎分娩を，硬膜外鎮痛を行わなかった2,780例の対照群と比較した。硬膜外鎮痛は，対照群と比較して，第2双胎の全帝王切開分娩（aOR 0.64 [95%CI 0.44 to 0.92]），および緊急帝王切開分娩（aOR 0.52 [95%CI 0.33 to 0.79]）の低下と関連していた。また，硬膜外鎮痛は，第二双生児の新生児死亡の低値と関連していた（aOR 0.61 [95%CI 0.73 to 0.90]）。

結論
本研究は，硬膜外鎮痛が，双胎分娩第2子の緊急帝王切開分娩および新生児死亡率の低下と関連していることを明らかにした。これらの結果は，双胎妊娠の経腟分娩に最適な周産期管理を計画する際に，産科医と麻酔科医が認識すべきものである。

Editorial comments

英国のNICE（National Institute for Health and Care Excellence）のガイドラインでも，双胎分娩において硬膜外鎮痛は第2子の帝王切開のリスクを低下させると記載されている[1]。わが国のガイドラインでは，双胎妊娠の第1子が頭位の場合に経腟分娩を採用する施設が多いとされているが，施設によって取り扱いは異なる。双胎の経腟分娩の際には第2子が超緊急帝王切開となる可能性が高く，硬膜外鎮痛を行うことで全身麻酔を回避できるのも有用な点である。硬膜外鎮痛により娩出力が弱まることを嫌う産科医もいるが，本研究などをもとに産科医も含め双胎分娩時の硬膜外鎮痛について認識すべき内容である。

●参考文献
1) National Guideline Alliance (UK). Evidence review for the optimal method of analgesia and anaesthesia during

labour and birth : twin and triplet pregnancy : evidence review H. National Institute for Health and Care Excellence（NICE）; 2019. Available at : http://www.ncbi.nlm.nih.gov/books/NBK578071/(Accessed on July 6, 2024)

硬膜外鎮痛の胎児・新生児への影響

今西 洋介

Q55 無痛分娩で出生した児の新生児転帰は不良か？

人口ベース・コホート研究

Association of Epidural Analgesia in Women in Labor With Neonatal and Childhood Outcomes in a Population Cohort.
Kearns RJ, Shaw M, Gromski PS, et al.
JAMA Netw Open. 2021；4：e2131683.

背景

分娩中の硬膜外鎮痛は安全だが、新生児および小児の転帰との関連性に関する情報はさまざまである。硬膜外鎮痛と新生児転帰および生後1,000日までの小児期の発達との関連を調べることを目的とする。

方法

スコットランドの6つの人口データベースを対象としたこのコホート研究では、スコットランド国民保健サービスの病院管理データを使用し調査した。対象には2007年1月から2016年12月までのスコットランドの単胎出生児で、在胎妊娠24週0日から43週6日出生、経腟分娩または予定外帝王切開で分娩した435,281組の母子ペア全員が含まれた。死産や先天異常児は除外された。新生児転帰には、蘇生の有無、Apgarスコア生後5分値7点未満、およびneonatal intensive care unit（NICU）への入院が含まれた。小児期の発達指標は主に、粗大運動機能、微細運動機能、コミュニケーション、社会的機能の領域で評価され、結果は2歳時に施行される全国小児期サーベイランスから得ました。

結果

この研究には、分娩時に頭位を呈した合計435,281人の生児（分娩時在胎週数中央値40週[IQR 39-41週]、男児221,153人＝50.8％）が含まれ、そのうち94,323人（21.7％）に硬膜外鎮痛が行われた。硬膜外鎮痛は、自然経腟分娩の減少（交絡因子調整後相対リスク[Cadj RR] 0.46 [95％CI 0.42 to 0.50]）、新生児蘇生の増加（Cadj RR 1.07 [95％CI 1.03 to 1.11]）、NICU入院の増加（Cadj RR 1.14 [95％CI 1.11 to 1.17]）。分娩モード別の交絡因子/媒介分析（CMadj）により、これらの関連性は逆転した（新生児蘇生 CMadj RR 0.83 [95％CI 0.79 to 0.86]、NICU入院 CMadj RR 0.94 [95％CI 0.91 to 0.97]）。硬膜外鎮痛は、交絡因子分析および交絡因子/媒介分析の両方において、Apgarスコア生後5分値7点未満のリスク低下と関連していた。

硬膜外鎮痛は、交絡因子および交絡因子/媒介分析において、2歳時点でのあらゆる領域で発達遅滞のリスク低下と関連していた（CMadj RR 0.96 [95％CI 0.93 to 0.98]）、特にコミュニケーション（CMadj RR 0.96 [95％CI 0.93 to 0.99]）、および微細運動（CMadj RR 0.89 [95％

CI：0.82 to 0.97]）のリスク低下とは顕著に関連していた。

結論

このコホート研究の結果は，分娩時の硬膜外鎮痛が新生児転帰悪化または小児期の発達遅滞と関連しているわけではないことを示唆していた。新生児蘇生やNICU入院との関連は，分娩方法によって媒介されている可能性が高い。

Editorial comments

この研究はNationalなデータベースを使用し約43万人の親子を対象とし，母体への硬膜外鎮痛が，新生児と小児期の転帰に及ぼす影響を評価した。その結果，硬膜外鎮痛はこの研究の限界としては，観察研究であるため因果関係を断定できない点は当然のこと，除外しきていない交絡因子が多くあることが挙げられる。分娩所要時間，絨毛膜羊膜炎の有無，臍帯血血液ガスなどの影響が検討されていない。また，今回の検討では分娩施設の規模による影響も考慮できていない。分娩数が多い施設ほど硬膜外麻酔施行頻度は多く，リスクの高い分娩も多く，結果に偏りが生じている可能性がある。

硬膜外鎮痛の母体発熱は新生児感染症と関連性があるか？

メタアナリシス

Epidural-related fever and maternal and neonatal morbidity: A systematic review and meta-analysis.

Jansen S, Lopriore E, Naaktgeboren C, et al.
Neonatology 2020 ; 117 : 259-70.

背景

硬膜外鎮痛は分娩中の母体の発熱と関連するといわれるが、母体や新生児の敗血症のリスクへの影響は不明である。この系統的レビューは硬膜外関連の発熱が母体および新生児の転帰に及ぼす影響を調査することを目的とする。

方法

OVID MEDLINE, OVID Embase, Cochrane Library, Cochrane Controlled Register of Trials, および臨床試験レジストリを用いて、2018年11月までに発行されたRCTおよび観察コホート研究を検索し、761件の研究が特定され全文レビューを行った。研究の質は、Cochrane's Risk of Bias toolとNational Institute of health Quality Assessment Toolを用いて評価された。Mantel-Haenszelの変量効果モデルを使用して、RCTグループと観察コホートグループにそれぞれ、2つのメタ分析を実行しリスク比（risk ratio：RR）と95%CIを算出した。

結果

579,157人の妊婦を対象とした12件のRCTと16件の観察コホート研究が対象となった。RCT分析およびコホート分析における母体発熱のRRは、それぞれ3.54［95%CI 2.61 to 4.81］および5.60［95%CI 4.50 to 6.97］であった。両グループの母体感染症に関するメタ分析は、発生がほとんどないことを考え実行不可能であった。

観察研究のメタ分析では、硬膜外鎮痛群における母体への抗生物質投与が増加した（RR 2.60 ［95%CI 1.31 to 5.17］）。どちらの分析でも、硬膜外鎮痛を受けた女性から生まれた新生児は、敗血症の疑いについて評価されなかった。どちらの分析でも、硬膜外麻酔施行母体の新生児菌血症や抗生物質治療の増加率は評価できなかった。

結論

硬膜外鎮痛は分娩中発熱と母体の抗生物質治療を増加させていた。しかし、硬膜外鎮痛が母体あるいは新生児の菌血症のリスクを増加させるかどうかについては、データの質が低く明確な結論を引き出すことはできなかった。したがって、硬膜外関連の分娩内発熱が感染性起源であるかどうかについてはさらなる研究が必要である。

Editorial comments

硬膜外鎮痛関連の分娩中発熱が母体と新生児の両方の転帰に及ぼす影響を、しかも同時に評価した貴重なメタアナリシスである。一方で、硬膜外鎮痛を選択した女性の多くはすでに分娩経過が長い、未経産などの要因により元々分娩時に発熱を認めやすい背景があるという選択バイアスの影響

が残る。また新生児菌血症の診断に血液培養陽性を必須にしている研究もあれば，非特異的な症状で診断する研究もあるという，その定義自体に統一性がないのも今回の分析を困難なものにしている。

　母体発熱と新生児菌血症に関する質の高い研究は非常に少なく，今回の包括的な評価でも十分とはいえなかった。さらなる研究と検討が必要であろう。

無痛分娩で産まれた子どもの3歳時発達は不良か？

大規模出生後コホート研究

Association of epidural analgesia during labor with neurodevelopment of children during the first three years : the Japan Environment and Children's Study.

Shima M, Tokuda N, Hasunuma H, et al.
Environ Health Prev Med 2022 ; 27 : 37.

背景

硬膜外鎮痛は分娩時の疼痛管理で広く用いられるが，その子どもの初期神経発達への影響はいまだ明らかではない。環境省主導の大規模出生後コホート調査（Japan Environment and Children's Study：JECS，通称エコチル）のデータを利用し，分娩時の硬膜外麻酔が子どもの出生3年間の神経発達に与える影響を調査した。

方法

2011年1月から2014年3月にかけて登録された100,304件の出生を分析した。単胎かつ先天性疾患のない出生のみを対象に，子どもの神経発達を生後6カ月から36カ月までの6つの時点でAges and Stages Questionnaire® Third Edition（ASQ-3）を用いて評価した。

結果

有効なデータを持つ42,172人の子どものうち，938人（2.4％）が分娩時に硬膜外鎮痛を受けた母親から生まれた。硬膜外鎮痛は，特に粗大運動と微細運動の領域において生後18カ月で最もリスクが高く，その後リスクが減少した。コミュニケーションと問題解決の領域でも6カ月と24カ月で有意な遅延が見られ，36カ月まで持続していた。母親の年齢が30歳以上の場合，発達遅延のリスクが顕著になった。

結論

分娩時の硬膜外麻酔の曝露は，子どもの最初の3年間に神経発達遅延と関連していた。これらの結果は，硬膜外鎮痛の潜在的な長期影響に関するさらなる研究を求めるものである。

Editorial comments

この研究では，国内最大の大規模出生後コホート調査により分娩時の硬膜外麻酔が子どもの初期の神経発達に及ぼす影響を検討した。小児に関する国内大規模データはわが国では大変貴重であるため今回の章では1つの文献として取り上げたが，limitationも複数あり，結果の解釈には慎重な検討が求められる。まず神経発達の評価が医師の診断を介さず親の自己申告に基づくASQ®-3で行われていることが挙げられる。また，使用した麻酔薬の種類や投与量など硬膜外麻酔の詳細は不明であるため，調整されていない潜在的な交絡因子として存在する可能性がある。

子どもの対象者4万人をこえる国内調査で上記を示した事は有意義であるが，国際的にはまだエビデンスが乏しい分野である。国内でもRCTなどの質の高い研究，システマティック・レビューなどによる，さらなるエビデンス構築の必要性を浮き彫りにしている。

無痛分娩をした母親の子どもは，自閉症になりやすいか？（その1）

メタアナリシス

Labor epidural analgesia and risk of autism spectrum disorders in offspring: A systematic review and meta-analysis.
Fang LL, Zhou YY, Jiang HY, et al.
Front Pediatr 2022；10：965205.

背景
出産時の硬膜外鎮痛が子どもの自閉症スペクトラム障害（autism spectrum disorder：ASD）のリスクに及ぼす影響に関して最近国際的関心が高いが，現時点の結果には一貫性がない。この研究ではシステマティック・レビューとメタアナリシスを通じて硬膜外麻酔とASDの関連性を検討した。

方法
PubMedおよびEMBASEデータベースで2022年1月までに英語で出版された関連研究を検索し，システマティック・レビューとメタアナリシスを実行した。全体的な相対リスクを推定するために，固定効果モデルと変量効果モデルの両方が使用された。不均一性の原因を評価するためにサブグループ解析も実施された。

結果
今回の検討では，硬膜外鎮痛が子どもにおけるASD発症リスクの増加と関連していることを示した（ハザード比［HR］1.3［95%CI 1.25 to 1.35］p＜0.001）。この関連性は徐々に減少したが，潜在的な交絡因子を考慮すると依然として統計的に有意であった（HR 1.13［95%CI 1.03 to 1.25］p＝0.014）。しかし，他の同胞のデータを組み合わせた検討では有意な関連は見られず（HR 1.07［95%CI 0.99 to 1.16］p＝0.076），この関連は交絡因子によるものであることが示唆された。

結論
硬膜外鎮痛と思春期におけるASD発症の間の統計的に有意な関連性は，測定されていない交絡によると示唆された。

Editorial comments

この研究では，硬膜外鎮痛への曝露が思春期におけるASD発症のリスクと関連していることを示唆していたが，結果としてはASDの発症リスクに遺伝的あるいは家族的な要因などの交絡因子の影響が及んでいる可能性があった。メタアナリシスによって得られた結果に対して測定されてない交絡因子の可能性を示唆した解析は，sibling-matched analysisという手法である。主に遺伝学や疫学の研究で使用される統計的方法の一つで，兄弟姉妹間の比較を通じて，特定の遺伝的要因や環境要因が健康や病気にどのような影響を与えるかを分析するために用いられる。疾患や特定の表現型（外見的特徴や生理的特徴）を持つ個体と，同じ家族の中でこれらの疾患や特徴を持たない兄弟姉妹を比較することで，遺伝的要因だけでなく，家庭環境や生活習慣などの非遺伝的要因が健康に与える影響をより詳細に理解することができる。しかし，これにはこの解析を実施するための適切なデータセット，特に家族内データの収集が必要である。

Q59 無痛分娩をした母親の子どもは，自閉症になりやすいか？（その 2）

後方視縦断コホート研究

Association Between Epidural Analgesia During Labor and Risk of Autism Spectrum Disorders in Offspring.
Qiu C, Lin JC, Shi JM, et al.
JAMA Pediatr 2020；174：1168-75.

背景

分娩時硬膜外鎮痛の新生児に対する安全性は十分に文書化されているが，思春期などの長期的な健康への影響は十分に知られていない。母親の分娩時硬膜外鎮痛（labor epidural analgesia：LEA）と子の自閉症スペクトラム障害（autism spectrum disorder：ASD）の発症リスクの関連を評価することを目的とした。

方法

後方視縦断出生コホート研究のデータは，人口ベースの臨床出生コホートからに登録された電子医療記録から得られた。2008 年 1 月から 2015 年 12 月までにアメリカのカイザー・パーマネンテ南カリフォルニア病院にて経腟分娩で出生した 147,895 人の単胎児が対象となった。小児は 1 歳から，ASD の臨床診断，医療保険加入の最終日，死亡，または研究終了日まで追跡調査された。主な結果を ASD の臨床診断とし，Cox 比例ハザード回帰分析を使用し，分娩時硬膜外麻酔曝露に関連する ASD のハザード比（HR）を推定した。

結果

単胎児 147,895 人（男児 74,425 人＝50.3％，分娩時平均在胎週数，38.9±1.5 週）のうち，109,719 人（74.2％）が分娩時に母体硬膜外鎮痛に曝露された。分娩中の発熱は，LEA 群では 11.9％，非 LEA 群では 1.3％の母親で観察された。ASD は，LEA グループの子供 2,039 人（1.9％），非 LEA グループの子ども 485 人（1.3％）で診断された。誕生年，医療機関，出産時の母体年齢，経産，人種/民族，教育レベル，世帯収入，併存疾患の病歴，妊娠糖尿病，妊娠中の喫煙，妊娠高血圧腎症または子癇，妊娠前 BMI などの潜在的な交絡因子を調整した後，LEA 曝露と非 LEA 曝露に関連する HR は 1.37［95％CI 1.23 to 1.53］であった。非曝露群と比較し，4 時間未満の LEA 曝露に関連する調整後 HR は 1.33［95％CI 1.17 to 1.53］，4～8 時間の LEA 曝露の場合は 1.35［95％CI 1.20 to 1.53］，8 時間を超える LEA 曝露では 1.46［95％CI 1.27 to 1.69］であった。LEA 群内では，共変量調整後，LEA 曝露期間増加に伴う ASD リスクの有意な傾向が見られた（線形傾向に対する HR は 4 時間当たり 1.05［95％CI 1.01 to 1.09］）。モデルに発熱を加えても，LEA 曝露に関連する HR 推定値は変化しなかった（LEA と非 LEA の調整後 HR 1.37［95％CI 1.22 to 1.53］）。

結論

この研究は，母親の LEA が子供の ASD リスク増加と関連している可能性を示唆している。このリスクは，硬膜外関連の母体発熱とは直接関係していない。

Q60 無痛分娩をした母親の子どもは,自閉症になりやすいか？（その3）

人口ベース・コホート研究

Association of Epidural Labor Analgesia With Offspring Risk of Autism Spectrum Disorders.
Wall-Wieler E, Bateman BT, Hanlon-Dearman A, et al.
JAMA Pediatr 2021 ; 175 : 698-705.

背景
分娩時硬膜外鎮痛（LEA）は,子どもの自閉症スペクトラム障害（ASD）のリスク増加と関連していることは先行研究でいわれるが,残留交絡によって説明できるかどうかは不明のままである。目的としては母体LEAと子どものASD発症との関連を評価することにある。

方法
カナダのマニトバ州の医療データベースからの情報が登録される人口ベースのデータセットから,2005年から2016年に経腟分娩にて生まれた単胎児は誕生から2019年まで追跡され,死亡または移住によって中断された。データは2020年10月から2021年1月まで分析された。ASDは,生後18カ月以上の子の入院または外来にて診断され,全母集団と兄弟コホートについて,逆確率重みづけ法（inverse probability of treatment weighting：IPTW）を用いたCox比例ハザード回帰分析を使用して,潜在的な交絡因子の影響を検討した。

結果
本研究では123,175人の子ども（男児62,647人＝50.9％,母親の平均年齢28.2歳）のうち,47,011人（38.2％）がLEAに曝露された。ASDと診断されたのは,曝露を受けた母体の子どもは2.1％（47,011人中985人）に対し,非曝露の母体の子どもは1.7％（76,164人中1,272人）であった（ハザード比[HR]1.25[95％CI 1.15 to 1.36]）。母親の社会人口動態,妊娠前,妊娠,周産期の共変量を調整した後,ELAは子どものASD発症リスクと関連しなかった（IPTW-HR 1.08[95％CI 0.97 to 1.20]）。ベースライン共変量を調整した同胞デザインでもELAはASDと関連しなかった（IPTW-HR 0.97[95％CI 0.78 to 1.22]）。欠損データのない,妊娠37週以降に出産した女性,初子のみ,少なくとも診断コード2つで分類されたASD児に限定した感度分析の結果は,主分析の結果と一致していた。

結論
カナダの人口ベースの出生コホート研究では,LEA曝露と子どものASDリスク増加との間に関連性は見出されなかった。

Editorial comments

今回はQ59,Q60において母親への分娩時硬膜外鎮痛が子どもの自閉症発症に対するリスクを検討した論文を紹介した。Q59ではJAMA Pediatricsという一流雑誌（Impact factor16.19）で,硬膜外鎮痛が子どもの自閉症発症リスクを高めるという結論を出した。しかし,この研究は,分娩期間,胎児仮死状態,分娩方法などの重要な交絡因子が調整されていないとして,英国立麻酔科医協

会やアメリカ麻酔科学会などの欧米諸国の専門機関から広く批判された研究である。実際にQ60ではカナダの人口ベースの研究で，交絡変数に対してIPTW法を用いて強力な補正が行われ，硬膜外鎮痛と自閉症の間に関連性は見出されていなかった。また，Q58であげたメタアナリシスでも一見関連性はあったように見えたが，sibling-matched analysis のため検討されてない因子の可能性を指摘している。現段階としては，分娩時硬膜外鎮痛と子どもの自閉症発症には関連がないというより最終的な結論が出ていないというのが正直なところである。ありきたりな結語とはなるが，今後もさらなる検討が必要といえる。

第2章　産痛緩和

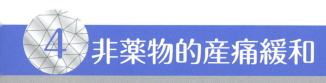

4 非薬物的産痛緩和

田辺 けい子

 バースボールを用いた骨盤運動エクササイズ・マッサージ・温かいシャワーの逐次的介入は，鎮痛薬の使用を減少させるか？

ランダム化比較試験

Sequential application of non-pharmacological interventions reduces the severity of labour pain, delays use of pharmacological analgesia, and improves some obstetric outcomes : a randomised trial.

Gallo RBS, Santana LS, Marcolin AC, et al.
J Physiother 2018 ; 64 : 33-40.

目的

鎮痛薬の使用は産痛緩和に効果的であるが，副作用を伴うことがあり，出産時の鎮痛薬使用を最小限にしたい女性もいる。一方，非薬物的産痛緩和法（ボールに座っての骨盤運動，マッサージ，シャワーなど）は，副作用や禁忌がほとんどなく有益であると報告されている。しかし，非薬物的産痛緩和法を支持する科学的エビデンスは，特定の介入を特定の時期に単独で適用した試験から得られており，連続的または複合的な介入は検討していない。そこで，非薬物的産痛緩和法を逐次的に使用した場合，産痛強度の変化，分娩時間の短縮，および鎮痛薬の使用開始時期を遅らせるかを調査した。

方法

2011年10月から2012年7月までにブラジルの医療施設に自然陣発で入院したローリスクの初産婦（正期産，単胎頭位，未破水）を対象とした。鎮痛薬や子宮収縮薬の使用，既破水症例は除外した。

対象妊婦は次の3種類の介入を受けた。①子宮口4-5 cm開大時期に，バースボールに座りながら40分間の骨盤運動エクササイズ（骨盤の前転・後転・側方傾斜・回旋・前進など，骨盤帯の動きを高める運動），②子宮口5-6 cm開大時点で，40分間のマッサージ（仙骨の圧迫，体幹外側やT10-S4の間を手掌で圧迫スライドマッサージ），③子宮口7 cm開大以上で37℃のシャワーを40分間浴びた。これら3つの介入は，理学療法士によって実施され，妊婦は好みの強さや姿勢（座位，側臥位，体幹を前屈させた立位）を自由に選択できた。対照群は通常の助産ケアを受けた。すべての群で，パートナーの立ち会いや好きな姿勢を選ぶことができ，必要に応じて鎮痛薬やオキシトシンを使用することができた。

主要アウトカムは，産痛強度の変化としVAS（visual analogue scale）で示した。副次的アウトカムは，総分娩時間，鎮痛薬の要求時期，新生児のApgarスコアなどである。

結果

介入群40人，コントロール群40人の合計80人を解析対象とした。介入群はコントロール群

表1　評価時点における各群の平均 VAS と変化の平均（95%CI）

				VAS	(0 to 100)
群	ベースライン	介入群	(n=40)	74	(16)
		対照群	(n=40)	80	(18)
	子宮口開大 4-5 cm	介入群 （バースボールを 用いた骨盤運動エ クササイズ）	(n=40)	52	(20)
		対照群	(n=40)	82	(22)
	子宮口開大 5-6 cm	介入群 （マッサージ）	(n=39)	72	(22)
		対照群	(n=35)	90	(17)
	子宮口開大 7 cm 以上	介入群 （シャワー）	(n=39)	68	(20)
		対照群	(n=35)	89	(21)
群間差	（骨盤エクササイズ 後）－（ベースライン）	介入群-対照群	(n=80)	−24	（−35，−15）
	（マッサージ後）－ （ベースライン）	介入群-対照群	(n=74)	−14	（−25，−4）
	（シャワー後）－（ベー スライン）	介入群-対照群	(n=74)	−17	（−29，−5）

と比べて，３つの介入後いずれの時期においても VAS は低かった（表1）。鎮痛薬を要求した時点の子宮口開大度は，介入群で 7.6 cm，コントロール群 5.7 cm であり，鎮痛薬を使用した参加者は，介入群よりコントロール群に多く統計的に有意差を認めた（RR 0.09 [95%CI 0.03 to 0.26]）。新生児 Apgar スコアは両群ともに正常で，差はなかった。産婦の分娩体験に対する満足度は介入群で高く（MD 1.6 [95%CI 1.1 to 2.0]），その他，産科的転帰や新生児転帰に有意差はなかった。

結論

　一連の逐次的な非薬物的介入は，鎮痛薬使用の減少および遅延に反映され，子宮口開大 4 cm から 7 cm を超えるまでの産痛強度を有意に低下させ，これらの介入は安全で忍容性が高かった。陣痛中の女性が，特に鎮痛薬の使用を最小化または遅延させようとする場合，これらの介入が奨励される。

Editorial comments

　2024 年現在，日本において分娩期に理学療法士による介入がなされることは，ほとんどない。しかし，諸外国では妊娠期，産褥期のみならず，分娩期における理学療法の有効性が認識され，研究成果が蓄積されつつある。この分野では分娩体位と分娩転帰を検討するもの[1]がほとんどである

なか，理学療法的介入が産痛緩和に利することを示した本研究は注目に価する。

　なお，同研究グループによる試験[2]が2022年に実施されている。介入プロトコルを一部変更し，子宮口4-6 cm時に歩行，6 cmで経皮的電気神経刺激療法（transcutaneous electrical nerve stimulation：TENS），7 cm以上で温かいシャワーとしているが，こちらも産痛緩和へ一定の効果を示している。日本の分娩現場で用いられることはまれなTENSが用いられているので参照されたい。

●参考文献

1）Berta M, Lindgren H, Christensson K, et al. Effect of maternal birth positions on duration of second stage of labor：systematic review and meta-analysis. BMC Pregnancy Childbirth 2019：19；466.

2）Santana LS, Gallo RBS, Quintana SM, et al. Applying a physiotherapy protocol to women during the active phase of labor improves obstetrical outcomes：a randomized clinical trial. AJOG Glob Rep 2022：2；100125.

Q62 分娩第1期活動期における助産師のマンツーマンケアは，硬膜外鎮痛の使用を減少させるか？

後方視コホート研究

Association between one-to-one midwifery care in the active phase of labour and use of pain relief and birth outcomes: a cohort of nulliparous women.

Buerengen T, Bernitz S, Øian P, et al.
Midwifery 2022;110:103341.

目的
WHOやNICEなど国際的なガイドラインでは，分娩予後を改善するために，分娩第1期の活動期におけるマンツーマンケアを推奨している。しかし従来の研究はマンツーマンケアを明確には定義づけていない。具体的には，いつ，だれが，どのように寄り添い/立ち会うのか，などである。そこで助産師によるマンツーマンケアに限定し，寄り添い/立ち会いの程度を定義づけしたうえで，産痛緩和や分娩転帰にどのように影響するかを調べた。

方法
ノルウェーの14の産科病棟（年間分娩数500件以上，産科医と麻酔科医，小児科医が24時間常駐するか，オンコール対応をしている施設）で，2014年から2017年にかけて出産した初産婦7,103人（正期産，単胎頭位，自然陣発）を対象とした。助産師によるマンツーマンケアを，産婦のそばを離れていないことと定義した。ただし，子宮口4-5cmの時点で開大1cm/hr以上の分娩進行がみられない場合に産婦のそばを離れること，および，6cm開大以降に助産師がとる5分間以内の休憩は，マンツーマンケアが提供されたと見なした。主要アウトカムを産痛の緩和，副次的アウトカムを分娩様式やApgarスコアとした。

結果
対象となった7,103人のうち，分娩第1期の活動期に助産師によるマンツーマンケアを受けた産婦は4,234人（59.6%），受けたと定義できなかった産婦は2,869人（40.4%）であったが，新生児の出生体重が4,000g以上であることを除いて両群間に統計的な有意差はなかった。

マンツーマンケアと主要転帰をロジスティック回帰分析すると（表1），マンツーマンケアを受けた産婦は，受けなかった産婦よりも，硬膜外鎮痛を受けず，亜酸化窒素を投与しなかった。また，マンツーマンケアを受けた場合，マッサージや鍼治療を受ける頻度が高く，運動や体位変換，バースボールを頻繁に利用していた。

帝王切開率と器械分娩率は，マンツーマンケアを受けた産婦では5.8%と16.5%，受けなかった産婦で7.2%と23.7%であった。新生児のApgarスコア5分値に群間差はなかった。

結論
分娩第1期の活動期における助産師のマンツーマンケアは，硬膜外鎮痛や亜酸化窒素の使用を減少させ，帝王切開率や器械分娩率の低下と関連していていた。生理的な分娩経過を促進するために，助産師は分娩第1期活動期の産婦のそばにいてケアを提供すべきである。

表1 分娩第1期活動期における助産師のマンツーマンケアと鎮痛薬との関連

	マンツーマンケア あり（n=4,234）	マンツーマンケア なし（n=2,869）	調整後OR [95%CI]*	p
薬物的産痛緩和	3,002（70.9）	2,448（85.3）	0.74 [0.64 to 0.84]	0.000
硬膜外鎮痛	1,751（41.0）	1,722（60.0）	0.81 [0.72 to 0.91]	0.000
亜酸化窒素	1,904（45.0）	1,594（55.6）	0.77 [0.69 to 0.85]	0.000
オピオイド	108（2.6）	113（3.9）	0.78 [0.59 to 1.03]	0.081
脊髄くも膜下鎮痛	64（1.5）	52（1.8）	1.00 [0.68 to 1.47]	1.000
陰部神経ブロック	100（2.4）	53（1.8）	1.40 [0.88 to 1.99]	0.058
ペチジン	63（1.5）	38（1.3）	1.14 [0.75 to 1.74]	0.551
非薬物的産痛緩和	2,863（67.6）	1,902（66.3）	1.23 [1.11 to 1.37]	0.000
マッサージ	451（10.7）	204（7.1）	1.76 [1.47 to 2.11]	0.000
入浴	1,401（33.1）	998（34.8）	0.97 [0.87 to 1.08]	0.569
シャワー	585（13.8）	365（12.7）	1.07 [0.02 to 1.24]	0.377
鍼療法	680（16.0）	471（16.4）	1.30 [1.13 to 1.48]	0.000
その他（バースボール・ エクササイズ・体位変換）	1,461（34.5）	915（31.9）	1.28 [1.15 to 1.43]	0.000

＊ロジスティック回帰分析：人工破膜，オキシトシンの使用，分娩時間，出生体重＞4,000ｇで調整。

Editorial comments

　対象となった14の医療施設は，高水準の周産期医療が提供され，医師のマンパワーも充実している施設である。ローリスク女性を対象とした助産師主導のケアモデル[1]を提供している施設は含まれていない。ところが，結果に示されている非薬物的産痛緩和法ひとつひとつは，助産師の腕の見せどころとでも言い得る助産師の技である。入浴[2]やシャワーが，なぜ助産師の技かといぶかしく思われる方もいるかもしれない。産婦が風呂に入るだけだろうと思うかもしれない。しかしここには，開始のタイミングをはかり，最中の産痛強度とその変化の観察や相応のケアが含まれる。さらにいうならば，痛みに苛まれ体を動かすこと自体が苦痛に感じており，入浴など本意ではない産婦を風呂場まで移動させ，安全かつ効果的に入浴させるためには技術がいるのだ。

そもそも，活動期に 1 cm/hr 以上の子宮口開大がない産婦がいれば，助産師は産痛緩和ケアに加えて，分娩進行のための助産ケアを行うだろう。開大速度が滞っているからそばを離れる，という思考を助産師は持ち合わせていない。この点で，本研究のマンツーマンケアの定義は絶妙かつ理にかなっている。

●参考文献

1）Sandall J, Soltani H, Gates S, et al. Midwife-led continuity models versus other models of care for childbearing women. Cochrane Database Syst Rev 2016 ; 4：CD004667.

2）Cluett ER, Burns E, Cuthbert A. Immersion in water during labour and birth. Cochrane Database Syst Rev 2018：5；CD000111.

Q63 鍼療法や指圧は産痛緩和に効果があるか？

メタアナリシス

Acupuncture or acupressure for pain management during labour.

Smith CA, Collins CT, Levett KM, et al.
Cochrane Database Syst Rev 2020：2：CD009232.

目的

産痛緩和において，薬物的あるいは侵襲的な方法を避けたいと考える女性は少なくなく，補完的方法が好まれる一因となっている。そこで産痛緩和における鍼療法と指圧の効果を調べることを目的とした。

方法

Cochrane Pregnancy and Childbirth's Trials Register，ClinicalTrials.gov および WHO International Clinical Trials Registry Platform（ICTRP）で 2019 年 2 月 25 日に検索した。対象は RCT とした。主要アウトカムは，痛みの強さ，産痛緩和による満足度とし，副次的アウトカムは，鎮痛薬の使用，陣痛時間，分娩様式，オキシトシンによる陣痛促進の必要性，新生児の人工呼吸の必要性とした。

結果

28 編の RCT（n＝3,960）が対象となった。内訳は鍼療法（13 編），指圧（15 編）であった。

鍼療法（徒手鍼または電気鍼）は，プラセボ群と比較して産痛の強さに差はなかった（MD －4.42 [95% CI －12.94 to 4.09]，2 試験 325 人）が，満足感を高める可能性があり（RR 2.38 [95%CI 1.78 to 3.19]，1 試験 150 人），鎮痛薬の使用頻度を減少させた（RR 0.75 [95%CI 0.63 to 0.89]，2 試験 261 人）。

指圧は，プラセボ群と比較して産痛の強さに差はなく（MD －1.93 [95%CI －3.31 to －0.55]，6 試験 472 人），鎮痛薬の使用にほとんど影響を及ぼさなかった（RR 0.54 [95%CI 0.2 to 1.43]，1 試験 75 人）。

鍼療法と指圧でよく使用される経穴（ツボ）は，SP6（三陰交），LI4（合谷），BL23（腎愈），BL32（次髎），HT7（神門），GB34（陽陵泉），LR3（太衝），ST36（足三里），PC6（内関），BL67（至陰）などであった。

結論

鍼療法や指圧は，産痛を軽減し，産痛緩和の満足度を高め，鎮痛薬の使用を減らす役割があるかもしれない。しかし，さらなる RCT が必要である。

鍼療法や指圧の施術者に関する資格や臨床経験などのデータは不可欠で，オンデマンド硬膜外麻酔を導入している施設と導入していない施設における，新生児の転帰や鎮痛薬の影響に関するデータが必要であろう。

Editorial comments

本研究は，産痛緩和を検討する一連のコクラン・レビューのうちの 1 つで，前回 2011 年に発表

されたレビュー[1]の更新である。この更新により新たに 17 編の RCT が追加された。ただし，対象となった論文の鍼療法や指圧の方法（徒手鍼か電気鍼），置鍼時間や深さ，施術者や刺激した経穴（ツボ）の数などには大きなばらつきがあり，いまださらなる試験が待たれるという残念な結論にとどまっている。

なお，最新の助産ガイドライン[2]では，2011 年の旧版コクラン・レビューにもとづき「鍼療法や指圧は，産痛緩和の方法の選択肢の 1 つになりうることを伝える」と推奨している。

指圧とマッサージの産痛効果を検討した RCT[3]では，指圧よりもマッサージの方が産痛緩和を期待できるが，どちらか一方を単独で適用するよりも二重適用するほうがさらに効果的であると結論づけている。単独，複合，逐次的などプラクティスの幅は無限である。このあたりの研究成果の蓄積が待たれる。

●参考文献

1）Smith CA, Collins CT, Crowther CA, et al. Acupuncture or acupressure for pain management in labour. Cochrane Database Syst Rev 2011；6：CD009232.

2）日本助産学会ガイドライン委員会編. CQ209 鍼療法や指圧は，産痛緩和効果があるか？エビデンスに基づく助産ガイドライン―妊娠期・分娩期・産褥期 2020. 日本助産学会誌 2019；33（supp）：99.

3）Gönenç IM, Terzioğlu F. Effects of Massage and Acupressure on Relieving Labor Pain, Reducing Labor Time, and Increasing Delivery Satisfaction. J Nurs Res 2020；28：e68.

心身のリラクゼーション技法は産痛緩和に効果があるか？

システマティック・レビュー

Relaxation techniques for pain management in labour.
Smith CA, Levett KM, Collins CT, et al.
Cochrane Database Syst Rev 2018；3：CD009514.

目的
産痛緩和において，薬物学的あるいは侵襲的な方法を避けたいと考える女性は少なくなく，補完的方法が好まれる一因となっている。そこで産痛緩和における心身のリラクゼーションの効果を調べることを目的とした。

方法
Cochrane Pregnancy and Childbirth's Trials Register を検索した（2017年5月9日）。その後，Australian New Zealand Clinical Trials Registry，ClinicalTrials. gov，ISRCTN Register，WHO International Clinical Trials Registry Platform（ICTRP）を加えて再度検索した（2017年5月18日）。対象はRCTのみとし，主要アウトカムは痛みの強さ，産痛緩和の満足度，出産をコントロールする感覚，副次的アウトカムは，鎮痛薬の使用，総分娩時間，分娩様式，オキシトシンによる陣痛促進の必要性，新生児の人工呼吸の必要性とした。

結果
19編のRCT（n＝2,519）が対象となり，介入の具体は次のとおりであった。リラックス群は，漸進的筋弛緩法や呼吸法，ストレッチなどを行い，ヨガ群は，妊娠期からヨガプログラムを受け，呼吸法，マントラを唱えた瞑想，ポーズなどを行った。また，音楽群は，クラシック音楽/軽音楽/宗教音楽/民族音楽などから好みの音楽を選んで聴き，マインドフルネス群は，妊娠期からパートナーとともに，陣痛に関連した痛みや恐怖に対応する力を高めていた。

リラックス群は，通常のケア群と比較して，分娩第1期潜伏期の産痛強度を低下させたが（MD −1.25,［95%CI −1.97 to −0.53］，1試験40人），活動期の産痛強度についてはエビデンスの質が低いため明らかではなかった。産痛緩和に対する満足度は高く（RR 8.00［95%CI 1.10 to 58.19］，1試験40人），鎮痛薬の使用に対する影響はほとんどなかった（RR 0.99［95%CI 0.88 to 1.11］，2試験1,036人）。5分後のApgarスコアが7点未満の頻度に，群間差はなかった（RR 0.47［95%CI 0.02 to 10.69］，1試験34人）。

ヨガ群は，通常のケア群と比較して，分娩第1期潜伏期の産痛強度をわずかに低下させ（MD −6.12［95%CI −11.77 to −0.47］，1試験66人），産痛緩和に対する満足度を高めるかもしれない（MD 7.88［95%CI 1.51 to 14.25］，1試験66人）。鎮痛薬の使用についてはエビデンスの質が低いため明らかではない。

音楽群は，通常のケア群と比較して，分娩第1期潜伏期の産痛強度が低い（MD −0.73［95CI −1.01 to −0.45］，2試験192人）が，活動期に群間差はなかった。新生児に関する試験は行われていない。

マインドフルネスのトレーニングを事前に行った群は，行わなかった群と比較して，出産をコントロールする感覚が増していた（MD 31.3［95%CI 1.61 to 60.99］，1試験29人）が，産痛強度に関する試験は行われていない。

結論

　産痛の緩和や満足度の向上という主要アウトカムに関して，妊娠期からの心身のリラクゼーション技法が有効であり，有害性の証拠はないことが示唆された。しかし，いずれも試験数が少ないため，群間および解析間の有意差を検出するには限界があり，これらの限定的な効果は慎重に解釈されるべきである。

Editorial comments

　本研究は，産痛緩和を検討する一連のコクラン・レビューのうちの1つであり，前回2011年に発表されたレビュー[1]の更新である。今回の更新では新たに8編のRCTが加わった。しかし，結果に新たな知見は得られていない。しかも，筆者らも述べているとおり，エビデンスの質は"非常に低い"から"低い"ものまでさまざまである。とはいえ，"満足"度や出産をコントロールする"感覚"に対しては，本レビューが取りあげた各種のリラクゼーション技法は産婦の主観に響いていることは明らかである。また，妊娠期からの介入の有効性を示した本研究の功績は大きい。

　なお，WHO[2]は，2011年の旧版コクラン・レビューにもとづき「健康な産婦が産痛緩和を求めた場合には，産婦の好みに合わせて，リラクゼーションの技法（リラックス，ヨガ，音楽，マインドフルネスなど）を用いること」を推奨している。

●参考文献

1) Smith CA, Levett KM, Collins CT, et al. Relaxation techniques for pain management in labour. Cochrane Database Syst Rev 2011；7：CD009514.
2) WHO. 3.2.14 Relaxation techniques for pain management. WHO recommendations：Intrapartum care for a positive childbirth experience. 2018. Available at：https://docs.bvsalud.org/bibliref/2021/06/910020/who-recommendations-intrapartum-care-for-a-positive-childbirth-_YSbWTHz.pdf（Accessed on March 18, 2024）

第2章　産痛緩和

Q65 人の手によるマッサージや温罨法は産痛緩和に効果があるか？

システマティック・レビュー

Massage, reflexology, and other manual methods for pain management in labour.
Smith CA, Levett KM, Collins CT, et al.
Cochrane Database Syst Rev 2018；3：CD009290.

目的
産痛緩和において，薬物的あるいは侵襲的な方法を避けたいと考える女性は少なくなく，補完的方法が好まれる一因となっている。そこでマッサージや温罨法など，人の手によるさまざまな産痛緩和ケアの効果を調べることを目的とした。

方法
Cochrane Pregnancy and Childbirth's Trials Register を検索した（2017年6月30日）。その後，Australian New Zealand Clinical Trials Registry, Chinese Clinical Trial Registry, ClinicalTrials. gov, National Centerfor Complementary and Integrative Health, WHO International Clinical Trials Registry Platform（ICTRP）を加えて再度検索した（2017年8月4日）。対象はRCTで，主要アウトカムは，痛みの強さ（VAS，PPIスコア，McGillのPresent Pain intensity Scale），出産をコントロールする感覚（Labour Agentry Scale：LAS），副次的アウトカムは，鎮痛薬の使用，総分娩時間，分娩様式，オキシトシンによる陣痛促進の必要性，新生児の人工呼吸の必要性とした。

結果
10編のRCT（n=1,055）が対象となった。マッサージは，通常のケアと比較して，分娩第1期の痛みのスコアは低く（SMD −0.81［95%CI −1.06 to −0.56］，6試験362人），不安が少なく（MD −16.27［95%CI −27.03 to −5.51］，1試験60人），分娩第2-3期の疼痛スコアも低かった（SMD −0.98［95%CI −2.23 to 0.26］，1試験124人，SMD −1.03［95%CI −2.17 to 0.11］，1試験122人）。マッサージを受けた群の出産をコントロールする感覚は高く（MD 14.05［95%CI 3.77 to 24.33］，1試験124人），出産の経験に対する満足感が高い（MD 0.47［95%CI −0.13 to 1.07］，1試験60人）が，鎮痛薬の使用に明確な差はなかった（SRR 0.81［95%CI 0.37 to 1.74］，4試験368人）。5分後の新生児Apgarスコアに群間差はなかった（RR 0.72［95%CI 0.17 to 3.14］，2試験215人）。

温罨法（ホットパックの使用）は，通常のケアと比較して，分娩第1期の産痛の軽減はわずかであった（SMD −0.59［95%CI −1.18 to −0］，3試験191人）ものの，分娩第2期の産痛は低減していた（SMD −1.49［95%CI −2.85 to −0.13］，2試験128人）。なお，これらの試験で温罨法は分娩第1期には腰部と腹部に，第2期は仙骨部と会陰部に，少なくとも30分間行っていた。

結論
限定的なデータではあるものの，マッサージは産痛緩和に有用な方法であろう。そしてその有害性は示唆されていない。しかし，大半の試験でバイアスのリスクが明らかでなく，扱ったデータは限定少数症例からのものであることを考えれば，さらに質の高い研究を実施する必要がある。

Editorial comments

　本研究は，産痛緩和を検討する一連のコクランレビューのうちの1つであり，前回2012年に発表されたレビュー[1]の更新である。今回の更新では新たに5編のRCTが加わった。本システマティック・レビューの結果に基づいて，WHO[2]は「健康な産婦が産痛緩和を求めた場合には，産婦の好みに合わせて，マッサージや温罨法などの手技を推奨」している。

　エビデンスやガイドラインといった考え方が生まれる遥か以前から，助産師は産婦の呼吸や要求に合わせて疼痛部分を自らの手掌を用いて圧迫したり，マッサージなどをしたり，それらに足浴を組み合わせるなどして産痛の緩和に努めてきた。こうした人の手によるケアは，単に疼痛スコアを低くするだけでなく，出産のコントロール感や満足感を高めることが，本レビュー結果にも明らかである。人の手を当てることそのものが産痛緩和法なのかもしれない。

●参考文献

1）Smith CA, Levett KM, Collins CT, et al. Massage, reflexology and other manual methods for pain management in labour. Cochrane Database Syst Rev. 2012；15：CD009290.

2）WHO. 3.2.15 Manual techniques for pain management. WHO recommendations：Intrapartum care for a positive childbirth experience. 2018. Available at：https://docs.bvsalud.org/biblioref/2021/06/910020/who-recommendations-intrapartum-care-for-a-positive-childbirth-_YSbWTHz.pdf (Accessed on March 18, 2024)

Q66 アロマセラピーは，分娩第1期活動期における産婦の不安と産痛緩和に効果があるか？

ランダム化比較試験

The effect of ylang oil and lemon oil inhalation on labor pain and anxiety pregnant woman：A randomized controlled trial.
Sirkeci I, Cagan O, Koc S.
Complement Ther Clin Pract 2023；52：101748.

目的
　緊張は痛みを引き起こし，痛みは不安を増強し，不安はさらに大きな緊張をまねく（ディック・リード理論）。この悪循環は出産の経験とプロセスに悪影響を及ぼす。産痛や不安の緩和を目的とする非薬物療法の一つにアロマセラピーがある。吸入法は簡便で，コットンに精油を 1-3 滴垂らして直接吸入するか，ディフューザーを使用する。イランイラン（*Cananga odorata*）の精油には，抗炎症，抗ストレス，リラックス，鎮静作用が，レモン（*Citrus limon*）の精油には，抗うつ，抗炎症，鎮静，抗ストレス，抗不安作用がある。これらの精油が産痛と不安に及ぼす影響を評価する。

方法
　2019年から2021年に，45人の18-35歳の初産婦（正期産，単胎頭位，合併症なし，鎮痛薬/抗不安薬の内服なし，自然陣発）で，イランイランとレモンに対するアレルギーのない者，かつ，分娩第1期活動期で子宮口の開大が5cm以上の妊婦を対象とした。介入群（イランイラン群15人，レモン群15人），対照群（0.9％生理食塩液群15人）に割り付けたが，ブラインド化は行わなかった。介入は，精油を1滴垂らしたコットンを用いた吸入である。吸入前に痛みに関するVASと状態・特性不安検査（State-Trait Anxiety Inventory：STAI）を評価した。吸入後，子宮口 5-7 cm 開大時に VAS と STAI を評価し，子宮口 8-10 cm 開大時に VAS のみ測定した。コットンは出産まで1時間ごとに交換した。

結果
　吸入後の VAS は，子宮口 5-7 cm 開大時にレモン群（6.90），イランイラン群（7.30）が，生食群（9.20）に比べて有意に低かった（p＝0.005）が，子宮口 8-10 cm 開大時には群間に有意差はみられなかった。吸入後の STAI は，子宮口 5-7 cm 開大時の状態不安（p＝0.750；p＝0.663），特性不安（p＝0.094）ともに群間差はなかった。1分後と5分後の新生児の Apgar スコア（p＝0.051；p＝0.051）にも群間差はなかった。

結論
　イランイラン精油とレモン精油の吸入は，分娩第1期活動期の産痛を軽減させる効果があるが，不安に対する効果は認められなかった。一方，新生児に対する否定的な結果は観察されなかった。産痛と不安に対するアロマセラピーの効果を検討するために，より大きなサンプルと異なる精油を用いた科学的な研究を行うことが推奨される。

Editorial comments

　筆者も述べている通り，この分野においては複数の精油を用いた大規模調査が待たれる。アロマ

セラピーで用いる精油は，植物の花，葉，果皮，果実，種子，根などから抽出された天然由来である。天然だからこそ，植物の生育の程度，場所，採取された季節，天候によっても成分は大幅に異なるのではないかという疑問が浮かぶ。成分組成が異なれば，効果も異なるだろう。ぜひ，試験に用いられる精油の成分に関する記述，そしてそのうえでなされる科学的検証を期待したい。

第2章　産痛緩和

第 3 章
安全管理：母体編

1. 妊娠高血圧症候群
2. 産科危機的出血
   ❶ ガイドライン・指針
   ❷ 輸血用血液製剤など
3. 羊水塞栓症
4. 心疾患合併妊婦
5. 母体の集中治療
6. 母体の心肺蘇生

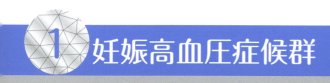

妊娠高血圧症候群

小嶋 宏幸・松田 祐典

Q67 妊娠高血圧腎症を合併した妊婦が，脊髄くも膜下麻酔による徐脈や低血圧を発症しないためには，ノルアドレナリンとフェニレフリンのどちらが有効か？

`ランダム化比較試験`

Prophylactic norepinephrine or phenylephrine infusion for bradycardia and post-spinal anaesthesia hypotension in patients with preeclampsia during Caesarean delivery : a randomised controlled trial.

Guo L, Qin R, Ren X, et al.
Br J Anaesth 2022 ; 128 : 305-e307.

目的
　妊娠高血圧腎症は子宮胎盤血流が減少している病態で，脊髄くも膜下麻酔によって引き起こされる母体低血圧は，胎児への血流をさらに減少させてしまう。脊髄くも膜下麻酔後の血行動態を安定化させるために，ノルアドレナリンとフェニレフリンのどちらの血管収縮薬が有効かを比較する。

方法
　18-45歳の単胎妊娠，ASA-PS2または3の妊娠高血圧腎症，32週以降に脊髄くも膜下麻酔による予定帝王切開を受ける妊婦を対象とした。脊髄くも膜下麻酔はL3/4から，高比重ブピバカイン12.5 mgを投与した。妊婦は無作為にフェニレフリン群（PE群，0.625 μg/kg/min）とノルアドレナリン群（NE群，0.05 μg/kg/min）へ割り付けられた。ベースラインとなる心拍数（heart rate：HR）と収縮期血圧（systolic blood pressure：SBP）は，2分ごとに3回の測定結果の平均を計算した。主要評価項目は徐脈，副次評価項目は低血圧，悪心・嘔吐，高血圧，ベースラインと比較したHRとSBPの安定性，臍帯動脈血液ガス分析の結果とApgarスコアとした。

結果
　138人の妊婦が研究に含まれ，同数ずつ両群に割り付けられた。PE群では徐脈の発生が，NE群より高かった（24.6%［95%CI 15.4 to 36.7］vs. 7.3%［95%CI 2.7 to 16.8］p＝0.005）。また，PE群はNE群と比較して，時間の経過とともにHRが減少した。一方で，SBP，新生児予後，Apgarスコアについて有意差は認めなかった。

結論
　妊娠高血圧腎症妊婦に対する脊髄くも膜下麻酔後の血行動態安定化にたいして，フェニレフリンとノルアドレナリンには，徐脈の発生以外，母体や新生児の予後に有意差はみとめなかった。

Editorial comments

　帝王切開における脊髄くも膜下麻酔低血圧に関する，コンセンサス・ステートメントでは，低血圧予防のために，フェニレフリンやノルアドレナリンなどいくつかのカテコールアミンについてのコメントがある[1]。しかし，妊娠高血圧腎症妊婦についてのコメントは限定的であった。本研究の強みは，妊娠高血圧腎症妊婦を対象としてノルアドレナリンとフェニレフリンの低血圧予防効果について比較検討したことである。フェニレフリンで徐脈発生頻度が多いことは，血圧が正常な妊婦を対象としたRCTでも同様の結果が得られている[2]。子宮胎盤血流は心拍出量によって規定されるため，徐脈そのものは胎児への血液供給を減少させる。これが現代の帝王切開麻酔において，フェニレフリンでなくノルアドレナリンが選択される理由である。妊娠高血圧腎症は子宮胎盤血流が減少している病態であるため，正常の妊婦よりも子宮胎盤血流への影響が少ない薬物を選択する方がよいだろう。

　これまでに妊娠高血圧腎症に対する昇圧薬に関しては，エフェドリンとフェニレフリンの比較がほとんどであった[3,4]。いずれも妊娠高血圧腎症妊婦に対しては，昇圧薬の違いによる臨床アウトカムの違いは観察されておらず，本研究の結果も踏まえると，おそらく妊娠高血圧腎症そのものの病態の方が，麻酔による影響よりも強いのではないかと推察される。今後，さらなる臨床研究の報告が望まれる領域である。

●参考文献

1）Kinsella SM, Carvalho B, Dyer RA, et al. Consensus Statement Collaborators. International consensus statement on the management of hypotension with vasopressors during caesarean section under spinal anaesthesia. Anaesthesia 2018 ; 73 : 71-92.

2）Sharkey AM, Siddiqui N, Downey K, et al. Comparison of Intermittent Intravenous Boluses of Phenylephrine and Norepinephrine to Prevent and Treat Spinal-Induced Hypotension in Cesarean Deliveries : Randomized Controlled Trial. Anesth Analg 2019 ; 129 : 1312-8.

3）Higgins N, Fitzgerald PC, van Dyk D, et al. The Effect of Prophylactic Phenylephrine and Ephedrine Infusions on Umbilical Artery Blood pH in Women With Preeclampsia Undergoing Cesarean Delivery With Spinal Anesthesia : A Randomized, Double-Blind Trial. Anesth Analg 2018 ; 126 : 1999-2006.

4）Dyer RA, Emmanuel A, Adams SC, et al. A randomised comparison of bolus phenylephrine and ephedrine for the management of spinal hypotension in patients with severe preeclampsia and fetal compromise. Int J Obstet Anesth 2018 ; 33 : 23-31.

第3章　安全管理：母体編

Q68 妊娠高血圧腎症妊婦の全身麻酔にデクスメデトミジン併用は有効か？

ランダム化比較試験

Dexmedetomidine as a part of general anaesthesia for caesarean delivery in patients with pre-eclampsia: A randomised double-blinded trial.

Eskandr AM, Metwally AA, Ahmed AEA, et al.
Eur J Anaesthesiol. 2018；35：372-8.

目的

妊娠高血圧腎症患者に対する気管挿管刺激は，ストレス反応と血行力学的反応を惹起し，心拍数や後負荷が増加し，母体や胎児に悪影響を与える。多くの鎮痛薬，鎮静薬について検討されてきたが，胎盤移行性の問題が挙げられるが，デクスメデトミジンは，脂溶性が高く，胎盤循環に留まる性質があるため，胎児移行性が低いメリットがある。そのため，デクスメデトミジンの有効性を本研究で評価する。

方法

18-40歳の妊娠34週以降で帝王切開を受ける，高血圧や蛋白尿があるが全身症状のない妊婦を対象とした。手術前にすべての妊婦はメチルドーパで高血圧を治療していた。妊婦はコントロール群（C群），デクスメデトミジン群（通常用量維持群＝D1群，高用量維持群＝D2群）に分類された。デクスメデトミジンは1 mg/kgを10分かけて投与された後，0.4 or 0.6 μg/kg/hrで持続投与された。すべての全身麻酔はプロポフォール2.5 mg/kg，ロクロニウム0.6 mg/kgで導入され，セボフルランで維持，出産後にフェンタニル1 μg/kg，オキシトシン20 U/200 mLを投与した。手術終了後は筋弛緩薬のリバースとして，プロスチグミン50 μg/kgとアトロピン20 μg/kgを投与した。術後疼痛に対しては，モルヒネ2 mgの経静脈的投与で対処した。主要評価項目はデクスメデトミジンの投与前後，挿管直後と挿管5分後における，母体の平均血圧と心拍数とした。

結果

60人が最終解析の対象となった。心拍数はデクスメデトミジンの2群でコントロール群よりも低く，D2群では他の2群よりもさらに低かった。平均動脈圧はコントロール群と比較してD1群，D2群で有意に低かった。デクスメデトミジンの2群では抜管後3時間まで疼痛スコアが有意に低い傾向にあった。母体血/胎盤静脈血比は70.9-75.7％であったが，新生児のApgarスコアに有意差を認めなかった。

結論

デクスメデトミジンは，新生児抑制を起こすことなく，全身麻酔に対する妊娠高血圧腎症妊婦のストレス反応を抑えることができた。

Editorial comments

妊娠高血圧腎症を合併する妊婦では，気道確保における血圧上昇により脳内出血のリスクが高まるため，ストレス反応を抑制することが重要である。これまでに，フェンタニルやレミフェンタニルなど短時間作用型のオピオイドが用いられてきたが，本研究ではデクスメデトミジンの有用性が

示された点が目新しい。

今回の研究では，麻酔導入前にデクスメデトミジンのローディングに10分間かけているため，カテゴリー1の緊急帝王切開など時間的猶予がない状況では，この報告を一般化しづらい。また，デクスメデトミジン群では20％（D1群3人，D2群5人）でアトロピンが必要となったため，徐脈に対する治療の準備は必須である。

重症妊娠高血圧腎症妊婦の全身麻酔導入における，デクスメデトミジンとレミフェンタニルの効果を比較した研究もある[1]。全身麻酔導入前に，レミフェンタニル0.1μg/kg/minを5分間，またはデクスメデトミジン0.4μg/kg/hrを10分間投与すると，レミフェンタニル群の方が平均動脈圧の変化は少なかったが，逆に低血圧によるエフェドリン使用量が増加した。また，新生児のApgarスコア1分値はデクスメデトミジン群と比較してレミフェンタニル群の方が低値で，16.6％の新生児で気管挿管が必要となった。レミフェンタニルは侵害刺激への反応はよく抑えるが，同時に母体低血圧や新生児抑制のリスクが上がる可能性が示唆されている。また，全身麻酔下帝王切開における麻酔補助薬としてのデクスメデトミジンの効果に関するメタ解析でも，デクスメデトミジンは新生児Apgarスコアを下げることなく，帝王切開中の母体の循環の変動を抑えたとの報告がある[2]。

帝王切開の全身麻酔において，かつてはオピオイド・フリーで胎児娩出まで麻酔を行うことが当たり前であったが，新生児抑制の少ないデクスメデトミジンにより，特に妊娠高血圧腎症妊婦の全身麻酔管理がアップデートされていくのかもしれない。

●参考文献

1）El-Tahan MR, El Kenany S, Abdelaty EM, et al. Comparison of the effects of low doses of dexmedetomidine and remifentanil on the maternal hemodynamic changes during caesarean delivery in patients with severe preeclampsia : a randomized trial. Minerva Anestesiol 2018 ; 84 : 1343-51.

2）Ao L, Shi J, Bai Y, et al. Effectiveness and safety of intravenous application of dexmedetomidine for cesarean section under general anesthesia : a meta-analysis of randomized trials. Drug Des Devel Ther 2019 ; 13 : 965-74.

Q69 重症妊娠高血圧腎症に輸液療法または血管収縮薬を使用した場合，心拍出量はどう変化するのか？

ランダム化比較試験

Maternal cardiac output response to colloid preload and vasopressor therapy during spinal anaesthesia for caesarean section in patients with severe pre-eclampsia：a randomised, controlled trial.

Dyer RA, Daniels A, Vorster A, et al.
Anaesthesia 2018；73：23-31.

目的
　妊娠高血圧腎症妊婦において，脊髄くも膜下麻酔による低血圧に対し，フェニレフリンまたはエフェドリンを投与された際の心拍出量変化を比較する。また，膠質液を投与された時の1回拍出量の反応を評価する。

方法
　早期発症型妊娠高血圧腎症で，帝王切開が予定された妊婦を対象とした。心拍出量は，LiDCO rapid® を用いて計測した。1回拍出量の反応は膠質液としてボルベン® を用い，1回拍出量が10%以上増加すれば反応ありとした。その後，患者の平均動脈圧の低下によってエフェドリンまたはフェニレフリンを投与した。心拍数が55回/分よりも低下した場合，エフェドリンとアトロピンを投与した。主要評価項目はフェニレフリンまたはエフェドリンの投与の前後の心拍出量変化の平均差とした。

結果
　42人の患者が研究に含まれ，膠質液を投与された妊婦が42人，その後血管収縮薬を必要とした患者は20人いた。フェニレフリン投与群とエフェドリン投与群がそれぞれ10人ずつだった。膠質液300 mLの投与によって，心係数は4.9から5.6 L/min/m^2（p<0.01），心拍数は81.3から86.3回/分（p=0.2）に変化し，1回拍出量は111.8から119.8 mL（p=0.049）に変化した。心拍出量が10%以上増加した妊婦は42人中14人，5%以上増加した妊婦は42人中23人いた。心拍数と1回拍出量の間に負の相関を認めた（r＝－0.67，p<0.001）。昇圧薬に対する心拍出量の反応は，フェニレフリンではエフェドリンと比べて有意に減少した（－12.0±7.5% vs. 2.6±6.0%，p<0.0001）。

結論
　妊娠高血圧腎症妊婦において，膠質液負荷は母体の心拍出量を増加させた。フェニレフリンはエフェドリンと比較して，妊娠高血圧腎症妊婦の血行動態変化を好ましい方向へ拮抗した。

Editorial comments

　脊髄くも膜下麻酔により，末梢血管抵抗は低下し，低血圧と心拍出量増加が引き起こされる。この血管抵抗の低下を補正するため，エフェドリンの場合は大量投与が必要になる一方で，フェニレフリンは少ない量で補正することができ，この効果が妊娠高血圧腎症においても確認された。合併症のない妊婦を対象としたメタアナリシスでは，フェニレフリンはエフェドリンより，胎児アシデ

ミアの頻度が少なく base excess 低下も少なかった[1]。現在，脊髄くも膜下麻酔後低血圧治療の推奨薬は，α作動薬であるフェニレフリンで[2]，これは妊娠高血圧腎症の有無に限らない。妊娠高血圧症候群では，一般的に脊髄くも膜下麻酔後低血圧は，正常妊婦と比較して少ない[3]。この理由の1つは，合併症のない妊婦では生理的変化に伴う末梢血管抵抗低下により，血管収縮薬への感受性が著しく低下しているためと考えられる。他の仮説は，妊娠高血圧症候群の胎児は，合併症のない妊婦と比較して体格が小さいため，仰臥位低血圧症候群を発症しにくいともいわれている[4]。妊娠高血圧症候群を合併した妊婦と健常妊婦の脊髄くも膜下麻酔による低血圧に対するフェニレフリン必要量の比較研究[5]では，ED_{90}は 70.7 vs 107 μg で妊娠高血圧腎症の妊婦の方が，フェニレフリンの必要量が少なかった。

　妊娠高血圧腎症では，輸液の過剰投与によって医原性の肺水腫を来しやすい病態である一方で，膠質液は腎機能障害リスクがあるため，臨床的な使用が憚られる。低分子ヒドロキシエチルスターチによる後方視研究[6]では，重症妊娠高血圧症候群の術後腎機能は問題なく改善していくが，質の高い臨床研究はないため，輸液負荷については慎重に行う必要がある。いずれにしても，妊娠高血圧腎症の血行動態管理については，きめ細やかさが求められる。

●参考文献

1）Veeser M, Hofmann T, Roth R, et al. Vasopressors for the management of hypotension after spinal anesthesia for elective caesarean section. Systematic review and cumulative meta-analysis. Acta Anaesthesiol Scand 2012；56：810-6.

2）Kinsella SM, Carvalho B, Dyer RA, et al. Consensus Statement Collaborators. International consensus statement on the management of hypotension with vasopressors during caesarean section under spinal anaesthesia. Anaesthesia 2018；73：71-92.

3）Aya AGM, Vialles N, Tanoubi I, et al. Spinal anesthesia-induced hypotension：a risk comparison between patients with severe preeclampsia and healthy women undergoing preterm cesarean delivery. Anesth Analg 2005；101：869-75.

4）Aya AGM, Mangin R, Vialles N, et al. Patients with severe preeclampsia experience less hypotension during spinal anesthesia for elective cesarean delivery than healthy parturients：a prospective cohort comparison. Anesth Analg 2003；97：867-72.

5）Hu LJ, Mei Z, Shen YP, et al. Comparative Dose-Response Study of Phenylephrine Bolus for the Treatment of the First Episode of Spinal Anesthesia-Induced Hypotension for Cesarean Delivery in Severe Preeclamptic versus Normotensive Parturients. Drug Des Devel Ther 2022；16；2189-98.

6）Mazda Y, Tanaka M, Terui K, et al. Postoperative renal function in parturients with severe preeclampsia who underwent cesarean delivery：a retrospective observational study. J Anesth 2018；32：447-51.

Q70 妊娠高血圧腎症の分娩後鎮痛薬は，アセトアミノフェンとNSAIDsのどちらが適切か？

ランダム化比較試験

Effect of ibuprofen vs acetaminophen on postpartum hypertension in preeclampsia with severe features : a double-masked, randomized controlled trial.

Blue NR, Murray-Krezan C, Drake-Lavelle S, et al.
Am J Obstet Gynecol 2018 ; 218 : 616.e1-8.

目的

妊娠高血圧腎症妊婦に対するNSAIDsは分娩後の血圧上昇と関連している。本研究では，分娩後鎮痛薬として，イブプロフェンとアセトアミノフェンは血圧管理にどのように影響するかを検討する。

方法

対象は18歳以上で重症妊娠高血圧腎症，加重型慢性高血圧，HELLP症候群のいずれかを合併している妊婦とした。除外項目はALTまたはAST上昇（200 mg/dL以上），血清クレアチニン＞1.0 mg/dL，慢性腎不全，慢性肝不全，ウイルス性肝炎，NSAIDsやアセトアミノフェンへのアレルギーがある妊婦とした。妊婦は無作為にイブプロフェン600 mgまたはアセトアミノフェン650 mgを6時間ごとに，出産直後から退院まで投与された。主要評価項目は高血圧重症域（＞160/110 mmHg）の持続期間とした。

結果

154人の妊婦をリクルートし，100人が基準を満たした。イブプロフェン群とアセトアミノフェン群で血圧が重症域になる期間に，差を認めなかった（35.4時間 vs. 38.0時間，p＝0.30）。鎮痛効果に関しても，経口モルヒネ換算量にはイブプロフェン群77.4 mg vs. アセトアミノフェン群88.4 mgで差がなかった（p＝0.60）。

結論

イブプロフェンはアセトアミノフェンと比べて，重症妊娠高血圧腎症の分娩後血圧に対して悪影響を与えなかった。

Editorial comments

妊娠高血圧症候群妊婦に対する分娩後NSAIDsの使用を危惧した最初の研究では，6人の妊婦がイブプロフェンやインドメタシンの曝露後に高血圧になったことを報告した[1]。その後，メタアナリシス[2]やレビュー[3]などでNSAIDsによる血圧上昇の報告が相次いだ。その後，米国産科婦人科学会が発表したエキスパート・オピニオンでは，妊娠高血圧腎症の妊婦に対するNSAIDsの投与が血圧を上昇させるため，他の鎮痛薬に置き換えることを推奨した。

今回の研究は，NSAIDsとアセトアミフェンで，高血圧重症域に留まっている期間だけでなく，平均動脈圧や降圧剤の使用頻度，臓器障害の程度に差を認めないことを報告した反証研究である。他の研究でも，産後にNSAIDsを使用しても，血圧上昇を引き起こさず，NSAIDsによる妊娠高血圧症候群増悪の可能性が低いと報告されている[4]。

これらの研究結果を受け，アメリカ産科婦人科学会は，これまでの主張を一転し「NSAIDs は妊娠高血圧症候群を含むすべての妊婦への使用ができる」と発表した[5]。わが国においては，帝王切開術後鎮痛など積極的に行っている施設が少ないため，あまり大きな影響はないかもしれないが，このような内服の NSAIDs の積極的な使用は，出産後回復も促進するため，もっと前向きに検討してもよいであろう。

●参考文献
1) Makris A, Thornton C, Hennessy A. Postpartum hypertension and nonsteroidal analgesia. Am J Obstet Gynecol 2004；190：577-8.
2) Johnson AG, Nguyen TV, Day RO. Do nonsteroidal anti-inflammatory drugs affect blood pressure? A meta-analysis. Ann Intern Med 1994；121：289-300.
3) Snowden S, Nelson R. The effects of nonsteroidal anti-inflammatory drugs on blood pressure in hypertensive patients. Cardiol Rev 2011；19：184-91.
4) Viteri OA, England JA, Alrais MA, et al. Association of Nonsteroidal Antiinflammatory Drugs and Postpartum Hypertension in Women With Preeclampsia With Severe Features. Obstet Gynecol 2017；130：830-5.
5) ACOG Clinical Consensus. Pharmacologic Stepwise Multimodal Approach for Postpartum Pain Management. Obstet Gynecol 2021：138；507-17.

第3章　安全管理：母体編

Q71 妊娠高血圧腎症妊婦の血圧を下げるための硬膜外麻酔は有効か？

メタアナリシス

Epidural therapy for the treatment of severe pre-eclampsia in non labouring women.
Ray A, Ray S.
Cochrane Database Syst Rev 2017；11：CD009540.

目的

妊娠高血圧腎症妊婦に対する降圧治療目的で使用する硬膜外麻酔の効果，安全性および費用を評価する．この研究の目的は，硬膜外麻酔の臨床効果を他の治療法（硫酸マグネシウム，抗けいれん薬，降圧薬）と比較することである．

方法

硬膜外麻酔と，降圧薬，抗けいれん薬，硫酸マグネシウム，低用量ドパミンおよびコルチコステロイド，またはこれらの組み合わせとを比較したランダム化比較試験や準ランダム化比較試験を対象とした．Cochrane Pregnancy and Childbirth's Register，ClinicalTrials.gov，WHO international Clinical trials Registry Platform を利用して網羅的に検索した．

結果

現時点で，妊娠高血圧腎症妊婦に対する治療目的での硬膜外麻酔の臨床効果，安全性および費用に関する十分なエビデンスを提供する RCT はなかった．今回のシステマティック・レビューでは，1件の単施設無作為研究を含めたが，割り付け方法や評価者の盲研化が不明確だったため，メタ解析は実施しなかった．

結論

妊娠高血圧腎症に対する硬膜外麻酔の治療効果を評価するためには，質の高いランダム化比較試験が必要である．硬膜外麻酔による血管拡張は，子宮胎盤血流を改善し，母体や胎児の転機を改善する可能性があり，大規模な質の高い研究が必要だろう．

Editorial comments

今回のメタアナリシスでは，妊娠高血圧腎症に対する硬膜外麻酔の治療効果に関する研究がほとんどないことがわかった．

妊娠高血圧症候群は絨毛細胞の脱落膜や子宮筋層への浸潤障害が原因でらせん動脈の拡張不全による血管抵抗の増加，それによる胎盤の低灌流，胎児の低酸素症につながる．低酸素によって，胎盤はサイトカインと炎症性因子を母体循環中に放出し，内皮機能障害を引き起こす．その後の血管透過性の亢進，凝固カスケードの活性化により，臓器機能不全が生じる[1]．妊娠高血圧症候群と診断された妊娠 24-32 週の妊婦に対して，分娩まで硬膜外カテーテルを留置した研究では，硬膜外麻酔によって胎盤の血管抵抗の低下が示されている[2]．しかしこの研究では，胎児アウトカム（推定体重の推移，Apgar スコアなど）を評価していないので，長期的な児の予後を改善するかどうかは不明である．また，硬膜外カテーテルの長期留置は長期入院を必要とするため，ルーチンに行う治療としては現実的ではない．ただ，硬膜外麻酔による子宮胎盤血流の改善は，40 年以上昔から議論

されている内容であり[3]，今後さまざまな知見が蓄積される中で，再度注目される可能性もあるかもしれない。

●参考文献
1）Noris M, Perico N, Remuzzi G. Mechanisms of disease：Pre-eclampsia. Nat Clin Pract Nephrol 2005；1：98-114.
2）Ginosar Y, Nadjari M, Hoffman A, et al. Antepartum continuous epidural ropivacaine therapy reduces uterine artery vascular resistance in pre-eclampsia：a randomized, dose-ranging, placebo-controlled study. Br J Anaesth 2009；102：369-78.
3）Hollmén AI, Jouppila R, Jouppila P. Regional anaesthesia and uterine balood flow. Ann Chir Gynaecol 1984；73：149-52.

血小板減少妊婦における全身麻酔の割合は？

前向き観察研究

General Anesthesia for Cesarean Delivery for Thrombocytopenia in Hypertensive Disorders of Pregnancy：Findings From the Obstetric Airway Management Registry.
Seymour LM, Fernandes LN, Dyer RA, et al.
Anesth Analg 2023；136：992-8.

目的
　帝王切開において，脊柱管内血腫を避けるため，血小板減少症では全身麻酔を行うことが多い。本研究では，全身麻酔下帝王切開のうち，血小板減少症がその理由となった妊婦の割合を調べる。

方法
　Obstetric Airway Management Registry のデータを用いて，予定または緊急で，妊娠20週以降に施行した全身麻酔下の帝王切開を解析した。筆者らの施設では，術前12時間以内の血小板数が 75,000/μL 未満で，帝王切開に対して全身麻酔を施行した。凝固異常やトロンボエラストグラフィー，抗凝固薬投与などを理由に全身麻酔を行った妊婦は，レジストリーには登録されたが，本解析からは除外した。

結果
　591例の全身麻酔下帝王切開症例が研究対象となった。血小板減少症と診断された妊婦48人，血小板減少症を疑われた妊婦52人，合計100人が血小板減少症を理由に全身麻酔を受けた。術前に血小板数が不明だった52人中46人で，術後血小板数を測定しており，その中で，41人において血小板数が 75,000/μL 以上だった。術後血小板数が 75,000/μL だった5人は，HELLP症候群2人，妊娠高血圧腎症を伴う分娩前出血2人，血小板減少を伴った妊娠高血圧腎症1人であった。

結論
　血小板減少を理由に全身麻酔を受けた妊婦は，17％であったが，そのうちのおよそ半分は術前血小板数が不明であることが理由だった。血小板減少が疑われて全身麻酔を受けた妊婦の大半は血小板数 75,000/μL 以上だったことから，血小板数が測定できない場合において，脊髄くも膜下麻酔を選択することは正当化されるかもしれない。

Editorial comments

　本研究では血小板減少症によって，どのくらいの妊婦が全身麻酔で帝王切開を受けたかをレジストリーデータを用いて検討している。血小板数が分からないために全身麻酔を受けた46人のうち41人は，術後の血小板数が 75,000/μL を越えていたため，帝王切開を全身麻酔で受ける必要はなかったと考えられる。健常妊婦において，血小板数測定は必須ではないが，出血症状がある場合は検査の必要性を検討する[1]。帝王切開になる可能性が高い妊婦では，早期に血液検査を行うよう産科とコミュニケーションをとるよう働きかけていきたい。
　妊娠中に血小板減少症を呈する疾患として，妊娠性血小板減少症，特発性血小板減少性紫斑病，

妊娠高血圧腎症に合併する血小板減少症が鑑別に上がる。中でも，妊娠高血圧腎症における血小板数は，急激に低下することがあるため，定期的な血小板数の確認が必要である[2]。特に HELLP 症候群では，帝王切開の直前の 6 時間までに血小板数を確認することが勧められている[3]。血小板数が 70,000/μL を越えていれば，脊髄くも膜下麻酔による硬膜下血腫のリスクが低いことは，2021 年に国際コンセンサスで発表されている[3]。また，血小板数が 50,000-70,000/μL であれば，病的肥満や気道確保困難が予想される状態や，麻酔科医の習熟度に応じて全身麻酔または脊髄くも膜下麻酔を選択することを推奨した（エビデンスレベル II-b)[3]。血小板減少症を合併または疑われる妊婦が入院した場合，麻酔科医が気道と脊椎を診察し，気道確保や脊髄幹麻酔の難易度を評価する必要があるだろう。血小板数が 50,000-70,000/μL であっても，気道確保困難が予想される場合，脊髄くも膜下麻酔を第一選択とすること自体は，患者安全の観点からも許容されるだろう。

●参考文献

1）American Society of Anesthesiologists Task Force on Obstetric Anesthesia. Practice guidelines for obstetric anesthesia：an updated report by the American Society of Anesthesiologists Task Force on Obstetric Anesthesia. Anesthesiology 2007；106：843-63.

2）Katz D, Beilin Y. Disorders of coagulation in pregnancy. Br J Anaesth 2015；115：75-88.

3）Bauer ME, Arendt K, Beilin Y, et al. The Society for Obstetric Anesthesia and Perinatology Interdisciplinary Consensus Statement on Neuraxial Procedures in Obstetric Patients With Thrombocytopenia. Anesth Analg 2021；132：1531-44.

第 3 章　安全管理：母体編

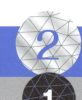

産科危機的出血
1 ガイドライン・指針

中村 永信

 Q73 経腟分娩後の産科出血の予測に，ショックインデックスは有用か？

`ランダム化比較試験`

Shock index as a predictor of postpartum haemorrhage after vaginal delivery: Secondary analysis of a multicentre randomized controlled trial.
Madar H, Deneux-Tharaux C, Sentilhes L.
BJOG 2024；131：343-52.

目的

ショックインデックス（shock index：SI＝心拍数/収縮期血圧）は，出血性疾患において患者状態を把握する指標として用いられている。産科危機的出血の病態を反映する指標として，SIは用いられているが，過去の報告はそのほとんどが産褥期において最もSIが高かった値と産科出血の重症度の相関についての報告であり，「分娩後のSIで，産科出血の発症を予測できるか」は医学的根拠に乏しい。

方法

本研究は，産科危機的出血に対する，トラネキサム酸予防投与の有用性について検討した，TRAAP試験[1]の結果を二次的に解析した。同試験は，2015年から2016年にかけて行われ，妊娠35週以上の単胎妊娠妊婦を対象にした多施設共同ランダム化比較試験である。同試験では経腟分娩後0分，15分，30分，45分，60分，120分で経時的な心拍数，血圧，出血量を測定しており，その結果を二次的に解析した。主要アウトカムは産科出血（分娩時出血量≧1,000 mL）とした。解析は，①SI15グループ：産科出血に対する，分娩後15分時点でのSIの予測能，②SI30グループ：分娩後30分時点でのSIの予測能，の2項目をarea under the curve（AUC）で示した。

結果

全解析対象者の3,891人のうち，SIの欠測等により解析不可能な患者を除外した後，①SI15グループ：3,485人，②SI30グループ：3,517人を解析対象とした。SI15グループの2.2％，SI30グループの2.0％が産科出血（出血量≧1,000 mL）と診断された。AUCを用いた産科出血の予測能は，SI15グループで0.66，SI30グループで0.68だった。

結論

産後15分，30分時点でのSIを用いた産科出血（分娩出血量≧1,000 mL）の診断予測能は高くなかった。

Editorial comments

　産科危機的出血に対して，「産科危機的出血の対応指針」が 2010 年に作成された。同指針は，2022 年には関連 6 団体（日本産科婦人科学会，日本産婦人科医会，日本周産期・新生児医学会，日本麻酔科学会，日本輸血・細胞治療学会，日本 IVR 学会）により改定され，一般的な産科診療においてより安全な周産期医療を提供するために作成された[2]。同指針は，産婦人科診療ガイドライン[3]にも引用され，一般診療所を含めた産科出血に対応する基礎となっている。

　本研究は，同指針でも重要視されている SI の有用性について検討したものであり，特に最終的な産科出血の予測能について解析している。文献内の結論としては，産後の SI はその後の産科出血の発症に対する診断能は決して高くないことを示した。ただし，本研究は本来とは異なる目的のためにデザインされた RCT の二次解析であり，選択バイアスが介在する可能性は考慮する必要がある。

　産科出血における SI については，他にもシステマティック・レビューも存在している[4]。同文献においても，産科出血の診断に SI を用いるエビデンスは不十分と結論付けている。

　ただし，上記の研究結果を踏まえても，産科診療において SI を用いることはある程度の正当性はあると考える。患者のショック状態を認識するには，血圧や心拍数のみではなく，呼吸数など，他の生理学的徴候を総合的に重視すべきことは自明である。ただし，一般産科診療所において，患者状態の経時的変化を記録するのは看護師や助産師であることが多く，多くの医療従事者が簡便に患者状態を把握できる SI は，高次医療機関への搬送決定のきっかけとしても用いることもできるため，SI は日本の産科診療においても依然重要であると考える。

●参考文献

1）Sentilhes L, Winer N, Azria E, et al. Tranexamic Acid for the Prevention of Blood Loss after Vaginal Delivery. N Engl J Med 2018；379：731-42.

2）日本産科婦人科学会，日本産婦人科医会，日本周産期・新生児医学会，日本麻酔科学会，日本輸血・細胞治療学会，日本 IVR 学会．産科危機的出血の対応指針 2022．Available at https://www.jsog.or.jp/activity/pdf/shu-sanki_taioushishin2022.pdf（Accessed on February 23, 2024）

3）日本産科婦人科学会，日本産婦人科医会．産婦人科診療ガイドライン産科編 2023．

4）Makino Y, Miyake K, Okada A, et al. Predictive accuracy of the shock index for severe postpartum hemorrhage in high-income countries：A systematic review and meta-analysis. J Obstet Gynaecol Res 2022；48：2027-37.

第 3 章　安全管理：母体編

Q74 難治性の産科危機的出血に対する治療法は，子宮動脈塞栓術と子宮全摘術はどちらが有用か？

メタアナリシス

Uterine artery embolization versus hysterectomy in the treatment of refractory postpartum hemorrhage : a systematic review and meta-analysis.

Liu Z, Wang Y, Yan J, et al.
J Matern Fetal Neonatal Med 2020 ; 33 : 693-705.

目的

産科危機的出血は，総出血量や出血速度，および治療に対する反応性により重症度が規定される。ほとんどの産科出血は，適切な輸液や子宮収縮剤投与と，子宮内タンポナーデなどの低侵襲な処置により止血は成功するが，中にはより侵襲の大きい処置を要することもある。中でも，子宮全摘術は，手術侵襲が最も大きい。近年，産科危機的出血の治療として行われる子宮動脈塞栓術（uterine artery embolization：UAE）は，止血成功率が高く，子宮全摘術に代替する手段として多く用いられている。本研究の目的は，子宮全摘術と比較して UAE の有効性を検証することである。

方法

PRISMA 声明に準じて，PubMed，Embase，CNKI，Cochrane Library，Wanfang database から，2017 年 4 月までに出版された，難治性の産科危機的出血に関する RCT および観察研究を検索した。適格基準は，分娩後出血量が 1,000 mL 以上で出血が持続しており，子宮全摘と UAE を比較している研究を対象とした。主要アウトカムは総出血量，止血成功率，手術時間，入院期間とした。

結果

全 1,142 人を対象とする 15 の文献が解析の対象となった。そのうち 6 件が RCT で，9 件が観察研究だった。総出血量のメタ解析では UAE 群は子宮全摘と比較し有意に少なかった（MD 893 mL [95%CI 581 to 1205 mL]，I^2=97.2%）。同様に手術時間と入院期間も UAE 群で短かったが，止血成功率に差はなかった（OR 1.58 [95%CI 0.80 to 3.12] p=0.184）。RCT と非 RCT に分類してサブグループ解析も行っているが，結果は主解析と同様であり研究デザインの差による結果の違いはないと判断した。

結論

UAE は，子宮全摘術と比較して同等の止血率を有するが，総出血量・手術時間・入院期間が短い。

Editorial comments

産科危機的出血に対する外科的侵襲を伴う止血術には，子宮内タンポナーデ，UAE，開腹止血術，そして開腹子宮全摘術があり，患者の容態や出血源を考慮してそれらの手技から治療法を選択する。治療の選択する上での鉄則として，damage control surgery（DCS）の原則がある[1]。重症患者に対する，規模の大きい根治的手術の侵襲は致命的となることがあるため，あくまで初回治療は呼吸・循環・凝固障害に関わる低侵襲な治療に留めて，全身状態は安定したのちに，根治的な外科治

療を行うことが望ましい。産科出血に対する治療的な子宮全摘術は根治的な治療法だが，手術侵襲が最も大きく，以降の妊娠も不可能になるため極力避けられるべき手術である。

　本研究は，産科出血に対する UAE は，子宮全摘術と比較して同等の止血率があり，患者への侵襲は少ないことを示唆した。ただし，本文中でもいくつかの研究の限界に触れており，①RCT と観察研究を組み合わせた解析であること，②患者対象がひとつの国に限定されていること，③産科出血の定義が研究毎に異なることは問題である。そのため，メタアナリシスは異質性の強い研究を統合していると考えられる。

　さらに，本研究結果を日常診療において一般化する場合は，以下にも注意する必要がある。ひとつ目は，本研究は施設ごとの治療体制を考慮できていない点である。夜間緊急時に血管塞栓術を行える施設は限られており，産科出血に対して施設基準を考慮した治療選択を行う必要がある。2つ目に，本研究では患者の経産数を考慮しておらず，治療の意思決定において重要なバイアスを来している可能性がある。例えば初産婦では，次回以降の妊娠が不可能になる子宮全摘術をより強く避ける傾向があると思われ，患者および医療者の治療選択の意思が大きなバイアスとなる。3つ目に，本研究は産科出血の原因疾患による治療法の選択が考慮されていない点である。前置癒着胎盤や，創部が大きい子宮破裂など，そもそも子宮の温存が困難な原疾患においては，UAE が考慮せずに早急な止血のために開腹手術を行う傾向があると考えられる。

　本研究の結果の通り，産科出血に対する UAE は，子宮全摘術と比較して低侵襲であり止血効果も同等であるということはおおむね同意できる。ただし，UAE がその後の続発性不妊の原因になることも示唆されており[2]，適応は慎重に吟味すべきであると考える。

●参考文献
1) Pacheco LD, Lozada MJ, Saade GR, et al. Damage-Control Surgery for Obstetric Hemorrhage. Obstet Gynecol 2018 ; 132 : 423-7.
2) Yan X, Zhou L, He G, et al. Pregnancy rate and outcomes after uterine artery embolization for women : a systematic review and meta-analysis with trial sequential analysis. Front Med (Lausanne) 2023 ; 10 : 1283279.

Q 75 分娩後出血予防に有効な薬物は何か？

ネットワーク・メタアナリシス

Uterotonic agents for preventing postpartum haemorrhage : a network meta-analysis.

Gallos ID, Williams HM, Price MJ, et al.
Cochrane Database Syst Rev 2018 ; 4 : CD011689.

目的

World Health Organization（WHO）では，産後の出血予防にオキシトシン10単位の静脈内投与，および筋肉注射を推奨しているが，他にもエルゴメトリン，ミソプロストール，カベルトシン，プロスタグランジン，およびそれらの併用など，さまざまな薬物が産科出血の予防のため投与されている。本研究では，ネットワーク・メタアナリシスを用いて，産科危機的出血を予防するために，最も有効な薬物を検討し，治療効果と副作用を推定する。

方法

Cochrane Trial Register, ClinicalTrials.gov, World Health Organization International Clinical Trials Registry Platform（ICTRP）を用いて文献を検索した。産科出血の予防に薬剤を用いたRCTを対象とし，主要アウトカムは出血量≧500 mL および出血量＞1,000 mL，副次アウトカムは総出血量，死亡率とした。

結果

ネットワーク・メタアナリシスには，7つの子宮収縮薬（オキシトシン，エルゴメトリン，オキシトシン＋エルゴメトリン併用，ミソプロストール，ミソプロストール＋オキシトシン併用，carbetocin，プロスタグランジン）とプラセボまたは無治療を含む196の試験で，計135,559人が含まれていた。ほとんどの試験は病院で（187/196，95.4%），経腟分娩で行われた（71.5%，140/196）。

産科出血（出血量≧500 mL）の予防効果が高かったのは，オキシトシン単独と比較して順にエルゴメトリン＋オキシトシン併用（RR 0.70 [95%CI 0.59 to 0.84]），carbetocin（RR 0.72 [95%CI 0.56 to 0.93]），ミソプロストール＋オキシトシン（RR 0.70 [95%CI 0.58 to 0.86]）であり，有意な予防効果を認めた。産科出血（出血量≧1,000 mL）の予防効果は，オキシトシン単独と比較してエルゴメトリン＋オキシトシン（RR 0.83 [95%CI 0.66 to 1.03]），ミソプロストール＋オキシトシン（RR 0.88 [95%CI 0.70 to 1.11]）で差はなかった。

妊産婦の死亡または重篤な合併症については，転帰が報告されたRCTは少なく，すべての薬物間で有意差は検出できなかった。サブグループ解析では，分娩様式や薬物の投与方法により分類し解析を行ったが，サブグループ間での差は認めなかった。

結論

エルゴメトリン＋オキシトシン併用，ミソプロストール＋オキシトシン併用，carbetocinはオキシトシン単独と比較して止血予防効果は大きい。

Editorial comments

　ネットワーク・メタアナリシスは，複数の治療法を有する疾患やアウトカムに対して直接比較と間接比較を行い，治療効果を評価するために開発されたエビデンス統合のための研究方法である[1]。ネットワーク・メタアナリシスでは，複数の薬物の効果を同時に考慮するため結果の解釈は難渋することがあるが，本研究では「オキシトシン単独 vs その他」という構図で一本化しており，エルゴメトリン＋オキシトシン併用，ミソプロストール＋オキシトシン併用，carbetocin の止血効果を十分に示していると考える。

　日本の診療では carbetocin は現状使用できないため，本研究の結果を単純に一般化することはできない。また，オキシトシン vs オキシトシン＋エルゴメトリン併用では後者が予防効果は高かったが，エルゴメトリンは高血圧や心血管疾患を有すると投与出来ないため，投与は慎重に行うべきである。

●参考文献
1) Hutton B, Salanti G, Caldwell DM, et al. The PRISMA extension statement for reporting of systematic reviews incorporating network meta-analyses of health care interventions : checklist and explanations. Ann Intern Med. 2015 ; 162 : 777-84.

MEMO

ネットワーク・メタアナリシス②

　例えば，治療法 A vs. 治療法 B の RCT が複数存在，治療法 B vs. 治療法 C の RCT も複数存在するときに，それぞれの治療法の「重み」を考慮し，間接的に治療法 B vs. 治療法 C の比較を行うことができる。ただし，各研究間での一致性（consistency）があることが統合の前提となるため，研究間の不一致性（inconsistency）を検定で評価する必要がある。ネットワークプロットを用いれば，視覚的に各研究のサンプルサイズと研究数が理解できる。

　近年，薬物の増加に伴い各分野でのネットワーク・メタアナリシスの文献は増加している傾向があり，医療者はその手法を十分に理解して結果の解釈を行う必要がある。

第3章 安全管理：母体編

Q76 産科危機的出血の止血に，子宮内バルーンタンポナーデは有効か？

メタアナリシス

Uterine balloon tamponade for the treatment of postpartum hemorrhage：a systematic review and meta-analysis.

Suarez S, Conde-Agudelo A, Borovac-Pinheiro A, et al.
Am J Obstet Gynecol 2020；222：293.e1-52.

目的

産科出血の治療では，患者の重症度によって低侵襲な処置から選択されることが多い。中でも子宮内バルーンタンポナーデ（uterine balloon tamponade：UBT）は侵襲が小さく，最小限の医療資源しか要さないことから世界各国で広く用いられている。本研究では，産科危機的出血の止血に，子宮内バルーンタンポナーデの有効性を検証した。

方法

本研究は PRISMA 声明に従い，システマティック・レビューとメタアナリシスが行われた。文献検索は PubMed，MEDLINE，Embase，POPLINE，Web of Science，African Index Medicus，LILACS/BIREME，Cochrane Library，Google Scholar を用いて 2019 年 8 月 31 日に行われた。文献の種類は RCT，前向き介入研究，症例対照研究を対象とし，分娩後の産科出血患者を対象とした。主要アウトカムは UBT による止血成功率とした。

結果

計 4,729 人の産褥婦人含む，91 の研究が選択基準に合致し，そのうち 7 の研究が RCT で，15 の研究が非ランダム化前向き介入研究，69 の研究がケースシリーズだった。UBT による止血成功率は 85.9％［95％CI 83.9 to 87.9％］であり，出血の原因疾患別の止血成功率の検証では，弛緩出血（87.1％），前置胎盤（86.8％）の順で成功率が高く，癒着胎盤（66.7％）や retained products of conception（RPOC）（76.8％）では成功率が低かった。また，分娩様式による分類では経腟分娩（87.0％）が帝王切開（81.7％）より成功率が高かった。また，UBT に起因する合併症率は総じて低かった。

結論

UBT は，産科出血時の止血に有効であり，止血率は総じて高かった。

Editorial comments

本研究は，産科出血時の止血で最も一般的な処置である，子宮内バルーンタンポナーデに焦点を置いたシステマティック・レビューである。腹腔内に出血を起こす重度の産道裂傷や子宮破裂以外のすべての産科出血で一定の効果を発揮する UBT は，日本でもさまざまな医療機関で用いられている。低侵襲，短時間で処置が終わる UBT は，産科出血発生時に早急に対応が可能，かつ一次止血を得られる可能性が高い。ただし，分娩後早期に UBT を使用してもその後重度の産科出血を予防する効果はなかったとする RCT の報告もあるため，分娩後にルーチンで使用することは推奨されない[1]。

本研究の limitation でも記載されているが，本研究は RCT と非 RCT を採用したうえで，総説的な

review になっている点は問題である。アウトカムは研究種類ごとに解析はしているが，研究間の異質性が高い点には注意が必要である。

　著者らの施設では，子宮内バルーンタンポナーデの他に，子宮内ガーゼパッキング（uterine gauze packing：UGP）も使用している。UBT は，子宮内でバルーンが移動してしまい，圧迫止血点を有効に圧迫できないことがあるため，より広範に子宮内を圧迫したい場合にはガーゼパッキングが優れていると考える。ただし，UBT と UBP の有効性を比較した研究は少なく[2]，今後のさらなる臨床研究が必要であると考える。

●参考文献
1）Rozenberg P, Sentilhes L, Goffinet F, et al. Efficacy of early intrauterine balloon tamponade for immediate postpartum hemorrhage after vaginal delivery：a randomized clinical trial. Am J Obstet Gynecol 2023；229：542.e1-14.
2）Abul A, Al-Naseem A, Althuwaini A, et al. Safety and efficacy of intrauterine balloon tamponade vs uterine gauze packing in managing postpartum hemorrhage：A systematic review and meta-analysis. AJOG Glob Rep 2023；3：100135.

出血リスクの高い帝王切開で，術中の自己血回収は有効か？

メタアナリシス

Intraoperative Cell Salvage for Women at High Risk of Postpartum Hemorrhage During Cesarean Section：a Systematic Review and Meta-analysis.

Obore N, Liuxiao Z, Haomin Y, et al.
Reprod Sci 2022；29：3161-76.

目的
　前置胎盤や癒着胎盤など，帝王切開の術中に多量出血が見込まれる患者では，術中に迅速な輸液・輸血管理を要する。同種血輸血は安全性の問題やコストが高いため，近年自己血輸血が注目されており，中でも術中自己血回収装置（intraoperative cell salvage：IOCS）は1990年代後半から産科手術においても使用されるようになってきた。しかし，帝王切開時のIOCSの潜在的な有益性はエビデンスに乏しいため，本研究ではシステマティック・レビューおよびメタアナリシスを用いて有益性と安全性を分析した。

方法
　システマティック・レビューとメタアナリシスは，PRISMA声明に従い施行された。文献検索はPubMed, China National Knowledge Infrastructure（CNKI）, China Scientific and Technical Papers and Citation Database（CSTPCD）, Wangfang, Google Scholarを用いた。患者選択基準は，前置胎盤や癒着胎盤などの術中輸血リスクの高い帝王切開において，IOCSを用いた研究，またはサルベージした血液を再輸血した研究のみを対象とした。文献選択基準は，総説，症例報告，ケースシリーズ以外のすべての研究を対象とした。バイアスリスクはNewcastle-Ottawaスケールを用い，GRADEでエビデンスの質を評価した。

結果
　文献レビューの結果，計5,872人（IOCS群2,989人，非IOCS群2,883人）の患者を含む24件（RCT 11件，観察研究13件）の研究がメタ解析に組み入れられた。全24件中，18件の研究で白血球除去フィルターが用いられていた。18の研究では，ヘモグロビン，ヘマトクリット値が報告されており，メタアナリシスではヘモグロビンは標準化差0.39［95% CI 0.20 to 0.60］（$p<0.001$, $I^2=86.5\%$）でIOCS群が高く，ヘマトクリット値も標準化差0.79［95%CI 0.37 to 1.20］（$p<0.001$, $I^2=92.5\%$）でIOCS群が高かった。また，IOCSに伴う重篤な合併症は増加させなかったが，同種血輸血は輸血関連有害事象を増加させた（RR1.81［95%CI 1.24 to 2.62］$p=0.002$）。在院日数は，標準化差−0.59［95%CI −0.98 to −0.19］（$p=0.004$）でIOCS群が短かった。

結論
　IOCSの使用は，出血リスクの高い帝王切開において有効かつ安全であることが示唆された。

Editorial comments
　IOCSは手術野から血液を回収し，自己血として患者に返血する手法であり，産科領域でも報告は

散見され，本研究のようなシステマティック・レビューが可能となった。ただし，術野から回収した血液を洗浄，返血するには専門知識のあるスタッフも必要であり，日本でもすべての施設で使用できるわけではない。また，帝王切開時のIOCSの使用で懸念される問題として，母体血への羊水成分の混入による羊水塞栓症の発症リスクは考慮する必要がある[1]。アメリカ産科婦人科学会（The American College of Obstetricians and Gynecologists：ACOG）は，近年の回収血の洗浄技術の向上を鑑みて，癒着胎盤の手術時に使用することを考慮する，としているが，積極的な推奨には至っていない[2]。IOCSで羊水塞栓症のリスクが向上するというエビデンスもまた乏しいが，使用する際には注意を要するものを思われる。また，術野が感染している症例では使用は禁忌である。

　IOCSを用いるメリットとしては，①同種血輸血の総投与量を減らし医療コストを削減する，②同種血輸血による感染リスクを低減する，2点が挙げられる。本研究では，②については解析しているが，①の総輸血量については検討できていない。おそらくは各研究の異質性が高い，もしくは同種血輸血量の記載が乏しく統合ができなかったのだろうが，これらのエビデンスの蓄積は今後も必要である。

● 参考文献
1）Tamura N, Farhana M, Oda T, et al. Amniotic fluid embolism：Pathophysiology from the perspective of pathology. J Obstet Gynaecol Res 2017；43：627-32.
2）Obstetric Care Consensus No. 7：Placenta Accreta Spectrum. Obstet Gynecol 2018；132：e259-75.

Q78 分娩後の積極的な出血予防の介入は，産後出血を予防するか？

ランダム化比較試験

Randomized Trial of Early Detection and Treatment of Postpartum Hemorrhage.
Gallos I, Devall A, Martin J, et al.
N Engl J Med 2023；389：11-21.

目的
　産科出血はいまだに世界的には妊産婦死亡の原因の 27％を占めており，World Health Organization（WHO）はエビデンスに基づく分娩管理を発表してきた。しかし，産科出血には，①発見が遅れやすい，②介入が遅れやすい，③医療現場での介入が画一化されていない，という問題がある。これらの問題に対処するため，本研究では分娩後の画一化されたプロトコールを用いて，産科出血の予防効果を検証した。

方法
　経腟分娩患者における分娩後出血に対する臨床介入を評価するために，複数の国を含むクラスターランダム化比較試験を実施した。すべての患者に，産科出血の早期発見と早期治療のための「E-MOTIVE」というプロトコールを実施した。E-MOTIVE は，出血量＞500 mL をトリガーとし，1 分間の子宮底マッサージ，10 単位オキシトシンの点滴静注，トラネキサム酸 1,000 mg の投与，2 本目の静脈路確保，膀胱内空虚を行う。

　すべての対象病院は 7 カ月間のベースライン期間に通常のケアを実施後，1：1 の割合で試験的介入を行うか，通常のケアを行うかに無作為に割り当てられた。参加施設はケニア，ナイジェリア，南アフリカ，タンザニアの二次医療施設を対象とした。

　主要アウトカムは，重症産後出血（出血量 1,000 mL 以上），出血による開腹手術，出血による妊産婦死亡の複合アウトカムとした。副次的アウトカムは，分娩後出血の発見率と，E-MOTIVE の遵守率とした。

結果
　計 80 の二次医療施設で，210,132 人の患者が経腟分娩となり，介入群（E-MOTIVE）と通常ケア群に無作為に割り付けられた。アウトカムの測定が可能であったのは介入群で 99,399 人，通常ケア群で 107,056 人だった。重症産科出血（≧1,000 mL）が発生したのは，介入群では 1.6％の通常ケア群では 4.3％であった（RR 0.40 [95%CI 0.32 to 0.50] p＜0.001）。妊産婦死亡は介入群 17 人，通常ケア群 28 人であり，有意差は認めなかった（RR 0.73 [95%CI 0.40 to 1.31]）。産後出血は介入群では 93.1％，通常ケア群では 51.1％で検出され（ハザード比 1.58 [95%CI 1.41 to 1.76]），E-MOTIVE はそれぞれ介入群で 91.2％，通常ケア群で 19.4％が使用されていた。その他，開腹手術等は症例数が少なく，比較には限界があった。

結論
　経腟分娩を行った患者において，分娩後出血の早期発見と治療プロトコールの使用により，重症分娩後出血，出血による開腹手術，出血による死亡の複合のリスクが通常の治療よりも低下した。

Editorial comments

　本研究は，分娩後の治療プロトコールを定め，産後出血の予防に効果を示した大規模な RCT であり，分娩後出血予防のルーティーンにエビンデスを示したものである。特に，医療資源の乏しい発展途上国でも利用可能なように物資を最小限にし，産科出血の早期発見，早期治療に主眼を置いて，良好なアウトカムを示せた点は大変な評価に値する。産科出血では，総出血を過小評価する傾向があることが知られているが[1]，本研究では分娩時に専用のドレープを用い，出血量の把握を極力正確にするよう努めている点も評価できる。ただし，文献中にも研究の限界として触れられているが，元々周産期死亡率が極めて低い先進国で本研究結果をそのまま一般化することは難しく，E-MOTIVE の外的検証を行う必要がある点は問題である。

●参考文献

1）Duthie SJ, Ven D, Yung GL, et al. Discrepancy between laboratory determination and visual estimation of blood loss during normal delivery. Eur J Obstet Gynecol Reprod Biol 1991；38：119-24.

2 産科危機的出血

2 輸血用血液製剤など

金子 恒樹

Q79 産科出血時の輸血は，いつ，どのようにするべきか？

総説

When and how should I transfuse during obstetric hemorrhage?
Waters JH, Bonnet MP.
Int J Obstet Anesth. 2021；46：1-6.

背景
　アメリカ疾病管理予防センターによると，1993年から2014年の間に輸血を必要とする産科出血は10万件あたり7件から40件近くに増加している。また産科出血に対する輸血の50％以上がリスク因子のない女性に行われている。

疫学
　近年，アメリカ[1]やカナダ，スウェーデンなどの先進国で，輸血を伴う重症な分娩後出血（postpartum hemorrhage：PPH）の報告が増えている。

危険因子
　ノルウェーからの報告[2]では，輸血を伴う重症PPHの危険因子は，生殖補助医療，多胎妊娠，子宮腺筋症，妊娠高血圧腎症（HELLP症候群を含む），妊娠性貧血，抗凝固薬の使用，重症PPHの既往，分娩時間の延長（12時間以上），器械分娩と報告されている。

適合輸血オーダー
　PPHの原因として最も多いのは，子宮弛緩出血が多い。2010年のCalifornia Maternal Quality Care Collaborative（CMQCC）からの報告[3]では，産科出血のリスクを臨床的・生物学的リスク因子に基づき3つに層別化し，リスクが高いほど輸血リスクが増加すると示している。リスクの層別化は輸血の検査や準備に有用であろう。自己抗体で問題になる抗体は抗RH1（D）抗体，抗RH4（c）抗体，抗KELL1（Kell）抗体であり，適合する輸血をするのが理想である。しかし，緊急時にはクロスマッチを行っていなくても，輸血を遅らせるべきではない。赤血球抗体を有していれば，適合する製剤を入手可能か事前に確認するべきである。まれな血液型の場合は，鉄剤によりヘモグロビン値を上昇させ，腎機能異常があれば遺伝子組み換えエリスロポエチンを考慮する。

活動性出血の急性管理
　この20年で，ダメージコントロール蘇生という考えが生まれた。これは重症外傷に伴う死の三徴（凝固障害，アシドーシス，低体温）に対して考えられ，迅速に輸血するために大量輸血プロトコール（massive transfusion protocol：MTP）という概念が生まれた。

①比率に基づく輸血
　比率に基づく輸血とは，赤血球，血漿，血小板を全血に近い比率で輸血することである。これは，産科出血を含む多くの分野で行われていたが，近年はその有用性がないとする報告もある[4,5]。ま

た，血漿投与量が多いと，合併症のリスクが増加するという報告もある。Nascimento らは，重症外傷患者において比率に基づく輸血よりも，検査データに基づく輸血の方が，生存率が高いことを報告している[6]。

②フィブリノゲン

フィブリノゲン濃度が低いほど重症な出血と関連するが，2020 年の系統的レビューでは[7]，早期のフィブリノゲン投与が出血の転帰に影響を及ぼすというエビデンスは不十分とされている。

Point of Care（POC）と一般検査の比較

POC は従来の検査室に比べて，所要時間を大幅に短縮し，ほぼリアルタイムに管理の指標とすることができる。血液凝固分析装置として，ROTEM® や TEG6s® などの機器がある。産科出血において，輸血量の減少，子宮摘出の減少，入院期間や ICU 滞在期間の減少や，分娩後の循環への過負荷の減少が報告されている。

自己輸血

かつて，回収式自己血輸血は，産科出血において禁忌とされていた。しかしその後，産科における回収式自己血輸血の使用に関する安全性が報告されている[8]。最新の回収式自己血輸血装置では，産科出血での使用は禁忌ではない。

輸血が不可能な場合

エホバの証人のように輸血ができない患者では，産科では管理が困難な場合がある。このような妊婦においては，分娩前に鉄補充が大切である。妊婦によっては，クリオプレシピテート，アルブミン，遺伝子組み換え第Ⅶa 因子製剤，自己血を受け入れる者もいるため，事前に十分に話し合い，輸血や代用品に対する同意を推奨する。

結語

PPH は予期されないことが多いので，妊婦は十分な備えのある病院で分娩すべきである。可能であれば，POC によって輸血は行うべきであり，同種輸血への曝露を最小限にするため，自己血輸血が推奨される。

Editorial comments

産科出血時の輸血に関する総説である。以前は MTP により 1：1：1 輸血が推奨されていたが，ROTEM® や TEG6s® の機械により早期に検査結果が分かるようになったため，POC 検査により必要な輸血製剤を使用するのが大切であろう。また，わが国ではあまりみないが，回収式自己血輸血にも今後期待される。

●参考文献
1) Kramer MS, Berg C, Abenhaim H, et al. Incidence, risk factors, and temporal trends in severe postpartum hemorrhage. Am J Obstet Gynecol 2013；209：449.el-449.e7.
2) Nyfløt LT, Sandven I, Stray-Pedersen B, et al. Risk factors for severe postpartum hemorrhage a case-control study. BMC Pregnancy Childbirth 2017；17：17.
3) Bingham D, Main EK. Effective implementation strategies and tactics for leading change on matemity units. J Perinat Neonatal Nurs 2010；24：32-42.
4) Holcomb JB, Tilley BC, Baraniuk S, et al. Transfusion of plasma, platelets, and red blood cells in a 1：1：1 vs a 1：1：2 ratio and mortality in patients with severe trauma：the PROPRP randomized clinical trial. JAMA 2015；313：471-82.

5）Mesar T, Larentzakis A, Dzik W, et al. Association between ratio of fresh frozen plasma to red blood cells during massive transfusion and survival among patients without traumatic injury. JAMA Surg 2017；152：574-80.

6）Tapia NM, Chang A, Norman M, et al. TEG-guided resuscitation is superior to standardized MTP resuscitation in massively transfused penetrating trauma patients. J Trauma Acute Care Surg 2013；74：378-85.

7）Zaidi A, Kohli R, Daru J, et al. Early use of fibrinogen replacement therapy in postpartum hemorrhage-a systematic review. Transfus Med Rev 2020；34：101-7.

8）Liumbruno GM, Liumbruno C, Rafanelli D. Intraoperative cell salvage in obstetrics：is it a real therapeutic option? Transfusion 2011；51：2244-56.

産科出血における大量輸血プロトコールの理論と実際の違いは？

後方視観察研究

Massive Transfusion Protocols in Obstetric Hemorrhage : Theory versus Reality.
Salmanian B, Clark SL, Hui SKR, et al.
Am J Perinatol 2023 ; 40 : 94-8.

目的

元来，大量輸血プロトコール（massive transfusion protocol：MTP）は，検査結果がすぐに評価できない戦場での外傷への対応から生まれたものであるが，最近では，適切な検査ができる環境でも MTP が有効であることが示されている。しかし，MTP で管理された産科出血症例での最終的な輸血製剤量や，検査評価後に輸血を調整することの有効性に関する報告はほとんどない。

方法

年間分娩数 6,000 件を超える，レベル 4 の母子周産期センターである Texas Children's Hospital において，2014 年 1 月～2020 年 1 月までに MTP が発動した全症例を，後方視的に調査した。ここでの MTP は，初回に赤血球，新鮮凍結血漿，血小板を 4：2：1 の割合で投与することとなっている。産科出血の原因，輸血製剤量，晶質液量，静脈血栓症，肺水腫，再手術または再入院，感染，腎障害，播種性血管内凝固，母体死亡などが調べられた。また，出血のコントロールがきかず，推定出血量が 1,500 mL 以上で MTP が発動された。

結果

期間中，62 人が MTP を受け，そのうち 97％が輸血をされていた。実際の輸血製剤の投与量は，MTP の推奨比率とは明らかに異なっていた。平均妊娠週数 34 週（±4 SD），経腟分娩 13 例（21％），帝王切開 49 例（79％），すべての症例で子宮収縮薬は投与されていた。8 例で合併症があり，感染症（10％）が一番多かった。母体死亡はなく，全例が後遺症なく退院した。血漿製剤/赤血球比，血小板/赤血球比は，研究期間中あまり変わらなかった。

結論

産科大量出血の初期管理に，決められた輸血製剤使用比の MTP は有用であり，迅速検査ができなければ，出血が止まり循環動態が安定するまで継続するのがよいだろう。しかし，赤血球や凝固能の迅速検査が可能であれば，その結果をもとに対応するのが適切で安全であるだろう。

Editorial comments

産科大量出血ではさまざまな要因が絡んでおり，個々の症例で希釈性凝固障害と消費性凝固障害が入り混じって生じている。フィブリノゲン濃度によって，MTP による製剤比で十分な時もあれば，血漿製剤がさらに必要になることもある。また，血漿製剤の投与量が多いほど合併症に関連してくるという報告[1,2]も散見されることから，検査結果が分かり次第，輸血製剤を調整していくべきであろう。

● 参考文献
1) Inaba K, Branco BC, Rhee P, et al. Impact of plasma transfusion in trauma patients who do not require massive

transfusion. J Am Coll Surg 2010 ; 210 : 957-65.

2) Johnson JL, Moore EE, Kashuk JL, et al. Effect to blood products transfusion on the development of postinjury multiple organ failure. Arch Surg 2010 ; 145 : 973-7.

Q81 トラネキサム酸で経腟分娩後出血は，予防できるか？

ランダム化比較試験

Tranexamic Acid for the Prevention of Blood Loss after Vaginal Delivery.
Sentilhes L, Winer N, Azria E, et al.
New Eng J Med 2018；379：731-42.

目的

分娩直後の子宮収縮薬の予防投与が，分娩後出血（postpartum hemorrhage：PPH）を減らす唯一の方法として，すべての女性に推奨されている．近年，WOMAN 試験[1]において，トラネキサム酸が産後出血において安全かつ有用であると報告された．しかし，経腟分娩後の出血に対する予防効果のエビデンスは弱い．

方法

対象は 18 歳以上，単体妊娠，妊娠 35 週 0 日以降で経腟分娩を予定している妊婦，フランスの 15 の産科病棟のある病院でリクルートされた．血栓症のリスク，止血困難の予想，てんかん既往がある女性などは除外された．

妊婦はランダムに，トラネキサム酸 1 g 投与群と生理食塩液投与群へ無作為に分けられた．妊婦も医師も，どちらか分からないように盲検化された．分娩後，2 分間で予防的にオキシトシンを静脈内投与し，臍帯をクランプした後にトラネキサム酸か生理食塩液を 30～60 秒かけて，ゆっくりと静脈内投与された．分娩後出血を測定するために，目盛付きバッグを分娩直後に経腟的に留置し，少なくとも 15 分間，そして分娩介助者が出血は止まったと判断するまで留置された．有害事象はすべての女性で退院するまで，そして分娩 3 カ月後には電話インタビューによって評価された．

主要アウトカムとして，バッグで測定した出血が 500 mL 以上を産後出血とした．副次アウトカムとして，測定バッグ除去時に 500 mL 以上の出血と 1,000 mL 以上の出血の発生率，医療従事者が臨床的に判断した PPH 発生率，総出血量，子宮収縮剤の追加投与，輸血，動脈塞栓術や外科的処置，循環動態，ヘモグロビン値（分娩前と分娩 2 日後）とした．その他，悪心・嘔吐，羞明，めまい，凝固能，血算，生化学検査，産後の血栓症，けいれん，腎障害など 3 カ月以内の予期せぬ有害事象が調査された．また，分娩 2 日目に患者満足度と，2 カ月後にエジンバラ産後うつ質問票（EPDS）を行った．

結果

トラネキサム酸群 1,945 人，生食群 1,946 人が対象となった．2 群間での背景や分娩管理に有意差はなかった．分娩後出血（測定バッグでの 500 mL 以上）は 2 群間有意差なかった（トラネキサム酸群 156/1,921 人（8.1%），生食群 188/1,918 人（9.8%），p＝0.07）．分娩様式，分娩後出血の既往，会陰切開の有無，産後出血のリスク因子の有無によるサブグループ解析によっても有意差はなかった．臨床的な判断による PPH はトラネキサム酸群で低かった．

悪心・嘔吐はトラネキサム酸群で多かったが，重症例はなかった．その他有害事象は，両群で差はなかった．また，母親の満足度や EPDS スコアも差がなかった．

結論

予防的オキシトシンを投与された経腟分娩後に，トラネキサム酸を使用しても 500 mL 以上の分娩後出血の発生率を低くすることはなかった．

Editorial comments

　本論文では経腟分娩後の出血予防のためのトラネキサム酸の使用に関して，効果はなかったが，2015年のNovikiaらのメタアナリシスによると，400–500 mL以上の出血とされる分娩後出血は，トラネキサム酸を投与した方が低かったと報告されている[2]。本論文では，サブグループ解析をするだけのサンプル数が足りなかったことや，医療者の判断による臨床的な分娩後出血は，トラネキサム酸投与の方が少なかったとしている点があることなどから，さらなる大規模な検証が望まれる。

●参考文献

1）WOMAN Trial Collection. Effect of early tranexamic acid administration on mortality, hysterectomy, and other morbidities in woman with post-partum hemorrhage（WOMAN）: an international, randomized, double-blind, placebo-controlled trial. Lancet 2017 ; 389 : 2105-16.

2）Novikova N, et al. Tranexamic acid for preventing postpartum hemorrhage. Cochrane Database Syst Rev 2015 ; 6 : CD007872.

トラネキサム酸で帝王切開分娩後出血は，予防できるか？

ランダム化比較試験

Tranexamic Acid for the Prevention of Blood Loss after Caesarea Delivery.
Sentilhes L, Sénat MV, Le Lous M, et al.
New Eng J Med 2021；384：1623-34.

目的

トラネキサム酸は，分娩後出血による出血関連死亡を低下させる（WOMAN試験）ことから，分娩後出血に対して世界的に推奨されている。しかし，帝王切開における予防効果はわかっていない。

方法

対象は18歳以上，34週以降の単体または多胎妊娠で，帝王切開を受ける妊婦を対象とし，フランスの27の病院でリクルートされた。血栓症リスク，出血リスク，てんかん既往，分娩前ヘモグロビン値が9 g/dL以下の女性は除外された。

児出生後3分以内に，子宮収縮薬を投与し，臍帯クランプしたのち，トラネキサム酸1 gまたはプラセボを30秒から60秒かけて投与された。

主要アウトカムは，推定1,000 mL以上の出血，2日以内に赤血球輸血を受けた分娩後出血とした。推定出血量は，推定血液量×（術前－術後ヘモグロビン値）÷術前ヘマトクリット値で計算した。副次アウトカムは，臨床転帰（子宮収縮剤の追加など），採血結果，有害事象，満足度，エジンバラ産後うつ質問票（EPDS）とした。

結果

トラネキサム酸群2,222人，プラセボ群2,209人が対象となった。2群間での背景や分娩後管理に有意差はなかった。

推定出血量が1,000 mL以上の分娩後出血は，トラネキサム酸群556人/2,086人（26.7%），プラセボ群653人/2,067人（31.6%）であり，トラネキサム酸群で少なかった（p=0.003）。その他，臨床的な出血に関する事象（子宮収縮剤の追加，輸血など）には，群間差はなかった。ヘモグロビン値とヘマトクリット値の減少率は，トラネキサム酸群で有意に少なかった。有害事象として，悪心や嘔吐はトラネキサム酸群で多く，血栓症の発生に群間差なかった。

結論

帝王切開で胎児娩出直後にトラネキサム酸1 gを投与すると，1,000 mL以上の出血や分娩2日以内の輸血の発生率を減少させるが，出血に関する二次的な臨床転帰は減少させなかった。

Editorial comments

2016年にトラネキサム酸の分娩後出血に対する予防投与に関しての系統的レビュー[1]があり，それでは確固たるエビデンスはないとされている。しかし，それぞれの研究のサンプル数が少なく，分娩様式の統一がなかったり，また統計の信頼性が低かったりと，エビデンスに乏しかった。本論文では，多施設で4,000人以上を対象としており，トラネキサム酸予防投与の効果への信頼性は高いと思われる。出血による二次的な臨床的な転機に関しては，群間差がなかったとしているが，出

血量が少なく赤血球輸血をする症例が少なければ，臨床的な意義はあると考える。

●参考文献

1）Ker K, Shakur H, Roberts I. Does tranexamic acid prevent postpartum hemorrhage? A systematic review of randomized controlled trials. BJOG 2016 ; 123 : 1745-52.

重症分娩後出血の臨床管理における，遺伝子組み換え第Ⅶa因子の役割は？

コンセンサス・ステートメント

Role of recombinant factor Ⅶa in the clinical management of severe postpartum hemorrhage: consensus among European experts

Surbek D, Blatný J, Wielgos M, et al.
J Matern Fetal Neonatal Med 2024；37：2332794.

背景

WHOによると，分娩後出血（postpartum hemorrhage：PPH）は，依然として世界の妊産婦死亡の主な原因であり，妊産婦死亡の27%を占めている。このうち死亡の20%は，低所得国で発生している。死亡の50%は適切な管理によって予防できる可能性があり，世界的な保健上の重要なことである。重症PPHにおける遺伝子組み換え第Ⅶa因子（rFⅦa）は，有効性と安全性に関するデータが不足しておりコンセンサスが得られてない。しかし最近，EMA（欧州医薬品庁）が重症PPHの適応でrFⅦaを承認した。

方法

8人の産婦人科医と1人の3次周産期センターで重症PPHの治療経験が豊富な血液専門医の9人によって事前に作成され，その後の検討から麻酔科医と産科医が加わった。現在発表されている国際的なガイドラインでは，ほとんどのガイドライン（26/29個）で，推奨（最終手段を含む）されていた。

rFⅦaの投与

標準投与量は60-90μg/kg。最適な投与環境として，体温35℃以上，アシドーシスがない（pH＞7.2），フィブリノゲン値＞100-200 mg/dL，血小板数＞50,000/mm^3，である。

効果と安全性

生命を脅かす出血を改善する可能性がある。重症PPHにおける新たなデータによると，rFⅦaは動静脈血栓症のリスクを増加させるエビデンスはない[1]。また，投与後には特別な検査やモニタリングは必要ない。

表1 rFⅦaの投与のタイミング

経腟分娩後	すべての第一選択薬（子宮収縮薬，トラネキサム酸）や産科的止血手技を施行したにも関わらず，まだ出血している場合にrFⅦa投与を考慮する。
帝王切開中	外科的止血が困難な場合に，動脈塞栓術や子宮摘出術前にrFⅦa投与を考慮する。
帝王切開後	閉腹後にも関わらず持続した出血が明らかな場合は，動脈塞栓術とともにrFⅦa投与を考慮する。しかし，重症な貧血や循環動態の不安定症例では，遅滞なく再開腹術を施行すべきである。
分娩一次施設	PPH患者を高次医療施設に搬送する際に，搬送準備をしている間にrFⅦaの投与を考慮する。しかし，rFⅦaを投与することで，患者の搬送準備や他の治療（子宮収縮第二選択薬や子宮内バルーン）の実施が遅れてはいけない。
子宮摘出術中	止血が困難な場合に，他の標準的治療とともにrFⅦaの投与を考慮する。また投与する際は，rFⅦaの最適な効果が得るために必要なら血小板とフィブリノゲンを輸血する。

結論

　重症 PPH の管理アルゴリズムに rFⅦa の使用を入れることを推奨する。新しいデータでは血栓症リスクや安全性に関する懸念は認められず，また rFⅦa を早期に投与するほど効果がある可能性が高い。

Editorial comments

　重症 PPH に対する rFⅦa の使用は適応外であることが多いが，EMA は適応を承認した。有効性に関しては信頼性があるが，安全性に関するエビデンスが不明瞭のため，各国ガイドライン等でも積極的な推奨ではなく，最終的な手段としての使用となっているのが現状である。わが国の報告[2]では，25 例中 24 例で軽快退院している。また 3 例で血栓症を合併したが，いずれも無症候性であった。重症 PPH で rFⅦa を投与するのであれば，血小板やフィブリノーゲンが減少し過ぎる前に，早期の段階で投与する方が効果も大きいのではないかと考える。輸血資源にも限りがあるため，このような輸血に代わる代用薬は重要である。臨床における rFⅦa の更なる報告が期待される。

●参考文献

1) Committee for Medical Products for Human Use(CHMP). CHMP extension of indication variation assessment report（EPAR）; 2022（cited 2022 Apr 22). Procedure No. EMEA/H/C/000074/Ⅱ/0116.

2) Kobayashi T, Nakabayashi M, Yoshioka A, et al. Recombinant activated factor Ⅶ（rFⅦa/NovoSeven®）in the management of severe postpartum haemorrhage : initial report of a multicentre case series in Japan. Int J Hematol 2012 ; 95 : 57-63.

Q84 産科大量出血における人工赤血球の有効性は？

動物実験

Efficacy of resuscitative infusion with hemoglobin vesicles in rabbits with massive obstetric hemorrhage.

Yuki Y, Hagisawa K, Kinoshita M, et al.
Am J Obstet Gynecol 2021；224：398.e1-398e11.

背景

産科大量出血はいまだに予測が困難であり，低リスク妊婦でも突然起こりえる。初期治療として早期の輸血療法は効果的だが，小規模な産科診療所や助産所では迅速に準備することが難しい。そのため，産科大量出血の初期治療として代用血液は有用である。

代用血液の一つであるヘモグロビンベジクル（HbVs）は，精製ヘモグロビンを内包したリポソームで構成されており，遊離 Hb の放出を防ぎ，一酸化窒素（NO）の血管収縮関連の合併症を回避する[1]。これまでの動物実験で，出血性ショックに対する HbVs の有効性は報告されている[2,3]。HbVs は 2 年以上保存でき，血液型も関係なく使用できる特徴がある。これまで動物実験において，産科大量出血モデルでの HbVs の検討はないため，本研究では産科大量出血モデルにおいて，HbVs の有効性を検討した。

方法

妊娠 28 日目のニュージーランドウサギを使用した。全身麻酔下で大腿動静脈ラインを確保した後，開腹して子宮間膜の右動静脈を根部付近で切断した。切断から 60 分間，5 分毎に出血量を測定し等量の補液を 3 群（HbVs 群：ヘモグロビンベジクルと 25％アルブミンを 4：1 で混合したもの，RBC 群：RBC と FFP を 1：1 で混合したもの，アルブミン群：5％アルブミン）に分けて行った。循環動態，動脈血液ガス分析，乳酸値，血算，凝固能を経時的に観察し，60 分間の総出血量と 24 時間の生存率を比較した。

結果

HbVs 群 5 例，RBC 群 5 例，アルブミン群 6 例であった。HbVs 群と RBC 群は，平均動脈圧 50 mmHg 以上を維持したが，アルブミン群は 40 mmHg 以下まで低下した。HbVs 群と RBC 群は 8 時間以上生存した。しかし，アルブミン群はすべて 8 時間以内に死亡した。HbVs 群と RBC 群は Hb 濃度 9.0 g/dL を維持した一方で，アルブミン群は重度の貧血（Hb 2.0 g/dL）となった。乳酸値は，アルブミン群では出血 60 分後には 6.4 mmol/L と上昇したが，HbVs 群と RBC 群では上昇しなかった。

結論

HbVs は，産科大量出血における初期治療として効果的である可能性が示唆された。

Editorial comments

人工赤血球である HbVs は，ヒト廃棄輸血からヘモグロビンを抽出・精製して作られ，常温で長期保存可能，血液型関係なく使用可能，感染リスクがないなどの特徴も持つ。国内での臨床第一相

試験も 2020 年に実施[4]されており，現在臨床第二相試験の準備段階とのことである。

　本研究では，HbVs 群は FFP も投与されている RBC 群と同様の循環動態や生存率を示しており，わが国での分娩の環境（1 次施設での出産が半数以上）を考慮すると，1 次産科医療施設で産科大量出血に対して，HbVs を備えておくことは有用かもしれない。また同研究グループは，妊娠ウサギで羊水塞栓症モデルを作成し，血小板代替物を用いた研究も報告[5]しており，人工輸血製剤の実用化に向けてさらなる研究が期待される。

●参考文献

1）Sakai H, Sato A, Sobolewski P, et al. NO and CO binding profiles of hemoglobin vesicles as artificial oxygen carriers. Biochim Biophys Acta 2008；1784：1441-7.

2）Hagisawa K, Kinoshita M, Takase B, et al. Efficacy of resuscitative transfusion with hemoglobin vesicles in the treatment of massive hemorrhage in rabbits with thrombocytopenic coagulopathy and its effect on hemostasis by platelet transfusion. Shock 2018；50：324-30.

3）Sakai H, Horinouchi H, Tsuchida E, et al. Hemoglobin vesicles and red blood cells as carriers of carbon monoxide prior to oxygen for resuscitation after hemorrhagic shock in a rat model. Shock 2009；31：507-14.

4）Azuma H, Amano T, Kamiyama N, et al. First-human phase 1 trial of hemoglobin vesicles as artificial red blood cells developed for use as a transfusion alternative. Blood Adv 2022；6：5711-15.

5）Kaneko K, Hagisawa K, Kinoshita M, et al. Early treatment with Fibrinogen γ-chain peptid-coated, ADP-encapsulated Liposomes（H12-(ADP)-liposomes）ameliorates post-partum hemorrhage with coagulopathy caused by amniotic fluid embolism in rabbits. AJOG Glob Rep 2023；3：100280.

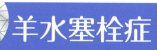

羊水塞栓症

秋永 智永子

羊水塞栓症の発症早期の管理方針は？

クリニカル・オピニオン

Amniotic fluid embolism：principles of early clinical management.
Pacheco LD, Clark SL, Klassen M, et al.
Am J Obstet Gynecol 2020；222：48-52.

はじめに

羊水塞栓症（amniotic fluid embolism：AFE）の頻度は10万出生あたり1.9-6.1，死亡率は60％と報告されている。AFEは他の産科合併症に似た症状を呈するため，AFEではない症例を除外し，症例報告しやすくするために特定の診断基準が提案され，評価されてきた。AFEはいまだ予測不可能な病態であり，効果的な予防法は近い将来もないだろう。

AFEは，胎児または感染を起源とする異物が母体循環に入り，内因性の炎症性メディエーターが放出され，心血管系と肺機能，血液凝固の活性化に影響すると考えられている。特定の治療法により，母児の生存が向上したことを示すデータはない。ここでは筆者らが推奨する，AFEの初期急性期管理への論理的なアプローチを記す。

心停止

AFEではしばしば心停止が生じるため，初めの迅速な対応は，質の高い心肺蘇生（cardiopulmonary resuscitation；CPR）である。ほとんどのAFEは，妊娠第3三半期に発生し，迅速に器械分娩で児を娩出する。数分以内に循環回復しない場合は，死戦期帝王切開の準備をするべきである。

肺高血圧と心不全の評価と管理

心拍再開した患者の多くは，endothelin-1のような全身性血管収縮物質による，肺血管抵抗の急激な増大により，右心不全を呈する。右心不全を同定するうえで，簡便で信頼性の高い経胸壁心エコー（transthoracic echocardiogram：TTE）を可及的迅速に行うことを推奨する。肺高血圧が同定されれば，右室機能改善に向けた治療を開始する。

血液凝固障害の管理

AFE関連の血液凝固障害は，組織因子に誘導される第Ⅶ因子によって生じる。治療には血液製剤が必要であるが，急性右心不全があるため，過剰な輸液負荷は避けるべきである。凝固障害の臨床兆候のあるAFEには，赤血球：新鮮凍結血漿：血小板製剤を1：1：1で投与することを推奨する（輸血過剰が懸念される場合は，クリオプレシピテートで血漿フィブリノゲンを150-200 mg/dL以上に保つ）。最近は，血液粘弾性試験をガイドに，輸血することで生存率向上や輸血量を減らせることを示唆するエビデンスが出ている。血液粘弾性試験は，輸血では是正できず，トラネキサム酸のような薬剤投与を必要とする凝固異常を同定できる可能性がある。

体外式膜型人工肺（ECMO）

　AFE への有効性は不確定であるが，10 分以上の CPR や内科的治療に抵抗性の右心不全症例には考慮されるべきである。ベッドサイドで大腿動静脈にカニュレーションし，右心不全から回復するまでの数日間，呼吸と循環をサポートする。血液凝固障害がある場合は，循環補助のみを適応とし，抗凝固薬の使用なしで開始し，出血リスクが許容可能と判断されてから次第に抗凝固を始めることもあるだろう。

結論

　心停止前後の管理を早期に適切に行うことで，AFE のアウトカムが向上する可能性がある。可能なら産科施設では正式な Advanced Cardiovascular Life Support トレーニングを受け認定された医療従事者がいて，TTE を行えるべきである。TTE と血液粘弾性試験をガイドに massive transfusion protocols を用いることで，AFE の悲惨な予後を改善させるかもしれない。教育とチームトレーニングは有用だろう。

Editorial comments

　前作「ワンランク上の産科麻酔に必要なエビデンス」の内容をアップデートするため，本論文を選んだ。AFE は，いまだ発生を予測できず，致命的な病態であること，迅速な循環と呼吸のサポートと血液凝固障害の治療が AFE の予後改善に必要であることを確認したい。

　AFE の病態生理の発展[1]，免疫学的機序の考察[2]，および実践的な診断と管理[3]など，古典的ではあるが有用な論文もあるため，ぜひとも参考にしていただきたい。

●参考文献
1) Clark SL. Amniotic fluid embolism. Obstet Gynecol 2014；123：337-48.
2) Benson MD. Current concepts of immunology and diagnosis in amniotic fluid embolism. Clin Dev Immunol 2012；2012：946576.
3) Pacheco LD, Saade G, Hankins GDV. Amniotic fluid embolism：diagnosis and management. Am J Obstet Gynecol 2016；215：B16-24.

Q86 羊水塞栓症に対して体外式膜型人工肺は救命効果があるのか？

ケース・シリーズ

Extracorporeal therapies for amniotic fluid embolism.
Viau-Lapointe J, Filewod N.
Obstet Gynecol 2019；134：989-94.

はじめに

AFE は分娩中または分娩直後に発生し，急激な低酸素血症とショックから心肺停止にいたる。右心不全に続き左心不全が生じ，重症 DIC を併発する。死亡率は，最新の集学的治療にも関わらず 19-37％と報告されており，新たな救命戦略を開発しなければならない。ここでは重症 AFE に対する症例報告から，AFE 管理における ECMO の役割を議論する。

症例

2 回経産婦。2 型糖尿病でインスリン治療中，巨大児と羊水過多の適応で，脊髄幹麻酔下に選択的帝王切開術が行われた。児娩出後，急激な呼吸苦に続いて心停止となった。8 サイクルの胸骨圧迫後に自己心拍再開し，その後の心室細動が発生し，除細動が行われた。

重度の低血圧と低酸素血症は，内科的治療に抵抗性であり，経食道心エコー検査で右心室の著明な圧容量過負荷を認めた。以上より，分娩フロアで右大腿静脈と左大腿動脈にカニュレーションを行い，V-A ECMO が導入された。術野からは持続的な出血を認め，患者の腹部は出血により拡張し続けていたため，カニュレーションの位置決定は難しかった。ECMO 導入後は血圧，酸素化ともに安定し，ICU へ移動した。腹腔内出血の持続が疑われ，再開腹したところ，10 L 以上の出血を認めた。その後も状態は安定せず，再々開腹し，肝裂傷を認めて修復した。ECMO からは導入から 48 時間後に離脱したものの，動脈カニュレーション部位の末梢に虚血を認めた。その後，2 度の開腹手術が行われ，軽度の急性腎障害，脳の微小出血を認めた。心臓超音波で，左右の心機能は，形態とともに正常となり，入院から 13 日目に抜管，18 日目に退院した。9 カ月の経過観察で，歩行困難はあるものの，認知機能低下は認めなかった。

考察

MEDLINE と EMBASE で，2018 年 11 月までに，AFE で体外生命維持装置（extracorporeal support：ECS）が導入されたのは 19 症例であった（V-A ECMO 11 例，V-V ECMO 3 例，人工心肺 3 例）。ほとんどが本症例と同様に，帝王切開で児娩出後に突然発症し，急速に心停止へ発展していた。全例で分娩後に ECMO が導入され，中央値 48 時間で離脱していた。生存率は母体 85％，新生児 85％であった。AFE の診断と管理に関するガイドラインには，ECS について短い記載はあるが，①データが少ないこと，②抗凝固療法に伴う出血リスク増大を根拠に，推奨されていない。一方で，ベッドサイドで実施できる点は，ECMO の利点であり，心停止がひっ迫した AFE では，呼吸と循環の補助が必要であるため，ECS の中では，V-A ECMO を選択すべきである。最適な導入時期は明らかではないが，低酸素性脳症の防止と，ECMO に伴う合併症を天秤にかけて考慮しなければならない。V-A ECMO 導入には時間がかかるため，初期治療に抵抗性であれば，すぐに ECMO 導入を考慮すべきである。AFE の 30-80％では DIC を併発し，さらなる出血性合併症を軽減するために，抗凝固薬なしでの ECMO も考慮されうる。その点においても，高流量の VA ECMO が適している。出血が治まった時点で，抗凝固薬を開始すべきである。

本考察には，いくつかのリミテーションがある。まず，過去の報告すべてが，AFE であるとは限らない。国際診断基準を用いて確認したところ，2 例は診断基準に合致せず，別の症例ではデータが欠損していた。また，出版バイアスも AFE に対する ECMO の過大評価につながる。しかし，今後も AFE の治療としての ECMO に関する介入試験が行える可能性は低く，このような観察データが最上のエビデンスであろう。これからか，重症 AFE に対して，迅速な V–A ECMO 導入は救命のための治療となりえる。出血や DIC は，ECMO 導入の絶対禁忌ではない。

Editorial comments

ECMO 施行中の抗凝固薬使用が，重度凝固障害がある産婦の出血を増悪させるとして，Society for Maternal Fetal Medicine は ECMO をルーチンでは推奨しない[1]。しかし，本論文以降も AFE に対して ECMO を用いて救命された症例報告は 13 編出されている[2-14]。全例で ECMO 導入後に出血の程度が増悪していることには注意すべきである。現時点で V–A ECMO では抗凝固薬のルーチン投与が勧められているが[15]，抗凝固薬必要性についてのエビデンスは乏しく，妊娠中に血液凝固系が変化しているうえに AFE を発症した症例にどうすべきか，症例ごとに判断するしかない。

James らは ECMO ハイボリュームセンターであるフランスの大学病院 2 施設において V–A ECMO で救命された AFE（Clark 診断基準による）症例を検証した[16]。その結果，2008 年 8 月から 2021 年 2 月までに 10 例が該当し，DIC 症例，血小板数 50,000/μL 未満，出血が継続している症例で，未分画ヘパリンは投与されていなかった。出血は ECMO の絶対禁忌ではなく，大量出血を治療しながら，患者の状態によっては抗凝固薬なしで V–A ECMO を開始する。その後は血液凝固障害の程度を頻回にモニタリングし，臨床的な止血状況とあわせて投与の必要性を判断するべきである。また，ECMO を導入したが死亡した症例から学ぶことは多いはずだが，症例報告は救命例に限られている。James らの論文では，救命されたものの 3 例が ICU で死亡している（脳死 2 例，多臓器不全 1 例）。残念ながら，死亡例について ECMO 導入時期をはじめとした考察はされていない。今後は死亡例の蓄積も必要である。

●参考文献

1) Society for Maternal-Fetal Medicine（SFFM）. Amniotic fluid embolism：diagnosis and management. Am J Obstet Gynecol 2016；215：B16-24.

2) Sundin CS, Gomez L, Chapman B. Extracorporeal Cardiopulmonary Resuscitation for Amniotic Fluid Embolism：Review and Case Report. MCN Am J Matern Child Nurs 2024；49：29-37.

3) Golzarian H, Mariam A, Shah SR, et al. Amniotic fluid embolism-induced cardiopulmonary collapse successfully treated with combination VA-ECMO and Impella CP. ESC Heart Fail 2023；10：1440-44.

4) Ling Z, Zhang S, Ju H, et al. Unexpected serum phosphorus lost in an amniotic fluid embolism patient. Clin Chim Acta 2023；538：91-3.

5) Wothe JK, Elfstrand E, Mooney MR, et al. Rotational thromboelastometry-guided venoarterial extracorporeal membrane oxygenation in the treatment of amniotic fluid embolism. Case Rep Obstet Gynecol 2022；2022：9658708.

6) Wu Y, Luo J, Chen T, et al. Successful ECMO-assisted open chest cardiopulmonary resuscitation in a postpartum patient with delayed amniotic fluid embolism. Eur J Med Res 2022；27：19.

7) Rasheed W, Tasnim S, Dweik A, et al. A Case of Severe Acute Respiratory Distress Syndrome Secondary to Atypical Amniotic Fluid Embolism. Cureus 2022；14：e28808.

8) Durgam S, Sharma M, Dadhwal R, et al. The role of extra corporeal membrane oxygenation in amniotic fluid embolism：A case report and literature review. Cureus 2021；13：e13566.

9) Ge C, Liu J, Fu Y, et al. A case report of early application of veno-arterial extracorporeal membrane oxygenation in amniotic fluid embolism. Medicine 2021；100：e27896.

10) Adachi M, Adachi T, Fujita T, et al. Venoarterial extracorporeal membrane oxygenation as an early treatment for amniotic fluid embolism with cardiac arrest：A case report. J Obstet Gynaecol Res 2021；47：3374-8.

11) Chiao SS, Sheeran JS. Extracorporeal membrane oxygenation therapy after amniotic fluid embolism with undetectable ROTEM FIBTEM activity：A case report. A A Pract 2020；14：e01349.

12) Baxter FJ, Whippey A. Amniotic fluid embolism treated with inhaled milrinone：A case report. A A Pract 2020；14：1-4.

13) Kim JW, Kim JH, Kim TW, et al. Successful resuscitation by using extracorporeal membrane oxygenation in a patient with amniotic fluid embolism：a case report. J Int Med Res 2020；48：300060520903640.

14) Gitman R, Bachar B, Mendenhall B. Amniotic fluid embolism treated with veno-arterial extracorporeal membrane oxygenation. Case Rep Crit Care 2019；2019：4589636.

15) McMichael ABV, Ryerson LM, Ratano D, et al. 2021 ELSO Adult and Pediatric Anticoagulation Guidelines. ASAIO J 2022；68：303-10.

16) James SA, Klein T, Lebreton G, et al. Amniotic fluid embolism rescued by venoarterial extracorporeal membrane oxygenation. Crit Care 2022；26：96.

Q 87 羊水塞栓症の血液凝固障害を早期に同定する方法は？

後方視的ケースコントロール研究

Consumptive coagulopathy involving amniotic fluid embolism：The importance of earlier assessments for interventions in critical care.

Oda T, Tamura N, Ide R, et. al.
Crit Care Med 2020；48：e1251-9.

目的

Clark による AFE 診断基準では，DIC に加えて，心肺停止か低血圧を伴う呼吸不全とされている。一方，日本の基準では，上記に 1,500 mL 以上の重症出血を加え，どれか一つを満たすことで診断される。日本の診断基準による AFE では，診断範囲が Clark 基準よりも広く，消費性凝固障害が先行するものが散見される。この先行する凝固障害を用いることで，より早期に AFE と診断し，治療介入ができる可能性がある。本研究では，ヘモグロビン（g/L）をフィブリノゲン（g/L）で除した値（H/F 比）が臨床マーカーになりえると考えた。

方法

2003 年に AFE 登録事業が開始され，全国から AFE が疑われた症例の血液検体が，浜松医科大学へ送られた。2009～2017 年に 1,482 症例，1,944 検体が集められ，輸血前に採取された血漿 16 検体のみを本研究で用いた。これらの症例を Clark 基準で診断された群（Clark 群）と日本の基準で診断された非 Clark 群に分類し，血算と凝固の血液データを抽出し，血漿検体でプラスミン-α_2 プラスミンインヒビター複合体（PIC），エラスターゼ XDP（E-XDP），好中球エラスターゼを測定した。さらに 44 例の健常妊婦による測定データとも比較した（コントロール群）。

結果

H/F 比は Clark 群で 60-432（1 例を除き 100 以上），非 Clark 群で 50-182（3 例で 100 以上），コントロール群で 40 以下であった。H/F 比はフィブリノゲン値と負の相関，PT-INR，PIC，D ダイマーと正の相関を示した。H/F 比を 40 未満，40-100，100 以上に分類すると，100 以上では，採血時点での出血量が有意に少なく，ヘモグロビン値が高く，フィブリノゲン値が低く，D ダイマーが高かった。

結論

H/F 比は AFE 初期段階での，消費性凝固障害の重症度を示す臨床的に有用な指標となりえる。H/F 比をもとにした迅速な評価と治療介入により，血液凝固障害の悪化のみならず，続発する突然の心肺機能不全を予防できる症例があるだろう。

● Editorial comments

日本の診断基準による AFE では，突然の心肺機能不全ではなく，重症出血と子宮収縮不良が初発症状となる場合がある。著者らは H/F 比 100 とフィブリノゲン値 150 mg/dL を基準に，凝固因子を補充する戦略を提案している。発症早期の出血量に見合わないフィブリノゲン値低下や，線溶亢進では消費性凝固障害と判断し，凝固因子を補充する戦略は理にかなっていると考えられる。しか

し，H/F 比の閾値やそれに基づいた早期介入が予後に与える影響については，さらなる評価が必要である。

　この研究で H/F 比が用いられたのは，AFE で急激に出血してもヘモグロビン値は維持される一方で，フィブリノゲン値は発症からごく短時間で低下することが挙げられる。これは，AFE において，FDP，D ダイマー，組織プラスミノゲンアクチベーターが上昇し，過線溶がフィブリノゲン値低下を悪化させている症例報告[1,2]があることを根拠としている。このように症例報告での臨床的なアイディアを，研究に繋げることが未来の患者を救うためにも必要である。

●参考文献
1）Yoneyama K, Sekiguchi A, Matsushima T, et al. Clinical characteristics of amniotic fluid embolism：An experience of 29 years. J Obstet Gynaecol Res 2014；40：1862-70.
2）Ratnoff OD, Pritchard JA, Colopy JE. Hemorrhagic states during pregnancy. N Engl J Med 1955；253：97-102.

Q88 産科領域における急性血液凝固障害には，どのような特徴があるのか？

後方視観察研究

Acute obstetric coagulopathy during postpartum hemorrhage is caused by hyperfibrinolysis and dysfibrinogenemia：an observational cohort study.

de Lloyd L, Jenkins PV, Bell SF, et. al
J Thromb Haemost 2023；21：862-79.

目的
　分娩後出血は，止血機能不全によって増悪するが，分娩後出血に関連するデータは付属している。本研究では，分娩後出血における止血機能の変化を調査する。

方法
　対象期間に分娩した11,279例のうち，分娩時出血1,000 mLまたは胎盤早期剥離（早剥），AFE，子宮内出血を疑われた症例を研究対象とした。コントロールは正期産で選択的帝王切開が行われた健康な妊婦37例とし，ルーチンの血液凝固検査と血液粘弾性試験の結果を比較した。出血量＞2,000 mL，早剥やAFE，血液製剤が必要となる凝固障害のリスクが高い症例では，血漿サンプルを追加検査した。検査内容は，血液凝固因子測定，トロンビン形成試験（包括的な止血能），Dダイマーとプラスミン/アンチプラスミン複合体（PAPs：線溶系），Clauss/抗原比（異常フィブリノゲン血症）とした。

結果
　518例が研究対象となった。異常出血が疑われた時点におけるClauss法によるフィブリノゲン値200 mg/dL以下は11/449例で認めた（原因：早剥，外科的出血・産道裂傷，胎盤遺残，AFE，原因不明など）。

　凝固障害ハイリスク130例におけるPAPs，Dダイマーは，コントロールや非妊婦の正常範囲よりも有意に高かった。この中で，著明なPAPs高値（＞40,000 ng/mL）を認めた12例を急性産科凝固障害（acute obstetric coagulopathy：AOC）と定義し，PAPsを測定した他の症例と比較した。AOCのClaussフィブリノゲン値は，他の症例と比べて49%低く（中央値210 mg/dL），Fibtem解析で42%の低下を認めた。さらに，AOCのフィブリノゲン抗原値は20%低く，Clauss/抗原比はAOCで非AOCよりも低かった。これより，AOCにおける機能するフィブリノゲンの低下は，量の低下と後天性のフィブリノゲン異常の両方によるものと考えられた。非AOCのClauss/抗原比は，コントロールや非妊婦と同等であった。プラスミンとXIII因子は，AOCで低下していた。AOCの原因として最も多かったのは，胎盤早期剥離（5例＝42%）で，子宮内胎児死亡または新生児死亡を6例に認めた。AFEは1例であった。

　全体的に，出血量の増加とともに凝固因子と血小板数は減少していた。PTはすべての出血量において，コントロールよりもわずかに長かったが，非妊婦の正常範囲を逸脱した症例は2.0%のみであった。APTTは，出血量＞3,000 mLまでコントロールと同等であった。非AOC症例では，血栓形成のための消費と希釈に合致して，出血量の増加とともに凝固因子と血小板数が直線的に低下していたが，トロンビン合成が低下した症例はなかった。

結論
　分娩後異常出血で臨床的に有意な止血障害はまれであったが，線溶亢進と低フィブリノゲン，異

常フィブリノゲン血症で，胎児の予後不良と関連する，明らかな重度凝固障害を認める患者群があった。

Editorial comments

　分娩後出血を，統一したアルゴリズムに従って管理している単一施設での観察研究であり，症例数も多く価値が高い。発生頻度が低いためか AFE は 1 症例しか含まれていないが，AOC を呈している。著者らは非 AOC のデータをもとに，産後異常出血に対して一律に大量輸血プロトコルを実施することに疑問を呈している。産科出血においては可及的早期（輸血前）に線溶系を含めた血液検査を行い，血液製剤やトラネキサム酸を必要に応じて投与していくことが求められる。

第3章 安全管理：母体編

羊水塞栓症に対して C1 インヒビター投与は有効なのか？

前向き観察研究

Reference range for C1-esterase inhibitor (C1 INH) in the third trimester of pregnancy.

Tanaka H, Tanaka K, Enomoto N, et. al.
J Perinat Med 2020；49：166-9.

目的

C1 エステラーゼインヒビター（C1INH）はプロテアーゼ阻害性糖蛋白で，補体系の Cl 活性化を阻害し，キニン-カリクレイン系，血液凝固・線溶系に作用する。C1INH 低下は C3a，C4a，C5a，ブラジキニンの活性につながり，血管浮腫を引き起こす。近年，C1INH 低下は AFE 発症と関連がある可能性が報告され，子宮浮腫と弛緩を引き起こすと示唆されている。本研究では正常妊娠中の C1INH 値を確立し，分娩後出血との関連を調べる。

方法

200 人の健康な妊婦，妊娠 34-35 週で C1INH 値を測定し，出血量（経腟分娩では産後 60 分以内，帝王切開では周術期）との関連を調べた。

結果

12 人が除外され，188 人が解析対象となった。平均妊娠週数 39.0±1.2，52.4％が初産婦，研究参加以降の産科的合併症は，2 例の妊娠高血圧腎症のみであった。死産，新生児死亡はなかった。C1INH の平均値は 70.3％ [95％CI 68.7 to 71.9] であり，4 例は平均値よりも 40％低値だったが，AFE は発症しなかった。C1INH 値と分娩後出血量との関連は認めなかった。

結論

妊娠中の C1INH 値の基準値を示すことができた。C1INH が AFE を含む産科的凝固障害に関与するかどうかついては，さらなる研究が必要である。

Editorial comments

AFE では補体の血中濃度が低下することから[1]，C1INH 活性値が AFE の予測因子となる可能性について研究されている。Tamura らは，C1INH 値が AFE では非 AFE よりも低く（30.0％ vs. 62.0％，p＜0.0001），致死的 AFE で非致死的 AFE よりも低いこと（22.5％ vs. 32.0％，p＝0.0121），AFE 発症前の測定値があった 2 症例では C1INH 値が低かったことを報告している[2]。その後，AFE に対する治療として C1INH が有効であったとの症例報告が発表されている[3,4]。200 mL の血液から作られた FFP には，C1INH 100 単位が含まれるため，FFP やクリオプレシピテートの投与が有効かもしれない。しかし，予測因子としても治療法としても知見はいまだ不十分であり，今後の知見が必要である。

● 参考文献

1) Benson M. D. Current concepts of immunology and diagnosis in amniotic fluid embolism. Clin Dev Immunol 2012；2012：946576.

2）Tamura N, Kimura S, Farhana M, et. al. C1 esterase inhibitor activity in amniotic fluid embolism. Crit Care Med 2014 ; 42 : 1392-6.

3）Todo Y, Tamura N, Itoh H, et. al. Therapeutic application of C1 esterase inhibitor concentrate for clinical amniotic fluid embolism : a case report. Clin Case Rep 2015 ; 3 : 673-5.

4）Akasaka M, Osato K, Sakamoto M, et. al. Practical use of C1 esterase inhibitor concentrate for clinical amniotic fluid embolism. J Obstet Gynaecol Res 2018 ; 44 : 1995-8.

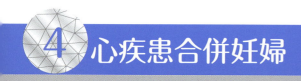

4 心疾患合併妊婦

肥塚 幸太郎・松田 祐典

妊娠の血行動態への影響と，特定の心血管疾患における麻酔管理で何を考える？

Obstetric Anesthesia and Heart Disease : Practical Clinical Considerations.
Meng ML, Arendt KW.
Anesthesiology 2021 ; 135 : 164-83.

はじめに

心臓予備能が少ない場合，妊娠に伴う生理的な循環動態の変化や麻酔による血行動態の変化によって，心不全などの有害な転帰につながる。心疾患の種類や重症度によって考慮する事項は異なる部分があり，心臓原疾患の妊娠出産への影響を理解する必要がある（表1）。また，妊娠経過による生理的な変化，麻酔による血行動態の変化を踏まえたうえで，「心拍数」「前負荷」「心収縮力」「後負荷」を正常範囲内に保つように管理することが求められる（表2）。

疼痛管理

陣痛により，内因性カテコールアミンが大幅に増加する。疼痛刺激は心拍数の増加や不整脈の発生，全身血管抵抗や肺血管抵抗の増加につながり，心臓予備能が低い場合は心機能を悪化させる。心疾患合併妊娠では，分娩初期の疼痛を感じ初めたタイミングで分娩時鎮痛を開始する。過剰輸液を避けるため，ルーチンでの麻酔前の輸液ボーラスは行わない。不整脈や高血圧を惹起する可能性があるため局所麻酔薬へのアドレナリン添加は行わない。心内シャントがある場合は，硬膜外麻酔時の抵抗消失法は生理食塩液を用いることが推奨されている。

分娩

心疾患合併妊娠であっても，通常は経腟分娩が第一選択となる（大動脈径の拡張や抗凝固療法が必要な機械弁症例など一部例外を除く）。経腟分娩の際は一般的に努責を必要とするが，努責は胸腔内圧の増減による前負荷の変動によって大動脈へのせん断応力の増加により大動脈へ負担が懸念される。また心拍数や後負荷の増加もあり，心血管系のリスクがある場合は注意が必要である。

帝王切開では通常，脊髄幹麻酔が第一選択となる。脊髄くも膜下麻酔では急激な血行動態の変化に注意する必要がある。mWHO クラス I・II の心疾患では脊髄くも膜下麻酔に十分耐えうる。mWHO クラス III 以上では，より緩徐な交感神経遮断を目的として硬膜外麻酔や低用量脊髄くも膜下麻酔併用硬膜外麻酔が推奨される。脊髄幹麻酔禁忌症例や呼吸状態が悪化している心不全がある場合，全身麻酔が選択される。どの麻酔方法においても，麻酔開始時は慎重に麻酔薬を投与し，バイタルサインの変動に注意する。麻酔開始後の低血圧予防のために昇圧剤を予防投与することを検討する。

胎児娩出後の子宮収縮剤は循環動態にも影響する。第一選択薬として使用されるオキシトシンは，全身血管抵抗の低下により体血圧の低下を来すため，輸液ポンプを使用して緩徐に投与する。

表 1　各疾患と妊娠出産の影響

冠動脈疾患

- 全身血管抵抗の低下により拡張期血圧が低下し，冠動脈灌流圧が低下する。
- 心拍数の増加により冠動脈充満時間が短縮される。
- 分娩中は心臓仕事量が大幅に増加する。

重度の左室機能障害（拡張型心筋症，周産期心筋症など）

- 心拍出量と血液量の増加は心不全と肺水腫を引き起こす。
- 膠質浸透圧の低下により肺水腫を起こす。
- 周産期心筋症の既往のある妊婦は，その後の妊娠で左室機能がさらに悪化するリスクがある。
- アンジオテンシン変換酵素阻害薬は催奇形性のため中止する。

肺高血圧症

- 心拍出量の増加により，右心不全を引き起こす。
- 全身血管抵抗の低下は拡張期血圧の低下をもたらし，拡張して機能不全に陥った右心室では冠動脈灌流圧が低下する。
- 凝固亢進状態は肺塞栓を引き起こし，肺高血圧を悪化させる。

不安定不整脈の既往歴

- 妊娠・陣痛・分娩は頻脈性不整脈を誘発する可能性があり，胎児の予後不良と関連する。

大動脈疾患（マルファン症候群など）

- 妊娠・陣痛・分娩は，大動脈起始部の拡張を増加させ，大動脈解離のリスクを増加させる。
- 努責は動脈のせん断応力を増加させる。

機械弁

- 妊娠中の凝固亢進状態は血栓弁のリスクを増加させる。
- ワルファリンには催奇形性がある。

僧帽弁狭窄症

- 循環血液量と心拍数の上昇は左房圧を上昇させ，心房細動や肺水腫を引き起こす。
- 左心室への前負荷が比較的固定されているため，心拍出量を十分に増加できない可能性がある。
- 膠質浸透圧の低下は肺水腫のリスクをさらに増加させる。

大動脈弁狭窄症/閉塞性肥大型心筋症

- 全身血管抵抗の低下は拡張期血圧を低下させ，肥厚した左心室心筋への冠動脈灌流圧を低下させる。
- 左室拡張能障害と左室容量負荷は，肺水腫を引き起こす。

僧帽弁閉鎖不全症/大動脈弁閉鎖不全症

- 全身血管抵抗の低下により逆流量が減少する。妊娠は左室拡大を悪化させる。

右-左シャント（ファロー四徴症，アイゼンメンジャー症候群など）

- 全身血管抵抗の低下により右-左シャントが増加し，チアノーゼが悪化する可能性がある。
- 未修復ファロー四徴症で右室機能が正常の場合，肺血流を増加させるためには十分な右室前負荷が必要であるため，血液量の増加は有益である。

左-右シャント（心室中隔欠損や心房中隔欠損など）

- 全身血管抵抗の低下により左-右シャントが減少する。
- 循環血液量の増加は心不全を誘発する可能性がある。

表 2　麻酔管理の考慮事項

正常な心拍数の維持	
・効果的な鎮痛の維持。 ・不整脈や頻脈に対して β 遮断薬を使用している場合，陣痛から分娩まで投与を継続する。 ・徐脈に対しては，エフェドリンや抗コリン薬を使用する。 ・局所麻酔薬へのアドレナリン添加を避ける。	頻脈を避ける病態 　頻脈性心疾患・虚血性心疾患 　狭窄性弁膜症 徐脈を避ける病態 　拡張型心筋症，周産期心筋症，逆流性弁膜症

前負荷の維持
・水分バランスの厳密な管理 ・脱水，出血の早期発見と積極的な対応。 ・過剰輸液，過剰輸血を避ける。 ・体位による前負荷の変動に注意する（頭低位，頭高位，仰臥位低血圧など）。

心収縮力の維持
・心収縮力低下が背景にある低血圧に対しては，エフェドリンを考慮する。 ・低心拍出量症候群が発症した場合は，血圧を維持するためにミルリノンやドブタミンに加えて，アドレナリンやノルアドレナリンの投与を考慮する。

後負荷の維持
・効果的な鎮痛の維持。 ・麻酔開始時の薬物は慎重に漸増する。 ・帝王切開では予防的昇圧剤投与を検討する。 ・オキシトシンは慎重に投与する。 ・メチルエルゴメトリンの投与は避ける。 ・妊娠高血圧症候群への積極的な対応。

肺血管抵抗の管理	
・酸素投与。 ・効果的な鎮痛の維持。 ・過鎮静を避ける。 ・高二酸化炭素血症を避ける。 ・挿管している場合は，適正な人工呼吸管理を行う。 ・カルボプロストの投与は避ける。	拡張型心筋症 周産期心筋症 肺高血圧症 チアノーゼ性心疾患

モニタリング
・帝王切開や分娩時は 5 誘導心電図を行う。 ・観血的動脈圧モニタリングを検討する。 ・肺高血圧症，右左シャントの場合は肺動脈カテーテルを考慮する。

デバイス関連
・妊娠中でも除細動は可能。 ・不整脈による胎児機能不全は除細動の適応となる。 ・植え込み型除細動器やペースメーカーが入っている場合は，常に有効にしておく。

産後
・産後の虚血や心不全，不整脈のモニタリングを行う。

また，フェニレフリンなどの昇圧剤投与の併用も考慮する。メチルエルゴメトリンは α 刺激薬と同様のメカニズムで全身血管抵抗や肺血管抵抗を増加させる。また，冠動脈攣縮を誘発する可能性があるため，心疾患合併妊娠では使用を避けることが望ましい。

Editorial comments

　心疾患合併妊娠という領域は，大規模な前向き試験やランダム化比較試験が非常に少なく，麻酔管理の指針となるデータはほとんどない。本総説はガイドラインや血行力学的および生理学的推定と他の専門家からのアドバイスに基づき，心疾患合併妊娠の管理について麻酔科の視点からまとめられている。

　現在，母体年齢の高齢化や医療の発達により，先天性心疾患や心疾患を有する妊婦が増加している[1,2]。心疾患合併妊婦は不整脈や心不全を合併するリスクが高く，日本の妊産婦死亡の原因おいても心血管系の割合は高く，注意する必要がある。心疾患を有する場合，出産において分娩時の鎮痛や帝王切開など，鎮痛と全身管理が必要不可欠であり，ハートチームの一員として心臓領域と産科領域に精通した麻酔管理が必要となる。

　しばしば心疾患合併妊婦というだけで，安易に帝王切開が選択されるケースがある。しかしながら，帝王切開の方が経腟分娩よりも回復に時間がかかり，合併症が多い。通常の妊婦であれば帝王切開に関連した合併症に十分耐えうるが，心疾患合併妊婦に生じた場合，重篤化する可能性も否定できない。これらを考えたうえで，分娩様式についても麻酔科的な観点を含めて，周産期チームと話し合う必要があるだろう。

●参考文献
1）日本循環器学会，日本産科婦人科学会．心疾患患者の妊娠・出産の適応，管理に関するガイドライン（2018年改訂版）．https://www.j-circ.or.jp/cms/wp-content/uploads/2018/06/JCS2018_akagi_ikeda.pdf（Accessed on：September 5, 2024）
2）Elkayam U, Goland S, Pieper PG, et al. High-risk cardiac disease in pregnancy：Part Ⅰ. J Am Coll Cardiol 2016；68：396-410.

第3章　安全管理：母体編

Q91 妊娠中の不整脈管理に関するエビデンスは？

ガイドライン

2023 HRS expert consensus statement on the management of arrhythmias during pregnancy.
Joglar JA, Kapa S, Saarel EV, et al.
Heart Rhythm 2023；20：e175-264.

　本ガイドラインは，Heart Rhythm Society主導による複数学会共同で作成された，妊娠中の不整脈管理の包括的ガイドラインである．妊娠中の生理的な変化により，不整脈は妊娠中期から後期にかけて増加する．2000年から2012年の全米調査では，持続性不整脈（特に心房細動と心室頻拍）の頻度が年々増加していることが示された．増加の原因として，母体の高齢化や先天性心疾患合併妊娠の増加が挙げられている．40歳以上の女性や先天性心疾患を持つ女性では，妊娠により不整脈が悪化する可能性が指摘されている．この研究では，妊娠中における持続性不整脈の発生は，院内死亡を含む母体，または胎児の合併症の頻度増加と関連していることが指摘された．

　妊娠中の不整脈治療へのアプローチは，基本的には非妊娠中と同様だが，胎児への安全性について考慮する必要がある．妊娠中や授乳中の薬物治療のエビデンスは限られており，母児の状態を踏まえて，個別にリスクベネフィットを検討する．ただし，母体の正常な血行動態の回復が優先事項であるということは忘れてはならない．

　血行動態に影響する不整脈は，妊娠中から産後にかけて治療を継続することが，クラスⅠで推奨されている．不整脈を有する女性は，妊娠前よりカウンセリングを行い，挙児を希望する場合，より安全性の高い薬物へと変更する．また，妊娠中の生理的な変化に合わせて，薬物の効果を判定し調節する必要がある．妊娠中に動悸や失神の症状があった場合，病歴聴取や身体診察，心電図検査や血液検査を行い，症状の原因を精査し，介入する必要があるかどうかを判断する．

　上室性の期外収縮や上室性頻拍は，妊娠中に発生する一般的な不整脈である．単発の上室性期外収縮では，特別な介入を必要としないことが多い．血行動態が安定している持続性の頻脈発作に対しては，第一にValsalva手技等の迷走神経刺激を行い，改善しない場合はアデノシン投与を行う．血行動態が不安定な場合は，カルディオバージョンが推奨されている．心房細動や心房粗動に対しては薬物治療が考慮されるが，血行動態が不安定な場合は，カルディオバージョンを躊躇しない．心内血栓の除外や，心房細動が持続する場合の抗凝固療法にも留意する．持続する心室頻拍によって血行動態が悪化している場合も，カルディオバージョンの適応となる．血行動態に影響する持続性心室頻拍で，薬物療法やカルディオバージョンで改善しない場合は，アブレーションを考慮する．心臓突然死のリスクが高い症例では，妊娠中の植え込み型除細動器の適応となる．徐脈性疾患では，MobitzⅡ型や完全房室ブロック，重度洞機能不全症候群により母児に危険が生じると考えられる場合，妊娠中に一時的または恒久的ペースメーカー植え込みの適応となる．

　不整脈合併症のリスクを有する妊婦の分娩方法については，帝王切開が経腟分娩に優るというエビデンスはなく，産科的要因によって決められる（一部不整脈を除く）．経腟分娩時は陣痛による内因性カテコールアミンの上昇を避けるため，硬膜外麻酔による疼痛管理を行うことがクラスⅠで推

奨されている。

　妊娠中の電気的除細動は安全に行うことができる。パッドの位置は治療する不整脈によって異なり，心室性不整脈の場合，胸骨上端と左中腋窩線上乳頭の高さに配置する。心房性不整脈の場合，胸骨左端と左肩甲骨下で前後に挟むように配置することで，より効果的に電流供給を行うことができる可能性がある。電気的除細動は痛みを伴うため鎮静が必要となるが，決まった麻酔方法はない。血行動態が安定していない状態での麻酔の導入には注意が必要である。また，誤嚥や気道確保困難の可能性にも注意する。電気的除細動を行う際は，母体のバイタルサインと胎児心拍数のモニタリング，子宮左方移動を行うことが推奨されている。

Editorial comments

　このガイドラインでは，本稿の内容以外にも遺伝性不整脈や心臓構造異常などの心疾患を有する妊娠の不整脈や胎児不整脈についても述べられている。不整脈は妊娠中に起こりうる頻度の高い合併症であり，そのほとんどは特別な介入を必要としない。一方で，心臓突然死のリスクがある不整脈も存在するため，家族歴を含む詳細な病歴聴取，妊娠悪阻や血液希釈による電解質異常の確認を怠ってはならない[1]。妊娠中に使用する抗不整脈薬としてのβ遮断薬は，胎児発育遅延と関連しているという報告があるが，Grewal らの研究では出生体重の減少は200 g 未満であり，β遮断薬の投与については母児のリスクベネフィットを慎重に検討する必要がある[2]。わが国ではβ遮断薬の多くが妊娠中の使用について禁忌とされていたが，2024 年に「ビソプロロールフマル酸塩」「ビソプロロール」「カルベジロール」の『使用上の注意』が改訂され，禁忌の項目から妊婦が削除された。頻脈性不整脈は妊娠中の交感神経活性の増加から妊娠中期から後期にかけて増加していくが，産後は副交感神経優位となるため，徐脈性の不整脈は産後に悪化する可能性があることに留意したい[3]。術前よりβ遮断薬を内服している場合，麻酔中から産後にかけて徐脈傾向となる可能性が考えられるため，注意する必要がある。

●参考文献
1）妊産婦死亡検討症例検討評価委員会. 母体安全への提言 2018 Vol. 9. https://www.jaog.or.jp/wp/wp-content/uploads/2019/10/botai_2018.pdf（Accessed on：February 14, 2024）
2）Grewal J, Siu SC, Lee T, et al. Impact of Beta-Blockers on Birth Weight in a High-Risk Cohort of Pregnant Women With CVD. J Am Coll Cardiol 2020；75：2751-2.
3）Silversides CK, Grewal J, Mason J, et al. Pregnancy Outcomes in Women With Heart Disease：The CARPREG II Study. J Am Coll Cardiol 2018；71：2419-30.

第3章　安全管理：母体編

Q92 心疾患合併妊娠における分娩様式と，その合併症は？

前向き観察研究

Planned vaginal delivery and cardiovascular morbidity in pregnant women with heart disease.
Easter SR, Rouse CE, Duarte V, et al.
Am J Obstet Gynecol 2020；222：77.e1-77.e11.

目的
心疾患合併妊娠の分娩様式の違い（経腟分娩と帝王切開）による，心血管合併症と産科合併症の発症率を比較した。

方法
本研究は，2011年9月から2016年12月までの単施設での前向きコホート研究で，心疾患を有する妊婦の分娩様式（経腟分娩，帝王切開）で比較した。主要アウトカムは，産後の心血管合併症とし，副次アウトカムは産科合併症，新生児転帰とした。分娩様式の選択は，産科的適応がない限り経腟分娩を第一選択としたが，最終的な分娩様式の決定は，担当医の裁量とした。また経腟分娩では努責（バルサルバ法）の制限は行わなかった。

結果
対象となった心疾患合併妊婦は276人であった。心疾患の内訳は，先天性心疾患（68.5%），不整脈（11.2%），結合織疾患（9.1%），心筋症（8.0%），弁膜症（1.4%），血管疾患（1.8%）であった。経腟分娩予定は210人（76.1%），帝王切開予定は66人（23.9%）であり，帝王切開は産科的適応によって選択された。経腟分娩を予定した妊婦では，94.6%が脊髄幹麻酔による鎮痛を受け，自然経腟分娩161人（76.7%），器械分娩20人（9.5%），帝王切開移行29人（13.8%）であった。心疾患が理由で器械分娩となった妊婦は5人（2.3%）であり，マルファン症候群や大動脈弁狭窄症合併妊娠であった。器械分娩となった中の1人が，担当医の裁量で努責を行なわず鉗子分娩となった。心血管系の増悪による経腟分娩から帝王切開への移行はなかった。

予定帝王切開については，母体心疾患が原因での選択的帝王切開は1人で，急性大動脈解離を伴うマルファン症候群妊婦であった。産後の心血管イベントは経腟分娩を予定した群と帝王切開を予定した群で有意差は認めなかった（4.3% vs. 3.0%，p＝1.00）。分娩後の1,500 mL以上の出血（1.9% vs 10.6%，p＜0.01）や，輸血率（11.9% vs 9.1%，p＝0.01）は経腟分娩群で有意に低かった。またハイリスク心疾患妊婦（NYHA＞Ⅱ，SpO_2＜90%，EF＜40%，LVOT peak PG＞30 mmHg，結合組織疾患）でも同様の結果であった。

結論
経腟分娩は帝王切開と比較して，有害な心血管転帰を増加させず，高リスク疾患を含む心血管疾患を有する大多数の女性にとって，経腟分娩を選択することを支持する。

Editorial comments
欧州心臓病学会（ESC）の心疾患合併妊娠ガイドラインでは，産科的適応や高リスクの心疾患（進

行性の大動脈拡大，急性難治性心不全，重度の肺高血圧など）を除き，経腟分娩を選択することを推奨している[1]。この根拠となるデータは，欧州の妊娠と心臓病に関するレジストリ（ROPAC）によって集められた，多施設での大規模な報告に基づいている[2]が，当該レジストリでは分娩管理方針が統一されていないことが limitation の一つであった。本研究では，単施設で統一された管理方法での前向き試験であり，その結果からも心疾患合併妊娠において経腟分娩を推奨することを後押しする結果となった。

　努責は息こらえ時の胸腔内圧の増加による静脈還流量の減少（前負荷減少），ハンドグリップ負荷による血圧の上昇（後負荷増大），息こらえ解除後の急激な静脈還流増加による大動脈への剪断力の増加や，反射性徐脈などが循環に影響すると考えられる。そのため，フォンタン循環，肺高血圧，重度の低心機能，重度の狭窄性弁膜症，閉塞性肥大型心筋症，大動脈解離ハイリスクの妊婦では，努責は可能な限り避けるか最小限とし，器械分娩による分娩第二期短縮が推奨されている[1,3]。本研究では 1 人を除き，経腟分娩を試みた妊婦に努責（バルサルバ法）を行っているが，分娩第二期のバルサルバ法による血行力学的変化や有害な転帰は観察されなかったことを報告しており，バルサルバ法の安全性を示唆している。ただし，バルサルバ法による急激な循環動態の変動は必ず生じるため[4]，努責を行う際は，頻回な血圧測定や連続心電図測定によって，母体循環への負担を評価しながら行う必要があることは，十分に留意したい。

●参考文献
1) Regitz-Zagrosek V, Roos-Hesselink JW, Bauersachs J, et al. 2018 ESC Guidelines for the management of cardiovascular diseases during pregnancy. Eur Heart J 2018；39：3165-241.
2) Ruys TPE, Roos-Hesselink JW, Pijuan-Domènech A, et al. Is a planned caesarean section in women with cardiac disease beneficial? Heart 2015；101：530-6.
3) Meng ML, Arendt KW, Banayan JM, et al. Anesthetic Care of the Pregnant Patient With Cardiovascular Disease：A Scientific Statement From the American Heart Association. Circulation 2023；147：e657-e673.
4) Junqueira LF Jr. Teaching cardiac autonomic function dynamics employing the Valsalva（Valsalva-Weber）maneuver. Adv Physiol Educ 2008；32：100-6.

先天性心疾患を有する女性の分娩時間と心血管合併症は？

後方視観察研究

Prolonged labor and adverse cardiac outcomes in pregnant patients with congenital heart disease.
McCoy JA, Kim YY, Nyman A, et al.
Am J Obstet Gynecol 2023；228：728.e1-728.e8.

目的
　一般的に分娩時間が長くなると感染症や出血のリスクが増加することが知られている．しかし，長い分娩時間や，その後の帝王切開への移行する症例での心血管系への影響に関するデータは限られている．本研究は，先天性心疾患を有する妊婦における 24 時間を超える長期の分娩と，有害な周産期母体心血管イベントの関連性を後方視的に評価することを目的とした．

方法
　1998-2020 年に，単一施設で分娩を行った先天性心疾患を有する妊婦を対象とした．主要アウトカムは，分娩中および産後 6 週間までの心血管イベント（利尿を必要とする心不全または臨床的容量過負荷，肺水腫，治療を必要とする不整脈，深部静脈血栓症・肺塞栓症，一過性脳虚血発作，脳卒中，心内膜炎，心筋梗塞，大動脈解離，心停止，心臓死），副次アウトカムは輸血，集中治療室への入院，退院後 6 週間以内の再入院，入院期間，高血圧の発症とした．分娩の開始は，自然陣発妊婦は分娩室への入室時間，分娩誘発妊婦は誘発開始時間と定義した．

結果
　対象となった妊婦は 299 人，分娩所要時間の中央値は 14 時間，18％の妊婦が 24 時間以上の分娩時間を要した．心血管イベントの発生は全体で 11.8％（利尿薬を必要とする心不全または臨床的容量過負荷が 8.3％と最も多く，次いで肺水腫 3.9％，治療を要する不整脈が 1.7％）であった．心血管イベントの発生率は，分娩時間が 24 時間を超える群で有意に多く（22％ vs 9.6％，p＝0.03），交絡因子（未経産率・分娩誘発・在胎週数・WHO クラス 3 以上）を調整すると，分娩時間が 24 時間を超える群では，心血管イベント発生は増加した（adjusted OR 2.7 [95％CI 1.1 to 7.1]）．また，長時間の陣痛と帝王切開の間には重大な相互作用があり，分娩が 24 時間以上長引いた後に帝王切開を受けた妊婦は，分娩が長引かずに帝王切開を受けた妊婦と比較して，心血管イベントの発症率が高かった（30.8％ vs 7.1％，p＝0.02，adjusted OR 6.8 [95％CI 1.4 to 32.5]）．

結論
　先天性心疾患のある妊娠患者では，24 時間以上の分娩時間と，24 時間以上の分娩時間が続いた後の帝王切開への移行は，有害な周産期母体心血管イベントのリスク増加と有意に関連していた．

Editorial comments
　先天性心疾患を有する妊婦の分娩様式は，経腟分娩と帝王切開では出産後の心血管イベントで有意差はなく，原則として経腟分娩を選択することが推奨されている[1]．一方で，本研究では分娩時

間が長期化することで，心血管イベントを発症するリスクが増加することが示唆された。分娩中の子宮収縮に伴う autotransfusion によって生じる血管内容量の急速な変化や心拍出量の増加は，心臓仕事量を増加させ，先天性心疾患を有する妊婦にとって心負荷となる[2]。本研究では出産後心血管イベントとして，利尿薬を必要とする心不全，または臨床的容量過負荷が最も多かった。長時間の分娩では，分娩誘発・促進のためのオキシトシンを含む輸液の総投与量が多くなることで容量過負荷となっている可能性がある。また，最も心血管イベントのリスクが高かったのは，分娩時間が24時間を超えた後に帝王切開を行った群であった。分娩停止後の帝王切開では，分娩遷延，長時間のオキシトシン投与，臨床的絨毛膜羊膜炎による弛緩出血に注意しなければならない[3,4]。一方で，周術期の大量輸液や児娩出後の大量オキシトシン投与は，さらに水分貯留を増悪させてしまうことにも注意する必要がある。国立循環器病研究センターでは，分娩誘発・促進時や胎児娩出後のオキシトシンは，生理食塩水でそれぞれ 2 U/50 mL と 15 U/15 mL に希釈し，シリンジポンプを使用して留置針に直接接続した側管から投与することで，オキシトシンの投与量と輸液量を別々に調節し，過剰な輸液負荷を予防している。長時間の分娩時間（特に帝王切開に移行した場合）では，心不全や肺水腫を起こさないよう，水分バランスの慎重な評価と，過剰な体液貯留に対する治療を行うことが重要である。

● 参考文献

1) Regitz-Zagrosek V, Roos-Hesselink JW, Bauersachs J, et al. 2018 ESC Guidelines for the management of cardiovascular diseases during pregnancy. Eur Heart J 2018；39：3165-241.
2) American College of Obstetricians and Gynecologists' Presidential Task Force on Pregnancy and Heart Disease and Committee on Practice Bulletins—Obstetrics. ACOG Practice Bulletin No. 212：Pregnancy and Heart Disease. Obstet Gynecol 2019；133：e320-e356.
3) Grotegut CA, Paglia MJ, Johnson LNC, et al. Oxytocin exposure during labor among women with postpartum hemorrhage secondary to uterine atony. Am J Obstet Gynecol 2011；204：56.e1-6.
4) Belghiti J, Kayem G, Dupont C, et al. Oxytocin during labour and risk of severe postpartum haemorrhage：a population-based, cohort-nested case-control study. BMJ Open 2011；1：e000514.

Q94 先天性心疾患合併妊娠の帝王切開で麻酔法による産後心血管イベントの違いは？

後方視観察研究

Anesthesia for Cesarean Section and Postpartum Cardiovascular Events in Congenital Heart Disease：A Retrospective Cohort Study.
Tsukinaga A, Yoshitani K, Kubota Y, et al.
J Cardiothorac Vasc Anesth 2021；35：2108-14.

目的
帝王切開の麻酔では気道管理や胎児への影響により，全身麻酔よりも脊髄幹麻酔を選択することが推奨されている．一方で，心臓リスクが高い妊婦には，どの麻酔法が優れているかを示す質の高いエビデンスは存在しない．症例報告を集めたシステマティック・レビューでは，全身麻酔では妊産婦死亡率が高く，脊髄幹麻酔では転帰が良好であったと報告しているが，心疾患重症度が高いほど全身麻酔が選択されやすいという選択バイアスを除外することはできなかった．本研究では，先天性心疾患を有する妊婦が，全身麻酔と脊髄幹麻酔を受けた場合の，分娩後心血管イベント発生率と分娩後の新生児の転帰との関連について検討した．

方法
単一施設で1994-2019年に帝王切開を受けた先天性心疾患を有する妊婦を対象とし，全身麻酔と脊髄幹麻酔による影響を比較した．主要アウトカムを，全死亡を含む産後1週間までに新規発症または増悪した心血管イベント（心不全，肺高血圧症，持続性または非持続性不整脈，血栓塞栓症）とし，副次アウトカムを母体の呼吸器合併症，新生児の全死亡，挿管の有無，Apgar スコア（1分値 or 5分値：7点未満），臍帯動脈 pH とした．

結果
263例の帝王切開が対象となった．麻酔方法は，全身麻酔が47例（17.9%），脊髄幹麻酔が214例（82.3%）だった．全身麻酔と脊髄くも膜下麻酔を併用した症例が2例あったが，併用した理由が不明だったため解析から除外された．脊髄幹麻酔は24例（11%）が硬膜外麻酔単独，190例（89%）が脊髄くも膜下麻酔単独または脊髄くも膜下硬膜外併用麻酔だった．背景として，脊髄幹麻酔と比較して全身麻酔を選択した群では，術前のNYHA Ⅲ・Ⅳ，modified WHO class Ⅳ，EF 50%以下，緊急帝王切開，37週未満での分娩の割合が高く，心疾患重症度に両群間で偏りがあった．帝王切開後の母体死亡や呼吸器合併症は本研究では認めなかった．術前の心臓リスクが高い症例は，全身麻酔を選択する割合が高かったため，帝王切開後の心血管イベントに関しては modified WHO 分類ごとに調整して解析を行ったところ，全身麻酔と脊髄幹麻酔での心血管系イベントの発生率に有意差は認めなかった（adjusted OR＝1.00，95%信頼区間＝0.30-3.29，p＝0.99）．新生児の転帰については，臍帯動脈 pH は有意差に認めなかった（p＝0.09）が，全身麻酔群で出生時体重が小さく，出生後の気管挿管（53.2% vs 7.0%，p＜0.001）や Apgar スコア7点未満は有意に多く（57.4% vs 2.8%，p＜0.001），全身麻酔は複合新生児転帰と有意に関連していた（adjusted OR＝13.3，95%信頼区間＝5.52-32.0，p＜0.001）．

結論
先天性心疾患合併妊娠における帝王切開の麻酔方法は，産後の心血管イベントと有意な関連は認めなかった．しかし，全身麻酔は新生児の挿管必要性の増加と，Apgar スコアの低下に影響した．

Editorial comments

　先天性心疾患を有する女性は原疾患や修復術の有無，心臓手術後の遠隔期合併症の有無など，妊娠における母体心血管リスクはさまざまである。本研究の最大の強みは，母体心血管リスクをmodified WHO 分類で調整して，産後の心血管イベントの発生を解析しているところにある。調整前の産後複合心血管イベントは，全身麻酔 7 例（14.9%），脊髄幹麻酔 17 例（7.9%）と全身麻酔群で多くみえたが，重症例ほど全身麻酔を選択する割合が高かったため，modified WHO 分類ごとに調整した結果，全身麻酔と脊髄幹麻酔での産後の複合心血管系イベントに有意差は認めなかった。出生児の気管挿管や低 Apgar スコアは，全身麻酔群で有意に多かったが，全身麻酔を選択する症例では，胎児機能不全による超緊急帝王切開症例や，母体心血管リスクが高いことによる妊娠 37 週未満での選択的帝王切開が多いなどの理由から，一概に全身麻酔の影響だけでは無いことに留意したい。帝王切開の麻酔方法の選択は妊婦の状態，手術緊急度，施設や担当麻酔科医による管理方針など，総合的に判断される必要がある。帝王切開では胎児娩出後の自己血輸血によって，急激な容量過負荷が生じ，心不全を増悪させる危険があり，帝王切開前に仰臥位で肺水腫による低酸素血症を認めるような妊婦では全身麻酔による挿管管理が推奨されている[1]。全身麻酔では気道・呼吸管理以外にも利点がある。意識の消失によって，妊婦の不安や興奮，疼痛刺激，悪心・嘔吐，シバリングによる有害な交感神経刺激は抑制される。また，循環に影響する不整脈が発生した場合，電気的除細動のための鎮静を省略できることも大きな利点の一つである。

　同様の研究で心疾患妊婦を対象とした後ろ向き観察研究[2]では，帝王切開における全身麻酔の選択率は，一般妊婦と同様であり，ニューヨーク心臓協会分類（NYHA）3，4 の重症妊婦では硬膜外麻酔単独での麻酔管理が多く選択されているという報告もあった。

●参考文献

1) Meng ML, Arendt KW. Obstetric Anesthesia and Heart Disease : Practical Clinical Considerations. Anesthesiology 2021 ; 135 : 164-83.

2) Goldszmidt E, Macarthur A, Silversides C, et al. Anesthetic management of a consecutive cohort of women with heart disease for labor and delivery. Int J Obstet Anesth 2010 ; 19 : 266-72.

Q95

妊娠中の心臓手術，ベストなタイミングは？

メタアナリシス

Timing of cardiac surgery during pregnancy：a patient-level meta-analysis.

van Steenbergen GJ, Tsang QHY, van der Heijden OWH, et al.
Eur Heart J 2022：43：2801-11.

目的

　このメタアナリシスでは，第一に心臓手術を受ける妊婦において，妊娠時期が胎児死亡および妊産婦死亡のリスクと関連しているかどうかを評価すること，第二に心臓手術前の帝王切開が，胎児および母体の生存に及ぼす影響を評価すること，第三にこの患者グループにおける胎児死亡率および，母体死亡率の他の予測因子を特定することを目的としている。

方法

　PubMed，EMBASE を使用し，1970 年から 2021 年 2 月 6 日までの，妊娠中の心臓手術に関係するランダム化比較試験，観察研究，症例集積研究，症例報告を検索した。子宮内胎児死亡症例や，カテーテルによる治療症例は除外した。母児の臨床的な背景や合併症，産科的転帰，心臓手術時の情報（適応，術式，人工心肺など）について記録した。妊娠時期は，妊娠第 1 三半期（妊娠 1-14 週），妊娠第 2 三半期（妊娠 15-27 週），妊娠第 3 三半期（妊娠 28 週以降）と定義された。さらに，帝王切開を行ってから心臓手術を受けた群（CaeSe 群）と，子宮内に胎児がいる状態で心臓手術を受けた群（CarSu 群）に分けて比較した。

結果

　179 件の研究（389 件の妊娠）が最終分析に含まれた。心臓手術を受けた時期はそれぞれ，妊娠第 1 三半期 58 人（15%），妊娠第 2 三半期 182 人（47.2%），妊娠第 3 三半期 146 人（37.8%）であった。また，心臓手術前に帝王切開を行った患者は，妊娠第 2 三半期 8 人，妊娠第 3 三半期 112 人，合計 120 人（31.1%）であった。心臓手術の適応は，妊娠第 1 三半期には血栓性人工弁，妊娠第 2 三半期には狭窄性・逆流性弁膜症，妊娠第 3 半期には大動脈瘤または解離が多かった。

結論

　妊娠中の心臓手術後の妊産婦死亡率は，妊娠時期との関連を認めなかった。妊娠中の心臓手術は高い胎児死亡率と関連しているが，心臓手術前に帝王切開が行われた女性では胎児死亡率が大幅に低くなった。

Editorial comments

　欧州心臓病学会（ESC）のガイドラインでは，妊娠中の心臓手術を行う最適な時期として妊娠 13 週から 28 週としている[1]。本研究でも，妊娠中の心臓手術後の妊産婦死亡率は，妊娠第 2 三半期が最も低かったが，全期間を通して統計的な有意差は認めなかった。一方，胎児の転帰おいては，妊娠期間が長いほど良好となる傾向があり，統計的には心臓手術前に帝王切開を行うことが，胎児の転帰を改善することに大きく寄与した。妊娠中の心臓手術の時期は，心血管疾患の重篤度や緊急

表1　妊娠中の心臓手術術後転帰

	全体 N=386	CarSu 群			CaeSe 群 N=120
		第1三半期 N=58	第2三半期 N=182	第3三半期 N=146	
母体死亡率	7.3%	12.1%	4.6%	8.8% p=0.089	8.3% OR 1.4 [95%CI 0.57 to 3.43]
胎児死亡率	26.5%	44.8%	33.9%	29.4% p=0.233	6.7% OR 0.11 [95%CI 0.05 to 0.25]

表2　妊娠中の心臓手術中の管理[2]

一般的な考慮事項	人工心肺に関する考慮事項
・胎児心拍数と子宮収縮モニタリング 　▶胎児死亡率を減少させるため強く推奨[3] 　▶外科チーム・産科チームと協議 　▶深麻酔，体外循環，低体温により基線細変動の消失や心拍数のベースラインが低下する。 ・子宮左方移動 　▶母体循環や人工心肺の脱血に影響	・可能な限り正常体温を維持 ・低体温は胎児の徐脈や不整脈，子宮収縮の原因となる。体温35℃以下で胎児死亡率が高くなる[4]。 ・高流量>2.5 L/min/m² ・灌流圧>70 mmHg ・拍動流 ・a-stat pH 管理
母体バイタル管理	
・Hct>28% ・Pa_{O_2}>100 mmHg，Sa_{O_2}>92-95% ・Pa_{CO_2}>28 mmHg（妊娠中の正常 Pa_{CO_2} 32 mmHg） ・適正な血糖コントロール[3] ・母体血圧は，ベースラインの±20%以内 ・予防的子宮収縮抑制（産科医と相談） ・血管収縮薬は子宮血流低下と関連するため，過量投与を避ける[4]。	

度によって決定されることが合理的である。

　特に，母体の脳血流や冠血流が完全または進行性に障害されている場合は，いかなる週数においても，帝王切開より先に再灌流を試みるべきである。超緊急での心臓手術が必要ではない場合，胎児の転帰にとっては先に帝王切開をすることが望ましい。しかし，そのタイミングとして，すぐに帝王切開をするべきか，出生前のコルチコイドステロイド投与をフルコースで行ってから帝王切開をするべきか，または帝王切開は行わず先に心臓手術をするべきかを，心血管疾患の重篤度や妊娠週数によって検討する必要がある。ESC のガイドラインでは妊娠26週を超える場合，心臓手術前に帝王切開を行うことを考慮するとしている。早産や母体心臓疾患が胎児に与える影響と，人工心肺を用いた心臓手術の胎児へのリスクを念頭に置き，どちらの手術を優先するか検討する必要がある。

●参考文献

1）Regitz-Zagrosek V, Roos-Hesselink JW, Bauersachs J, et al. 2018 ESC Guidelines for the management of cardiovascular diseases during pregnancy. Eur Heart J 2018；39：3165-241.

2）Girnius A, Meng ML. ardio-Obstetrics : A Review for the Cardiac Anesthesiologist. J Cardiothorac Vasc Anesth 2021 ; 35 : 3483-8.

3）Reitman E, Flood P. Anaesthetic considerations for non-obstetric surgery during pregnancy. Br J Anaesth 2011 ; 107 Suppl 1 : i72-8.

4）Pomini F, Mercogliano D, Cavalletti C, et al. Cardiopulmonary bypass in pregnancy. Ann Thorac Surg 1996 ; 61 : 259-68.

母体の集中治療

加藤 崇央

Q96 COVID-19 パンデミック時の産科患者 ICU 入室理由は？

後方視観察研究

Evaluation of critically ill obstetric patients treated in an intensive care unit during the COVID-19 pandemic.
Arslan K, Arslan HÇ, Şahin AS.
Ann Saudi Med. 2023；43：10-6.

目的
妊婦の重症化率や死亡率は近年減少しているが，依然として高い水準にあり，重大な健康問題となっている。COVID-19 の大流行により，多くの産科患者が ICU での治療を必要としている。しかし，ICU 入室した重症産科患者を評価した文献研究はほとんどない。本研究は，COVID-19 パンデミックの最初の 2 年間に 3 次医療機関の ICU で治療を受け，90 日間追跡された重症産科患者を評価することを目的とした。

方法
2020 年 3 月 15 日から 2022 年 3 月 15 日に ICU に入室し，少なくとも 90 日間追跡された産科患者を後方視的に評価した。妊娠週数，ICU 入室適応，併存疾患，入院期間および ICU 滞在期間，機械的人工呼吸，輸血，腎代替療法（renal replacement therapy：RRT），プラズマアフェレーシス，ICU 重症度スコア，死亡率を調査し，COVID-19 罹患の有無で比較を行った。

結果
102 例の患者が抽出され，母体年齢は 29.1±6.3 歳，妊娠期間の中央値（IQR）は 35.0（7.8）週であった。患者の 25.4%（n=31）が COVID-19 陽性であった。大部分（87.2%）は帝王切開で分娩し，経腟分娩は 4.9% であった（8.7% は分娩せずに ICU を退室した）。COVID-19，子癇もしくは妊娠高血圧腎症（20.5%），産後出血（16.7%）が最も一般的な ICU 適応であった。28 日目の死亡率は COVID-19 群で 19.3%（n=6）であったのに対し，非 COVID-19 群では 1.4%（n=1）であった（p<0.001）。妊娠週数は COVID-19 群で有意に短かったが（p=0.01），ICU 滞在期間（p<0.001），機械換気（p=0.03），乳酸値（p=0.002），輸血（p=0.001），プラズマフェレーシス（p=0.02），28 日死亡率は有意に高かった（p<0.001）。退院した患者よりも死亡した患者においては，APACHE-2（Acute Physiology and Chronic Health Assessment-2）スコアは有意に高く（p=0.007），ICU 滞在期間は長く（p<0.001），機械的人工呼吸（p<0.001），RRT（p=0.007），およびプラズマフェレーシス（p=0.005）を必要とした症例は有意に多かった。

結論
ICU 入室の最も一般的な適応は COVID-19 であった。APACHE-2 スコアは死亡率の予測に有

用であった。COVID-19産科患者については，よりサンプル数の多い多施設研究が必要である。死亡率や罹患率の増加に加え，COVID-19感染は早産の原因となり新生児の転帰に影響を及ぼす可能性がある。

Editorial comments

　COVID-19パンデミック後に，COVID-19感染妊婦に関する報告は増加したが，それ以外の疾患における重症化妊婦についての報告はほとんどない。本研究では，後方視単施設研究であり症例数も少ないが，COVID-19とそれ以外の疾患のICU入室割合を非常によく示しており，非常に意義が高い。

　COVID-19パンデミック以前の2019年の報告では，妊婦のICU入室要因は，①妊娠高血圧症候群，②産科的危機的出血，③心疾患，④感染症・敗血症，⑤麻酔合併症[1]と報告されている。しかし，報告により症例構成が大きく異なり，原因としては本研究でも述べられているように，社会経済的要因・環境要因・周産期ケアの質の違い・帝王切開分娩の割合・人種格差・ICU入室の慣習などが考えられる。実際本研究においても，心疾患や敗血症患者は102例の中に含まれていない。特に，敗血症患者はCOVID-19パンデミック以前の10年間でも増加傾向にあり，妊産婦死亡の半数に関与しているとの報告もある[2]。早期診断を行い適切なICU入室につなげる必要がある。

　今後妊婦のICU入室理由についてもCOVID-19感染を含めた大規模な疫学調査が望まれる。

●参考文献
1) Einav S, Leone M. Epidemiology of obstetric critical illness. Int J Obstet Anesth 2019；40：128-39.
2) Pfitscher LC, Cecatti JG, Haddad SM, et al. The role of infection and sepsis in the Brazilian Network for Surveillance of Severe Maternal Morbidity. Trop Med Int Health 2016；21：183-93.

Q97 産科患者の臨床的悪化および感染症を予測するための早期警告スコアにはどのようなものがあり，最も有用なものは何か？

後方視観察研究

Comparison of early warning scores for predicting clinical deterioration and infection in obstetric patients.
Arnolds DE, Carey KA, Braginsky L, et al.
BMC Pregnancy Childbirth 2022；22：295.

目的
早期警告スコアは，臨床的悪化のリスクが高い入院患者を特定するために考案されたものである。多くの一般的なスコアが内科/外科病棟用に開発されているが，正常なバイタルサインの範囲や産科患者特有の集団における潜在的合併症の違いから，産科患者用の特殊なスコアも開発されている。産科病棟における全身状態の悪化や感染の予測に関する一般的な早期警告スコアと産科早期警告スコアの比較性能を明らかにする。

方法
2008年11月から2018年12月までにシカゴ大学の産科病棟に入院した患者を対象とした。産科スコアとして，modified early obstetric warning system（MEOWS），maternal early warning criteria（MEWC），maternal early warning trigger（MEWT），一般スコアとしてModified Early Warning Score（MEWS），National Early Warning Score（NEWS），electronic Cardiac Arrest Risk Triage（eCART）について，病棟からICUへの転棟および新たな感染の予測能をarea under the receiver operating characteristic curve（AUC）を用いて比較した。

結果
合計19,611例の患者が対象となり，43例（0.2％）が全身状態の悪化（ICU転棟および/または死亡）を認め，88例（0.4％）が感染と診断された。eCARTは悪化に対する識別力が最も高く（すべての比較で$p<0.05$），AUCは0.86であり，MEOWS（0.74），NEWS（0.72），MEWC（0.71），MEWS（0.70），MEWT（0.65）がこれに続いた。MEWC，MEWT，およびMEOWSは，特定のカットオフ閾値において，MEWSおよびNEWSよりも精度が高かったが，eCARTよりも精度が低かった。感染予測については，eCART（AUC 0.77）が最も高い識別性を示した。

また，eCARTにおける個々の変数のAUCは，高い順に呼吸数（AUC 0.72［95%CI 0.70 to 0.74］，クレアチニン（0.70［95%CI 0.68 to 0.73］），心拍数（0.68［95%CI 0.65 to 0.71］），収縮期血圧（0.67［95%CI 0.65 to 0.70］）であった。これは一般病棟患者や術後患者での傾向と同様であった。

結論
eCARTは，本研究の患者集団における全身状態の悪化および感染の予測において最も高い精度を示した。産科スコアはMEWSおよびNEWSよりも正確であった。どのスコアを用いてシステムを構築するかは患者の母集団次第であり複雑であるが，今回の結果は，産科病棟患者のリスク層別化にとって重要な意味を持つ。特に，イベントの有病率が低いということは，わずかな精度の向上が誤警報の大幅な減少につながることを意味するからである。

Editorial comments

　Rapid response team（RRT）の導入により，院内死亡や心停止の減少につながることがが示されている[1]。全身状態悪化のリスクがある入院患者を特定するために，多くの早期警告システムが提案されている。これらのシステムは，検査されるパラメータ，異常とみなされるカットオフ値はさまざまで，スコアリング方式は複雑である。MEWS や NEWS など，一般的な内科および外科集団で使用するために開発されたスコアリングシステムが，妊娠中および分娩後の患者にも適用されているが，正常な妊娠で発生するバイタル値の範囲が広いという認識から，MEOWS，MEWC，MEWT など，妊娠に特化したスコアリングシステムも開発されている。より最近開発されたのは，電子カルテに存在するデータに基づいてリスク・スコアを継続的に計算する統計的モデリングの使用である。これは eCART の基礎となっており，一般内科および外科集団で検証されている[2,3]。

　本研究は eCART を産前産後の病棟で評価した初の後方視研究であり，母集団の数が大規模であるところも評価に値する。産科患者に特化しないスコアの有用性が示されたことは，院内での RRT 構築においても非常に意味のあることである。

　スコアの精度を上昇させることはもちろん重要であるが，退院後も含めた死亡率を改善するかについても検証する必要がある。どのスコアをどのように各施設の RRT に組み込んでいくかというところも今後重要な因子となると考えられる。

●参考文献
1) Maharaj R, Raffaele I, Wendon J. Rapid response systems：a systematic review and meta-analysis. Crit Care 2015；19：254.
2) Bartkowiak B, Snyder AM, Benjamin A, et al. Validating the Electronic Cardiac Arrest Risk Triage（eCART）Score for Risk Stratifcation of Surgical Inpatients in the Postoperative Setting：Retrospective Cohort Study. Ann Surg 2019；269：1059-63.
3) Churpek MM, Yuen TC, Winslow C, et al. Multicenter Comparison of Machine Learning Methods and Conventional Regression for Predicting Clinical Deterioration on the Wards. Crit Care Med 2016；44：368-74.

COVID-19 感染は母体，胎児，新生児の転帰にどのように影響するか？

メタアナリシス

Adverse maternal, fetal, and newborn outcomes among pregnant women with SARS-CoV-2 infection：an individual participant data meta-analysis.

Smith ER, Oakley E, Grandner GW, et al.
BMJ Glob Health 2023；8：e009495.

目的

妊娠中の COVID-19 感染に関する文献は増加傾向にあるが，研究デザイン，比較群の選択，感染の評価方法，集団特有のベースラインリスク，主要アウトカムの定義に異質性があるため，情報を統合し，エビデンスの質を総合的に評価することは困難である．データのばらつきを最小化するために，統一された定義により個人データをプールすることにより，COVID-19 感染の母体および新生児の転帰との関連についての疫学的疑問に答えることが目的である．

方法

前向きメタアナリシスの研究プロトコルは 2020 年 5 月 28 日に PROSPERO に登録された (ID：CRD42020188955)[1]．現在進行中の研究をスクリーニングし，個々の参加者データをプールし，COVID-19 感染妊婦の有害転帰の絶対リスクおよび相対リスクを，陰性が確認された妊娠と比較して推定した．修正 Newcastle-Ottawa Scale を用いてバイアスリスクを評価した．

結果

137 件の研究をスクリーニングし，13,136 人の妊婦を対象とした 12 か国における 12 件の研究を組み入れた．COVID-19 感染妊婦は，非感染妊婦と比較して，以下のリスクが有意に高かった．妊産婦死亡（10 研究；n=1,490；RR 7.68 [95%CI 1.70 to 34.61]），ICU 入室（8 研究；n=6,660；RR 3.81 [95%CI 2.03 to 7.17]），人工呼吸管理（7 研究；n=4,887；RR 15.23 [95%CI 4.32 to 53.71]），何らかの集中治療の必要性（7 研究；n=4,735；RR 5.48 [95%CI 2.57 to 11.72]），肺炎（6 研究；n=4,573；RR 23.46 [95%CI 3.03 to 181.39]），血栓塞栓症（8 研究；n=5,146；RR 5.50 [95%CI 1.12 to 27.12]）．

COVID-19 感染女性から出生した新生児は，以下のリスクが高かった．新生児集中治療室への入室（7 研究；n=7,637；RR 1.86 [95%CI 1.12 to 3.08]），早産児（7 研究；n=6,233；RR 1.71 [95%CI 1.28 to 2.29]）または中等度早産児（7 試験；n=6,071；RR 2.92 [95%CI 1.88 to 4.54]），低出生体重児（12 試験；n=11,930；RR 1.19 [95%CI 1.02 to 1.40]）．感染は死産とは関連していなかった．研究のバイアスリスクは概して低いか中等度であった．

結論

妊娠中のどの時期においても COVID-19 に感染すると，妊産婦死亡，妊産婦の重症化リスク，新生児の重症化リスクが増加するが，死産や子宮内発育遅延は増加しないことを示した．

Editorial comments

パンデミックの初期から，COVID-19 感染が妊産婦や新生児にどのような影響を与えるかが重要

な問題である。研究報告は急増しているが，研究デザイン，比較群の選択，感染評価方法，集団特有のベースラインリスク，主要な母子の健康アウトカムの定義が異質であるため，情報を統合し，エビデンスの質を総合的に評価することは困難である。

　この前向きメタアナリシスは，データの統一した収集のためにかなりのエフォートが割かれていることが評価に値する。第一に，アメリカ国立衛生研究所（NIH），世界保健機関（WHO），国際産科婦人科連合（FIGO）などの専門的研究ネットワークおよび主要関係者ネットワークからの支援を介して参加する研究を事前に募集し，発表後に解析に組み入れる可能性のある研究を特定した。第二に，公表された研究プロトコルの確認だけではなく，調整チームが直接研究責任者との話し合いを行い適格性の確認を行っている。これによりバイアスリスクの低いメタアナリシスを実現している。

　日本集中治療医学会が運営する日本 ICU 患者データベース（Japanese Intensive care PAtient Database：JIPAD）は，日本集中治療医学会の運営する前向き症例登録事業（診療レジストリ）である。集中治療についての国内最大のデータベースではあるが，登録施設がまだまだ少なく，実状を把握することは困難である。今後，日本においても，統一したデータを収集できるシステムの確立が望まれる。

●参考文献
1）Smith ER, Oakley E, He S, et al. Protocol for a sequential, prospective meta-analysis to describe coronavirus disease 2019（COVID-19）in the pregnancy and postpartum periods. PLoS One 2022；17：e0270150.

COVID-19罹患妊婦の換気パラメータは？　分娩により改善がみられるか？

前向きコホート研究

Ventilatory Parameters in Obstetric Patients With COVID-19 and Impact of Delivery: A Multicenter Prospective Cohort Study.
Vasquez DN, Giannoni R, Salvatierra A, et al.
Chest 2023；163：554-66.

目的
　高度な人工呼吸補助を必要とする産科患者に関するエビデンス，および分娩により人工呼吸パラメータが改善するかどうかについては，後方視研究が中心であり，文献の件数も少なくエビデンスは不十分である。本研究の目的は，COVID-19に罹患した妊婦の換気パラメータはどのようなもので，分娩により改善がみられるかどうかを検討すること，また，侵襲的機械換気(invasive mechanical ventilation：IMV）および母体，胎児，新生児死亡の危険因子は何かを検討することである。

方法
　アルゼンチンの7つの州の20のICUとコロンビアの1つのICU（16の内科-外科ICUと5つの産科ICU）で実施された多施設共同，二国間（アルゼンチンとコロンビア）の前向きコホート研究である。2021年3月20日～12月31日にICUへ入院した妊娠中または分娩後（42日未満）の患者で，鼻咽頭検体のPCR検査によりCOVID-19が確認され，高度な呼吸補助（ハイフローネーザルカニュラ：HFNC，非侵襲的機械換気：NIMV，侵襲的機械換気：IMV）のいずれかを必要とした患者を対象とした。

結果
　アルゼンチンまたはコロンビアの21のICUに入室した91例を対象とした。入室時の在胎日数は29.2±4.9週であり，63例（69％）がICUで分娩した。IMVが69例（76％），HFNCが20例（22％），NIMVが2例（2％）であった。最初の24時間のSequential Organ Failure Assessment（SOFA）スコア（SOFA$_{24}$）は，IMVの唯一の危険因子であった（OR 1.97 [95%CI 1.29 to 2.99]，p=0.001)。

　妊娠患者のIMV開始時の呼吸パラメータは以下のとおりである。プラトー圧（plateau pressure：PP）の平均値±標準偏差は24.3±4.5 cmH$_2$O，駆動圧（driving pressure：DP）は12.5±3.3 cmH$_2$O，静的コンプライアンス（static compliance：SC）の中央値は31 mL/cmH$_2$O（IQR 26-40 mL/cmH$_2$O），Pa$_{O_2}$/FI$_{O_2}$比の中央値は142 [IQR 110-176]であった。分娩前（2時間未満）および分娩後（2時間以降および24時間）の呼吸パラメータはそれぞれ以下のとおりであった。PPは25.6±6.6 cmH$_2$O，24±6.7 cmH$_2$O，および24.6±5.2 cmH$_2$O（p=0.59）；DPは13.6±4.2 cmH$_2$O，12.9±3.9 cmH$_2$O，および13±4.4 cm H$_2$O（p=0.69）；SCの中央値は，28 mL/cm H$_2$O [IQR 22.5-39.0]，30 mL/cm H$_2$O [IQR 24.5-44.0]，30 mL/cm H$_2$O [IQR 24.5-44.0]（p=0.058）；Pa$_{O_2}$/FI$_{O_2}$比は134 [IQR 100-230]，168 [IQR 136-185]，192 [IQR 132-232.5]（p=0.022）であった。

　分娩は主に帝王切開で行われ，母体要因が71例中43例（60.5％），母体および胎児要因が71例中21例（29.5％），胎児要因が71例中7例（9.9％）であった。ICU退院後に妊娠を継続した患者は14人（22.2％）であった。

母体死亡のリスク因子は，BMI（OR 1.10［95%CI 1.006 to 1.204］p＝0.037）と母体合併症（OR 4.15［95%CI 1.212 to 14.20］p＝0.023）であった。胎児死亡または新生児死亡の危険因子は，分娩時の妊娠期間（OR 0.67［95%CI 0.52 to 0.86］p＝0.002）とSOFA$_{24}$スコア（OR 1.53［95%CI 1.13 to 2.08］p＝0.006）であった。

結論

妊娠中の患者の肺メカニクスは，COVID-19に罹患しICU管理を行っている妊婦以外の患者の肺メカニクスと同様であった。分娩は主に母体要因で帝王切開にて施行されたが，ARDS患者の死亡率に関連のないPa$_{O_2}$/F$_{IO_2}$比にのみ有意に改善が見られた。SOFA$_{24}$スコアはIMVの唯一の危険因子であった。母体死亡率はBMIおよび母体合併症と独立して関連していた。胎児死亡および新生児死亡の危険因子はSOFA$_{24}$スコアと分娩時の妊娠年齢であった。

Editorial comments

COVID-19の大流行以前は，妊娠中に人工呼吸器によるサポートを必要とする呼吸不全は比較的まれな出来事であり，妊娠1万件に1件の割合でしかなかった。ARDS患者の人工呼吸管理については過去20年間にかなりの文献が発表されているが，妊娠中の患者がほぼ除外されている。COVID-19に感染した妊婦の入院が年齢をマッチさせた非妊婦よりも有意に増加し（7.75% vs. 2.93%，RR 2.65［95%CI 2.41 to 2.88］），集中治療管理の必要性が上昇することが後方視研究で示されている（2.01% vs. 0.37%，RR 5.46［95%CI 4.50 to 6.53］）[1]。本研究は，重症妊婦がCOVID-19パンデミックにより増加することを予測して分娩が肺の力学と酸素化に及ぼす影響を分析した初の前向き研究であり，先見の明が素晴らしい。また，この困難な時期に，前向き研究を計画した著者のグループの並々ならぬ決意が感じられる。

データ収集が前向きであったため，プラトー圧（PP），駆動圧（DP），静的コンプライアンスなど，後ろ向き研究では収集することが困難な人工呼吸パラメータを追跡することができた。呼吸力学は一般的なCOVID-19集団と類似しており，PPとDPの上昇が死亡率と関連しており，過去の報告と同様であった[2]。

分娩によりPa$_{O_2}$/F$_{IO_2}$比は増加したが，一般的にARDS患者の死亡と相関するとされるPPやDPに変化はなかった[3]。妊娠中のARDS患者の分娩は，母体の呼吸状態を改善し，胎児という合併症因子を取り除く目的でしばしば提案される。しかし，本研究の結果からは，分娩は母体や胎児の予後を必ずしも改善せず，特に帝王切開は外科的処置が加わるためARDSの妊婦においては逆に全身状態を悪化させる可能性も認識すべきである。分娩は通常の産科的適応のためだけに行うべきであり，「明確な理由がない限り，妊婦を非妊婦と同じように扱う」ことが重要である[4]。

●参考文献

1) McClymont E, Albert AY, Alton GD, et al. Association of SARS-CoV-2 Infection During Pregnancy With Maternal and Perinatal Outcomes. JAMA 2022；327：1983-91.

2) Grasselli G, Cattaneo E, Florio G, et al. Mechanical ventilation parameters in critically ill COVID-19 patients：a scoping review. Crit Care 2021；25：115.

3) Bellani G, Laffey JG, Pham T, et al. Epidemiology, Patterns of Care, and Mortality for Patients With Acute Respiratory Distress Syndrome in Intensive Care Units in 50 Countries. JAMA 2016；315：788-800.

4) Knight M, Bunch K, Tuffnell D, et al, editors. Saving lives, improving mothers' care-lessons learned to inform maternity care from the UK and Ireland confidential enquiries into maternal deaths and morbidity 2017-19. University of Oxford Press；2021.

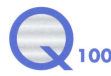

重症 ARDS 妊婦においても腹臥位療法は有効か？

後方視観察研究

Prone Positioning：A Safe and Effective Procedure in Pregnant Women Presenting with Severe Acute Respiratory Distress Syndrome.
Osmundo GS Jr, Paganotti CF, da Costa RA, et al.
Vaccines（Basel）2022；10：2182.

目的

腹臥位（prone positioning：PP）は，重症の急性呼吸窮迫症候群（acute respiratory distress syndrome：ARDS）患者の酸素化と生存率を改善する。本研究の目的は妊婦における PP の有効性と安全性を評価することである。

方法

「Exploratory study on coronavirus disease（COVID-19）in pregnant women」と題された進行中のコホート研究の後方視サブグループ解析である。ブラジルの 3 つの 3 次教育病院の ICU に COVID-19 による重症 ARDS にて入院した患者を対象とし，2020 年 4 月から 2021 年 8 月までに本研究に登録された患者データを入手した。ベースライン（T0），腹臥位（T1），仰臥位（T2）の換気および血液ガス分析測定パラメータを評価し，産科転帰も評価した。

結果

平均妊娠週数 27.0 週（22.0-31.1 週）の 16 例が組み入れられた。肥満が 11 例（73.3%）で高血圧が 6 例（40.0%）の患者で併存していた。PP により半数の患者で Pa_{O_2} 値が，また，すべての症例で Pa_{O_2}/F_{IO_2} 比が 20% 以上上昇した。Pa_{O_2}/F_{IO_2} 比は T1 で 76.7%（20.5-292.4%），T2 で 76.9%（0-182.7%）増加した。PP は平均 Pa_{O_2}/F_{IO_2} 比（$p<0.001$）と Pa_{CO_2}（$p=0.028$）に持続的な改善をもたらした。PP 後 24 時間の間に，妊娠 25 週以上で緊急分娩や胎児ジストレスが疑われた症例はなかった。

結論

PP は妊娠中に安全かつ実施可能であり，Pa_{O_2}/F_{IO_2} 比を改善し，重症 ARDS における早産を遅らせるのに役立つ。

Editorial comments

妊娠中の生理的変化により，重症 ARDS 妊婦の管理は困難となる。妊娠中は酸素消費量が増加し，胎児の十分な酸素化を確保するために，酸素飽和度（Sa_{O_2}）>95%，動脈酸素分圧（Pa_{O_2}）>70 mmHg が要求される[1]。妊娠後期になると，妊娠子宮は横隔膜の頭側変位を誘発し，特に鎮静薬投与や機械的人工呼吸を行っている妊婦では，肺下葉の無気肺を引き起こす。妊婦は，PP により血液酸素化の改善が見込まれる患者群ではあるが，妊娠子宮の圧迫，および胎児モニタリングを困難にする可能性があり，ほとんどの介護チームは抵抗を感じている。COVID-19 パンデミックで PP の有効性に注目が集まり，妊婦における PP の施行に関するガイドラインとアルゴリズムも作成され[2]，安全に行われるようになってきている。

抽出可能であった換気パラメータは，$F_{I_{O_2}}$，1回換気量，PEEP のみ，血液ガスデータも Pa_{O_2} と Pa_{CO_2} のみであった。プラトー圧や駆動圧は抽出できなかった。$Pa_{O_2}/F_{I_{O_2}}$ は一般的な ARDS 患者の死亡率とは相関がないため，真に早産を遅らせることにつながっているかどうかは疑問が残る。また，症例数が 16 例と少ないため，有効性の検証には大規模な前向き研究が必要である。

●参考文献
1）Lapinsky SE. Management of Acute Respiratory Failure in Pregnancy. Semin Respir Crit Care Med 2017；38：201-7.
2）Tolcher MC, McKinney JR, Eppes CS, et al. Prone Positioning for Pregnant Women With Hypoxemia Due to Coronavirus Disease 2019（COVID-19）. Obstet Gynecol 2020；136：259-61.

Q101 COVID-19妊婦に対してのバーチャルケアと遠隔医療はどのように提供されているか，また，システム導入に関して注意すべき点は何か？

Operational Considerations

Remote care and triage of obstetric patients with COVID-19 in the community : operational considerations.

Bircher C, Wilkes M, Zahradka N, et al.
BMC Pregnancy Childbirth 2022；22：550.

目的

COVID-19の大流行時には，日常的な妊産婦ケアが中断され，COVID-19陽性の妊婦は，帝王切開，集中治療室入室のリスクが，新生児についてはNICU入室リスクが高まった。バーチャルケアと遠隔医療は，ケアへの障壁を減らし，妊産婦の転帰を改善することが可能であり，英国では保健当局によって導入が奨励されている。システムの運用の実際・導入についてのポイントを説明するのが本文献の目的である。

方法

ノーフォーク・アンド・ノリッジ大学病院トラストは，COVID-19パンデミック時に妊婦をケアするため，Current Healthのプラットフォームを使用した柔軟な産科バーチャル病棟（maternity virtual ward：MVW）サービスを展開した。Current Healthプラットフォームはクラウドベースの分析システムで，モニタリングチームが患者のバイタルサインや調査回答をリアルタイムで閲覧できるウェブダッシュボードを備え，患者の観察結果を，馴染みのある病院の観察表に似た形式で表示した。アラームが設定され，悪化があればプッシュ通知でチームに警告された。患者はパルスオキシメトリーで断続的に，またはウェアラブルデバイスで連続的にモニターされた。このデバイスは，Sp_{O_2}，呼吸数，脈拍，運動量，皮膚温の臨床グレードの連続測定値を収集し，血圧計，腋窩温パッチ，スパイロメーターと統合することができた。自宅のインターネット接続，または3Gネットワークのシムカードを介してCurrent Healthのクラウドに接続した。MVWの技術，介入，人員配置モデル，トリアージ基準，患者フィードバックについて概説し，他の施設での運用モデルの一例とした。

結果

2021年10月から2022年2月までに429例の患者が紹介され，そのうち228例がMVWに入院した。総ベッド日数は1,182日，平均在院日数は6±2.3日［範囲1〜14日］であった。入院を要したのは15例（6.6％），重症患者は1例（0.4％）であった。死亡例はなかった。フィードバックでは，安全性，快適性，使いやすさが向上したとの感想が多くみられた。

結論

MVWはCOVID-19陽性の妊婦にセーフティネットを提供した。インフラへの負担を軽減すると同時に，スタッフに安心感を与えた。今後同様のサービスを立ち上げる際には，クリニカルチャンピオン（システム導入についてイニシアチブをとる個人）の特定，トリアージ基準，技術とアラームの選択，疾患のパターンの変化に適応し，入院治療に速やかに移行できるシステム確立にも注意を払うべきである。

Editorial comments

　バーチャルケアと遠隔医療は，母体・胎児医学の特定の分野においても転帰を改善することが示されており，COVID-19の期間中，出生前ケアへのアクセスの障壁を打破する手段として提案されている。しかし，これが実際にどのように達成されるかについて公表された例はほとんどない[1]。

　重要な課題として，①クリニカルチャンピオンの特定，②アラームの設定，③トリアージ基準の設定の3点が挙げられている。①クリニカルチャンピオンとは，システムなどの導入を支援，提唱，先導することに専心し，組織レベルで起こりうる抵抗を克服する個人のことである。変革の実施に本質的な関心を持ち，その立場を利用して他の人々の意欲を高める。したがって，システムの導入の成否においてこの人物の特定が非常に重要である。②臨床状態の悪化を予測する指標となるイベントを特定し，適切にアラーム設定することが重要である。COVID-19の新型が出現するたびに，感染，病原性，ワクチン接種率の新しいパターンがもたらされ，国の指導や住民の行動が変化する。その結果，指標となるイベントの頻度やモニタリングプログラムの課題も変化する。産科医療サービスは，この変化する目標を達成するために，支援プログラムを継続的に改善する必要がある。③感染力は比較的高いが病原性が低い亜種（オミクロンなど）では，陽性患者数が急速に増加し，収容人数の超過を避けるために仮想病棟入院のトリアージが不可欠となる。本研究チームは，柔軟なバーチャル病棟サービスを展開することで，こうした課題を解決し続けており，現在も患者サポートを継続している。

　また，間欠的なSp_{O_2}モニタリングは他のシステム[1]においても見られるが，本システムではウェアラブルデバイスを用いており，入院患者のような集中的な集学的管理とモニタリングが可能なシステムを作り出しているところが優れている。今後，このチームからさらなる情報発信が待たれるとともに，日本でも同様のシステムを確立することが望まれる。

●参考文献

1) Moes SL, Depmann M, Lely TA, Bekker MN. Telemonitoring for COVID-19 positive pregnant women ; feasibility and user experience of SAFE@home Corona : prospective pilot study. BMC Pregnancy Childbirth 2022 ; 22 : 556.

母体の心肺蘇生

細川 幸希

Q102 妊婦の心肺蘇生のエビデンスに基づいたアルゴリズムは？

総説

Maternal cardiopulmonary resuscitation.
Tanaka H, Matsunaga S, Furuta M, et al.
J Obstet Gynaecol Res 2023；49：54-67.

背景

近年，母体蘇生シミュレーションコースが普及するなかでエビデンスに基づいた母体蘇生アルゴリズムの必要性が高まっている。日本蘇生協議会（Japan Resuscitation Council：JRC）蘇生ガイドライン2020の策定にあたり，日本の臨床現場に即した初の妊婦蘇生アルゴリズムが作成された。

方法

日本産科婦人科学会，日本救急医学会，日本麻酔科学会からJRC母体蘇生分科会に派遣されたメンバーにより，5つのclinical question（CQ）に対してGrading of Recommendations, Assessment, Development and Evaluation（GRADE）のガイドライン作成方法に従って推奨と提案がまとめられた。それぞれのCQについて，エビデンスの充足度に基づいてシステマティックレビュー（SysRev），エビデンスの更新（EvUp），スコーピングレビュー（ScopRev）を行った。

結果

CQ1：妊婦の心肺蘇生において，用手的子宮左方移動は有効か？（SysRev）

推奨と提案：妊娠後期の妊婦の心肺蘇生において用手的子宮左方移動を提案する（弱い推奨，エビデンスの確実性：非常に低い，グレード2D）。用手的子宮左方移動には人員を要するため，胸骨圧迫の中断や遅滞を招かない状況において実施する。

CQ2：心停止妊婦における死戦期帝王切開（perimortem cesarean delivery：PMCD）は患者予後を改善するか？（EvUp）

推奨と提案：妊娠後期の心停止妊婦に対して，PMCDで胎児を娩出することを提案する（弱い推奨，エビデンスの確実性：非常に低い，グレード2D）。過去の観察研究から，心停止からPMCD開始まで短時間であるほど母体の生存率が高まることが示唆される。PMCDの重大な合併症として心拍再開後の大量出血があり，輸血システムの確立された施設で実施することが望ましい。

CQ3：母体心肺蘇生における輸液路（静脈または骨髄）は横隔膜の頭側から確保すべきか？（ScopRev）

推奨と提案：エビデンスが不十分なため推奨と提案はできなかった。ScopRevの結果と妊娠中の血行動態を考慮すると，妊婦の心肺蘇生中に横隔膜より頭側に輸液路を確保することは理にか

なっている（望ましい医療行為）。

CQ4：局所麻酔薬中毒が疑われる妊婦の心肺蘇生において，脂肪製剤は有効か？（ScopRev）

　推奨と提案：エビデンスが不十分なため推奨と提案はできなかった。ScopRev の結果から，標準的治療に脂質製剤を追加することは妥当と考えられる（望ましい医療行為）。

CQ5：高マグネシウム血症が疑われる心停止妊婦に，カルシウム製剤投与は有効か？（ScopRev）

　推奨と提案：エビデンスが不十分なため推奨や提案を行うことはできなかった。ScopRev の結果から，標準的治療にカルシウム製剤を追加することは妥当と考えられる（望ましい医療行為）。

Editorial comments

　本論文は，日本初の妊婦に特化した心肺蘇生アルゴリズム[1]の英訳である。目新しい内容はないものの，心肺蘇生で行う医療行為のエビデンスレベルが明確になったこと，アルゴリズムとして図示されたことにより，実際の対応をイメージしやすくなったことがポイントといえる。なお，CQ1[2]とCQ3[3]については，別の論文にまとめられているため，参考にされたい。

● 参考文献

1）一般社団法人日本蘇生協議会．妊産婦の蘇生．JRC 蘇生ガイドライン 2020．東京：医学書院；2021．p.265-77．

2）Enomoto N, Yamashita T, Furuta M, et al. Effect of maternal positioning during cardiopulmonary resuscitation：a systematic review and meta-analyses. BMC Pregnancy Childbirth 2022；22：159.

3）Nakamura E, Takahashi S, Matsunaga S, et al. Intravenous infusion route in maternal resuscitation：a scoping review. BMC Emerg Med 2021；21：151.

Q 103 母体の院外心停止の発生率とその転帰は？

後方視観察研究

Incidence, outcomes and guideline compliance of out-of-hospital maternal cardiac arrest resuscitations：A population-based cohort study.

Lipowicz AA, Cheskes S, Gray SH, et al. F.
Resuscitation 2018；132：127-32.

目的

　母体の院内心停止の頻度は過去の報告から1.2-2万例に1例と推定されるが，院外心停止の発生率は不明である。また，院外で実施する心肺蘇生について，ガイドライン遵守率も不明である。本研究では母体の院外心停止の発生率とその転帰，現行の蘇生ガイドラインの遵守状況を検証する。

方法

　2010年から4年間，トロント地域RescuNET心停止データベース（Rescu Epistry）に登録された症例のうち，妊産婦の院外心停止症例を同定した。このデータベースは660万人以上の医療圏を包含する。主要アウトカムは母体の院外心停止の発生率，副次アウトカムは退院までの母体および新生児の生存率，AHA心肺蘇生ガイドライン2010の妊産婦蘇生に関する推奨事項の遵守率（横隔膜上への静脈路留置，高度な気道管理，子宮左方移動，妊娠20週以降の死戦期帝王切開）とした。

結果

　調査期間中の妊婦の院外心停止は6件で，発生率は妊婦10万人当たり1.71人［95%CI 0.21 to 6.18］であった。一方，出産可能年齢の女性（非妊婦）の心停止は10万人当たり20.18人［95%CI 18 to 22.62］であった。6例中2例が心停止の原因となりうる病歴を有していた。発生率は45-49歳の年齢層で最も高かった。心停止時の妊娠週数（中央値）は36.5週だった。

　心停止6例のうち3例で自己心拍再開（return of spontaneous circulation：ROSC）が得られ，すべて病院到着前であった。生存退院は母体1例と新生児2例だった。心停止の病因は肺塞栓症（1例），溺水（2例），脳出血（1例），誤嚥（1例），病因不明（2例）だった。全例で死戦期帝王切開が実施されたものの，ガイドラインで推奨される5分以内を達成した症例はなかった。子宮左方移動の実施に関する記録はなかった。

結論

　妊婦の院外心停止の発生率は10万人あたり1.71人で，同年齢の非妊娠女性の1/10以下だった。妊娠する女性には，基礎疾患を持たない健康な女性が多いというバイアスが関係すると考えられる。生存退院したのは母体16.7%と新生児33.3%のみで，院内心停止の母体生存率（42%）と比較して低かった。蘇生ガイドラインの遵守度は中程度であったが，妊産婦特有の項目（子宮左方移動や5分以内の死戦期帝王切開など）はすべての症例で未達成だった（あるいは記録されなかった）。

第3章 安全管理：母体編

Editorial comments

　本研究の妊婦の院外心停止の発生率（1.7人/10万人）は院内心停止（8-10人/10万人）[1-3]と比較して低かった。救急に関わる医療者であっても，妊婦の心肺蘇生に遭遇する機会は非常に少ないことがわかる。妊産婦の蘇生に特有の項目の遵守率が低かった点については，救急部門への啓発によって実施率の向上が見込める部分であろう。改めて Q102 で取り上げた「妊産婦の蘇生アルゴリズム」の重要性を強調したい。

●参考文献

1) Mhyre JM, Tsen LC, Einav S, et al. Cardiac arrest during hospitalization for delivery in the United States, 1998-2011. Anesthesiology 2014 ; 120 : 810-8.

2) Cantwell R, Clutton-Brock T, Cooper G, et al. Saving Mothers' Lives : Reviewing maternal deaths to make motherhood safer : 2006-2008. The Eighth Report of the Confidential Enquiries into Maternal Deaths in the United Kingdom. BJOG 2011 ; 118 : 1-203.

3) Balki M, Liu S, Leon JA, et al. Epidemiology of Cardiac Arrest During Hospitalization for Delivery in Canada : A Nationwide Study. Anesth Analg 2017 ; 124 : 890-7.

母体の院内心停止において母体転帰に影響を及ぼす因子は？

後方視観察研究

Factors associated with non-survival from in-hospital maternal cardiac arrest：An analysis of Get With The Guidelines® (GWTG) data.
Zelop CM, Shaw RE, Edelson DP, et al.
Resuscitation 2021：164；40-5.

目的

近年，アメリカにおける妊産婦死亡率は急増しており対策が急務である．本研究では米国心臓協会 Get With The Guidelines-Resuscitation (GWTG-R) のデータに基づき，妊産婦の院内心停止後の母体転帰へ影響を及ぼす因子について明らかにする．

方法

GWTG-R は心肺蘇生処置を受けた全患者（成人，小児，産科）について，質改善を目的とした全国的な任意レジストリである．心肺蘇生関連の詳細なデータは登録されるが，妊娠関連の診断，妊娠転帰，児の転帰などは含まれない．本研究では 2000-2017 年に GWTG-R に登録された 18-50 歳の母体心停止症例で，蘇生後の転帰が記録された症例を対象とした．主要アウトカムは死亡率，副次アウトカムは転帰に影響を及ぼす因子である．

結果

期間中に登録された母体の院内心停止は 566 例で，転帰不明の 5 例を除外した 561 例が解析の対象となった．院内心停止後の死亡率は 57.2％ (321/561 例) であった．多重ロジスティック回帰分析によると死亡率と関連する因子は①心停止前の低血圧／低灌流 (OR 1.80 [95%CI 1.16 to 2.79] p＝0.009)，分娩室と比較して心停止場所が②集中治療室／PACU (OR 3.32 [95%CI 2.00 to 5.52] p＜0.001)，③その他の場所 (OR 1.89 [95%CI 1.15 to 3.11] p＝0.0120) であった．蘇生開始時のショック不能なリズムは，ショック可能なリズムと比較して有意に死亡率が低かった (OR 0.41 [95%CI 0.20 to 0.84] p＝0.014)．

結論

母体の院内心停止例において死亡転帰と関連する因子が明らかとなった．本研究で用いたデータベースには妊娠関連の情報が含まれないため，心停止と分娩時期の関係，子宮左方移動や死戦期帝王切開などの介入の影響を分析できなかった．2018 年以降の GWTG-R は産科関連の情報も収集するように変更されたため，今後の解析が期待される．

Editorial comments

Zelop らは GWTG-R（2000～2016 年）のデータをもとに母体心停止の詳細を第一報としてまとめている[1]．それによると，ROSC した症例は 73.6％ だったが生存退院は 40.7％ であった．英国やカナダからの報告において母体の心停止後の生存退院率は約 7 割であり[2,3]，アメリカの 2 倍近い．Zelop らはこの点に妊産婦死亡増加の原因を探るヒントがあると考え，本研究へと繋がった．

一般成人では，心停止時のショック可能なリズムは，ショック不能なリズムより死亡リスクが低

い。妊産婦で反対の結果となった理由は不明だが，最初に記録されたリズムが無脈性電気活動（50.8％）または心静止（25.6％）だった[1]ことから，心停止原因が低酸素症や麻酔合併症など可逆的なものや，初期対応時のリズムの認識不足による可能性もある。

●参考文献

1) Zelop CM, Einav S, Mhyre JM, et al. Characteristics and outcomes of maternal cardiac arrest：A descriptive analysis of Get with the guidelines data. Resuscitation 2018；132：17-20.
2) Beckett VA, Knight M, Sharpe P. The CAPS Study：incidence, management and outcomes of cardiac arrest in pregnancy in the UK：a prospective, descriptive study. BJOG 2017；124：1374-81.
3) Balki M, Liu S, Leon JA et al. Epidemiology of Cardiac Arrest During Hospitalization for Delivery in Canada：A Nationwide Study. Anesth Analg 2017；124：890-7.

麻酔をうけた妊婦における周術期心停止の頻度とリスクファクターは？

前向き観察研究

Cardiac arrest in obstetric patients receiving anaesthetic care: results from the 7th National Audit Project of the Royal College of Anaesthetists.

Lucas DN, Kursumovic E, Cook TM, et al.
Anaesthesia 2024 Jan. Online ahead of print.

背景

英国とアイルランドの麻酔科学会による第 7 次全国調査（National Audit Project：NAP7）は周術期の心停止に関してであった。麻酔をうけた産科患者における心停止の頻度，リスクファクター，予後について記述する。

方法

NAP7 は大規模な前向きコホート研究で，2021 年 6 月から 1 年間，英国内で発生した周術期の心停止例について全例登録と専門家によるレビューを行った。周術期心停止の定義は「5 回以上の胸骨圧迫および/または除細動の実施」である。産科麻酔領域には，麻酔科医が手術室外で実施した脊髄幹鎮痛やレミフェンタニルによる分娩鎮痛に関連した心停止も包含した。

結果

産科患者の心停止は 28 例で，NAP7 に報告された全周術期心停止の 3％に相当し，発生率は 10 万人当たり 7.9 例［95％CI 5.4 to 11.4］であった。産科患者の周術期心停止の頻度は，非産科手術を受けた患者の 1/4 と低かった。麻酔法別にみると脊髄幹麻酔で 10 万例あたり 5.9 例［95％CI 3.0 to 9.0］，全身麻酔では 82 例［95％CI 44 to 141］だった。心停止 28 例のうち 5 例が死亡した（出血 3 例，COVID-19 1 例，原因不明 1 例）。

同定された心停止原因は 41 個で（2 個以上有する症例あり），出血 7 例，高位脊麻 6 例，徐脈 6 例，羊水塞栓 4 例などであった。高位脊麻 6 例の内訳は，無痛分娩開始時の低濃度局所麻酔薬の投与 2 例，無痛分娩から帝王切開へ移行する硬膜外麻酔 2 例，硬膜外カテーテルのくも膜下迷入 1 例，硬膜外麻酔失敗後の脊髄くも膜下麻酔 1 例だった。徐脈 6 例のうち 5 例は帝王切開の脊髄くも膜下麻酔後にフェニレフリンを持続投与していた。

産科麻酔に関する推奨事項

- 重篤な緊急事態における若手麻酔科医への支援戦略を整える。
- 産科患者の心停止発生時は，麻酔科上級医が可及的速やかに対応する。
- 帝王切開の脊髄くも膜下麻酔においてフェニレフリンを使用する際は，高度徐脈を予測し，徐脈に対して適切な治療をおこなう。
- 子宮左方移動による静脈圧迫解除を確実に実施する。
- 硬膜外無痛分娩における局所麻酔薬の 1 回投与量は，ブピバカイン 10 mg 相当量を超えてはならない（例：0.1％ブピバカイン 10 mL＋フェンタニル 2 mcg/mL など）
- 脊髄幹麻酔失敗後に脊髄くも膜下麻酔を実施する場合，高位脊麻のリスクを考慮する。
- 産科出血を理由に全身麻酔を行う際は血管内容量の補正を適切に行う。特に脊髄幹麻酔から全身麻酔に変更する患者の導入時には注意を要する。

Editorial comments

　本論文には Editorial[1]がついており，一読されることをお勧めする。帝王切開の脊麻後低血圧対策として昇圧薬の予防投与が推奨されている[2]。フェニレフリンは徐脈により母体の心拍出量低下を招くため，最近は β 作用を有するノルアドレナリンの使用も増えている。本論文の結果から，胎児の酸素供給のみならず，母体の循環動態の安定化という点でも徐脈への早期介入が重要といえる。

　また，高位脊麻からの心停止 6 例について，同時期にオランダからも高位脊麻の 5 例が報告されており[3]，無痛分娩率が増加している日本においても勘案すべきである。

●参考文献

1) Monks DT, Singh PM, Palanisamy A. Preventing maternal cardiac arrest：how do we reach the next level of safety in obstetric anaesthesia? Anaesthesia 2024 Jan. Online ahead of print.

2) Kinsella SM, Carvalho B, Dyer RA, et al. International consensus statement on the management of hypotension with vasopressors during caesarean section under spinal anaesthesia. Anaesthesia 2018；73：71-92.

3) Beenakkers ICM, Schaap TP, van den Bosch OFC. High Neuraxial Block in Obstetrics：A 2.5-Year Nationwide Surveillance Approach in the Netherlands. Anesth Analg 2024 Jan. Online ahead of print.

妊婦の外傷患者の管理は，どのように行うべきか？

システマティック・レビュー

Management of the Pregnant Trauma Patient：A Systematic Literature Review.
Liggett MR, Amro A, Son M, et al.
J Surg Res 2023；285：187-96.

目的
　妊娠中の外傷は非産科的な母体死亡の主な原因であり，妊婦は非妊婦に比べて外傷による死亡リスクが約2倍高いことが示されている。このメタアナリシスなしの系統的レビューでは，臨床検査の予後予測値，母児モニタリング，トラネキサム酸，X線検査の安全性，母体および胎児死亡率を改善するための死戦期帝王切開術に関して，エビデンスに基づく推奨を提供する。

方法
　PRISMAガイドラインにしたがってMEDLINE, Cochrane Library, EMBASにおいて1990-2021年に英語で発表されたRCT，観察研究を抽出した。

結果
　45本の論文が該当した。うち6本はシステマティック・レビュー，39本は原著論文であった。
①母児のモニタリング
　多発外傷の重症度を評価するスコアInjury severity score（ISS）＞9では，妊娠合併症（早産，胎児死亡，胎盤剥離，子宮収縮）のリスクが有意に増加した。いくつかの論文ではISS≦9であっても，依然として妊娠合併症のリスクが高いことが強調されている。胎児に異常がある場合の多くは，受傷後4時間以内に異常が明らかになることが示唆された。
②トラネキサム酸
　トラネキサム酸の産後出血への有用性・安全性のエビデンスはあるものの，妊娠中の外傷患者における安全性に関する情報はほとんどない。妊娠の有無にかかわらず通常の外傷プロトコールに従ってトラネキサム酸を投与すべきである。
③コンピュータ断層撮影（CT）の使用
　胎児の放射線被曝の懸念から，妊娠中の外傷患者に対するCT検査は不必要に避ける傾向にある。しかしながら被曝のリスクはわずかであり，画像診断が必要な状況においては画像診断が被曝のリスクを上回ることが多い。
④死戦期帝王切開
　妊娠後期の母体心停止において，母体と胎児の生存の可能性を確保するため，ただちに死戦期帝王切開を行うべきである。死戦期帝王切開と蘇生的開胸術を併用するかどうかは，外傷チームと産科チームの判断に任されている。

結論
　妊娠中の外傷は比較的まれであるが，軽傷であっても母体と胎児の両方に高い合併症罹患率と死亡率をもたらす。妊娠中の外傷患者において，①母体心停止後の可及的速やかな死戦期帝王切開の実施，②出血している妊娠中の外傷患者へのトラネキサム酸投与，③適応にそったCTスキャンの実施，④軽傷であったとしても受傷後4時間以上の母児の観察を推奨する。

Editorial comments

　緊急時の医療行為こそ根拠を持って行いたい。論文中にある「軽傷であっても妊娠合併症のリスクは高い，受傷後 4 時間以内に胎児の異常を認めることが多い」という記述は示唆に富む。すなわち，受傷直後の手術においては術中の胎児モニタリングを実施する，状態が許せば受傷後 4 時間以降（胎児の状態を確認したうえで）に手術を行うなど，麻酔管理のうえで参考になる。なお，このシステマティック・レビューではトラネキサム酸の投与を推奨しているが，その根拠は脆弱である。救命という観点からは外傷診療ガイドライン[1]に基づいたトラネキサム酸投与が優先されるべきであるが，妊婦は一般成人と比較して血栓リスクが高いことも念頭に置く必要がある。

●参考文献

1）日本外傷学会外傷初期診療ガイドライン改訂第 6 版編集委員会．外傷初期診療ガイドライン JATEC 2021．へるす出版：東京，2021．

母体心停止シミュレーションは，レジデントの知識，自信を高めることにつながるか？

前向き観察研究

Simulation to improve trainee knowledge and comfort in managing maternal cardiac arrest.

Alimena S, Freret TS, King C, et al.
AJOG Glob Rep 2023；3：100182.

目的
　母体心停止は非常にまれであるため，産婦人科専門医が日常臨床を通じてスキルを習得する機会は限られる。本研究では，産婦人科レジデントを対象としてシミュレーション教育を実施することで，母体心停止の鑑別診断や治療選択についてレジデントの知識と自信の向上につながるかを検討する。

方法
　マサチューセッツ州の3次医療施設の産婦人科レジデントを対象として，2時間のシミュレーション教育を実施した。コースの構成は①講義，②除細動器スキルステーション，および③高忠実度シミュレーターによる母体心停止シナリオ（肺水腫合併の妊娠高血圧腎症，羊水塞栓症）である。心肺蘇生のアルゴリズムはアメリカ心臓病協会（AHA）の Advanced Cardiac Life Support（ACLS）に準拠した。シナリオでは心停止から4-5分後に死戦期帝王切開を行うことを目標とし，デブリーフィングでは組織化されたチーム編成をおこなう能力に重点をおいた。事前テスト（21項目）と事後テスト（12項目）により，妊産婦の心停止に関する知識と心停止の経験について評価した。McNemar 検定と Wilcoxon 符号順位検定を用いて前後のデータを比較した。

結果
　参加したレジデントは21人で，全員が Basic Life Support の認定を事前に取得しており，ACLS 認定取得率は95.2%だった。21人中15人（71.4%）は母体心停止に関する教育を受けたことがなく，17人（81.0%）は母体急変コードに対応した経験がなかった。シミュレーションの実施により，死戦期帝王切開の適応となる妊娠期間（答：20週以降）（19.0% vs 90.5%，p＜0.01），実施場所（答：ベッドサイド）（52.4% vs 95.2%，p＜0.01）の正答率が上昇した。また，21人中19人が無脈性電気活動の原因についてより多くの正解を示した（正解の中央値4 vs 7，p＜0.01）。母体心停止への対応について自信を尋ねたところ，シミュレーション後にショック可能なリズムの同定，心停止の同定，BLS の開始，除細動器によるショックの実施などで有意な上昇を認めた。すべてのレジデントが母体心停止のトレーニングは重要と回答した。

結論
　妊産婦の心停止を経験する機会は限られており，レジデントがトレーニングを望んでいることが明らかとなった。研修期間中に母体心停止に関するシミュレーショントレーニングを行い，緊急度の高い事象に対応できるようにすることが重要である。

Editorial comments

　本研究はマサチューセッツ州の大学病院において実施された。特筆すべきは，産婦人科のレジデントにもかかわらずBLS, ACLSのプロバイダー保持率が高いことである。母体の心肺蘇生の大前提は，質の高い心肺蘇生である。すべてのレジデントが心肺蘇生の知識・スキルを持ったうえで母体心肺蘇生のシミュレーションコースに臨むという点は，日本と大きく異なる。この論文では，BLS, ACLSのプロバイダーでも自信を持って心肺蘇生に臨むことは難しいことも示しており，母体救急に限らず定期的な心肺蘇生の訓練が必要といえる。

第 4 章
安全管理：胎児編

1. 胎児治療の麻酔

2. 新生児蘇生

3. 産科麻酔と発達脳への影響

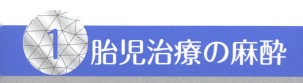

胎児治療の麻酔

山下 陽子

胎児治療における周術期管理の注意点は？

総説

Anesthesia for maternal-fetal interventions：A consensus statement from the American society of anesthesiologists committees on obstetric and pediatric anesthesiology and the north American fetal therapy network.

Chatterjee D, Arendt KW, Moldenhauer JS, et al.
Anesth Analg 2021；132：1164-73.

緒言

昨今の胎児治療の進化は目覚ましく，特にここ30年では著しい発展を遂げつつある．世界中の胎児治療センターで，さまざまな時期の妊婦・胎児に対し，あらゆる胎児治療が行われている．そこでAmerican Society of Anesthesiologists（ASA）では，胎児治療における麻酔科医の役割の重要性を認識し，ASA Committees of Obstetric and Pediatric Anesthesia 代表と，North American Fetal Therapy Network のトップが共同してワークグループを発足した．ワークグループにより作成された合同声明（胎児治療の術前評価，術中・術後管理など）について述べる．

胎児治療の種類

胎児治療は，低侵襲的胎児治療，直視下胎児手術，EXIT（ex utero intrapartum treatment）の大きく3つに分類される．

低侵襲的胎児治療は，妊娠初期に行われることが多く，超音波ガイド下や胎児鏡下に行う治療である．

直視下胎児手術は多くの場合妊娠中期に行われる．最も行われているのは胎児髄膜瘤修復術である．他にも縦隔偏位や胎児水腫を伴う肺嚢胞の切除，縦隔腫瘍，仙骨奇形腫などに対して行われることがある．手術の際は，母体の全身麻酔導入後，開腹し子宮を露出する．吸入麻酔薬や各種子宮弛緩薬を用いて，術中は徹底した子宮弛緩管理を行う．子宮を切開し，胎児の治療部位を露出する．胎児側の修復が終わったのちに，子宮を閉じて閉腹し，妊娠を分娩満期近くまで継続させるという手術である．

EXITは，胎児への胎盤循環を保ったまま，胎児の気道確保やその他の生命維持のための操作を行うことである．EXITは施行後そのまま分娩となるため，妊娠満期周辺で行われる．口腔咽頭腫瘍，頸部腫瘤，重度の小顎症など気道閉塞を来す疾患などに最も行われる．

術前評価

関わるすべての医療従事者でチームを作り，事前に話し合う必要があることと，胎児の母やその家族には，胎児治療の方法，利点・危険性，予想される予後，代替治療について十分説明する必要がある．麻酔科医は，特に母体の手術適応について重要な役割を担うことになる．一般的な術前評価に加え，特に気道，心肺機能，脊椎などの評価を入念に行う．少しでも母体へのリスクがある場合には，胎児治療を行うメリットがそのリスクを上回るかどうかについて全体で話し合う必要がある．

直視下胎児手術やEXITの場合は，母体のクロスマッチは行っておくべきであり，胎児輸血としてはO型Rh−で白血球除去された血液製剤の準備を考慮する。また，胎児に関しては，疾患の程度（気道圧迫，心不全，胎児水腫の程度など）を画像検査で評価し，チームで確認しなくてはならない。染色体異常は胎児治療の適応外となるため，遺伝子検査なども必要である。

さらに，術中の母体心停止や胎児蘇生についても決定しておかなくてはいけない。万が一胎児手術中に緊急帝王切開術を選択しなくてはならない状況を踏まえ，弛緩出血を防ぐための子宮収縮薬の準備や，娩出後の胎児蘇生に関わる新生児科医や小児麻酔科医のスタンバイも必須である。

麻酔科医はさらに在胎週数，胎児の心機能，麻酔薬投与量を決定する胎児体重，胎盤位置などについて把握しておく必要がある。

麻酔管理の注意点

麻酔方法の選択は，手術手技，侵襲度，母体合併症，患者や外科医の希望などをもとに決定する。母体の安全が最重要であり，行う胎児治療の利点が，母体の周術期リスクを上回っているかどうか評価しなくてはいけない。麻酔科医は，胎児治療についてはもちろんのこと，母体・胎児の生理について熟知していなくてはならず，特に直視下胎児手術やEXITは，産科麻酔や小児麻酔に従事する熟練の麻酔科医が管理を行うべきである。

術後管理

術後管理は基本的に帝王切開術後と同様である（術後鎮痛，深部静脈血栓症予防，出血の観察など）。ただ，EXIT以外の胎児治療では，術後の子宮弛緩と胎児のモニタリングが重要である。胎児治療後は48-72時間子宮収縮モニターによる観察が必要である。胎児死亡や早産を防ぐため，硫酸マグネシウム投与を術後24時間以上は続ける。他の子宮弛緩薬の使用も考慮しなくてはいけない。胎児のモニタリングとしては超音波検査により，心機能低下や，頭蓋内出血，羊水過少，感染，子宮内胎児死亡などを随時評価する。母体は術後肺水腫の出現に注意が必要である。

母体の術後鎮痛が不十分な場合は，早産のリスクが高くなる。低侵襲的胎児治療の場合は，経口薬により疼痛コントロールがほぼ可能だが，直視下手術の場合は，局所麻酔薬とオピオイドを併用した硬膜外麻酔による鎮痛が必要である。硬膜外麻酔を終了する際には，長時間作用型のオピオイドなどの硬膜外投与や，アセトアミノフェンの静脈投与を考慮する。

まとめ

胎児治療が世界中に広まるにつれ，その麻酔方法も年々進歩している。母体の安全確保が何よりも重要であり，胎児への有益性と母体への危険性の相合評価が必要である。麻酔科医は胎児治療のどの周術期においても重要な役割を担うことになる。麻酔管理の要点は，適切な子宮胎盤血流を保ち，術野の状況を把握し，母体や胎児へのリスクを最小限とすることである。

Editorial comments

胎児治療の麻酔についてASAが中心となったグループが発表した共同声明である。麻酔科医だけでなく，胎児治療に関わるなら一読しておく必要がある。声明にあるように，麻酔科医は何よりも母体の安全を確保しなくてはならない。本当に胎児治療が必要なのか，他に同様の予後を得る代替方法がないのか，母体の安全は担保できるかについて，チーム全員が納得するまで話し合わなくてはいけないだろう。

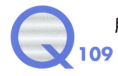

Q109 胎児はそもそも痛みを感じるのか？

Analgesia for fetal pain during prenatal surgery : 10 years of progress.
Bellieni CV.
Pediatr Res 2021 ; 89 : 1612-8.

緒言

10年前、Royal College of Obstetrics and Gynecology から、それまでの研究を基に、胎児の知覚について当時では画期的な論文が出された。それによると、胎児は在胎24週未満ではいかなる痛みも感じえないという結論だった。その後、胎児手術についての臨床報告が次々と出てくるのに伴い、胎児の疼痛についての研究が行われ、それらのデータを持ち寄ると、胎児は少なくとも妊娠中期（17週以降）には痛みを感じている可能性が示唆され、妊娠後期には胎児の疼痛経路は神経学的に成熟することが示された。

本レビューの目的は、胎児は痛みを感じるのか、そしてそれはいつからなのかについて焦点を当て、また現在の胎児麻酔が安全で効果的であるかについても言及する。

胎児の疼痛

ヒトの胎児は10-17週ごろにはすでに、皮膚の侵害受容器が発達し始める。遅れて内臓の侵害受容器が13週ごろから出現し、12-14週ごろ神経線維のミエリン化が始まる。神経伝達物質もその頃出現する。

妊娠中期では、痛みなど情動をつかさどる扁桃体が出現する。刺激、特にストレスや痛みを伴うことに対し、体動や表情の変化、ストレスホルモンの産生などを認める。16-25週の胎児への疼痛刺激（肝静脈穿刺）では、児の血中コルチゾル・アドレナリンが上昇し、フェンタニルを穿刺前に投与した場合はストレスホルモンの上昇を抑制できたとの報告がある。

①胎児は血中の神経抑制物質によって麻酔されない

児の血中にある神経抑制物質が、胎児自身の麻酔に十分であると仮定されてきた。確かに、神経抑制物質の存在下では、児は眠り続けることがわかっているが、あくまで「鎮静」の範疇であり、疼痛刺激を回避できる「麻酔」ではない。これらの抑制物質には、アデノシンやプロゲステロンが当てはまる。

②母体麻酔だけでは胎児麻酔は十分に行えない

胎児治療に対し、母体への麻酔だけでは胎児への麻酔効果は保証できない。事実、全身麻酔下に帝王切開術を行ったとしても、児は泣きながら娩出されることが多い。経母体的に麻酔薬を投与し、胎児に十分な麻酔を提供するには、肝代謝や胎盤通過時の影響を考慮し、薬物の胎児/母体血中濃度比（F/M比）を把握しなくてはならない。またアシドーシスの有無などにも左右される。多くの麻酔薬はF/M比が低く、経母体的に胎児麻酔を行おうとすると、母体への麻酔薬過剰投与が必要となってしまう。そのような中、レミフェンタニルは脂溶性が高く、胎盤を容易に通過し、経母体的に胎児麻酔が可能な薬物の一つである。

母体を区域麻酔で管理する場合の胎児治療では、胎児への麻酔薬直接投与が必要となる。現在、胎児治療の際に胎児筋注による麻酔薬投与は広く行われている。

③麻酔薬の安全性

・催奇形性：特殊な状況下（臨床で使用する量の何十倍も投与するなど）での動物実験では認めるものもあるが，ヒトの催奇形性に寄与する麻酔薬はない。

・神経毒性：多くの基礎研究において，吸入麻酔薬の神経毒性の存在について報告されているが，臨床では使用しないような高濃度の吸入麻酔薬の使用下でのことであり，通常の全身麻酔で使用するような状況では，神経毒性とは関連しない。最近進行中の研究では，吸入麻酔薬にデクスメデトミジン投与を併用すると，神経保護が可能であるとの報告もある。

結論

　ここ10年の研究結果から，胎児も侵害刺激に対し，疼痛を認識しているであろうことがわかってきた。しかし，まだ発展途上の分野であり，実際に疼痛がどれほど強く，どの程度認識しているかについては未知で，今後の研究が待たれる。

Editorial comments

　胎児麻酔を行う場合は，胎児の疼痛経路や薬物の代謝やF/M比について，麻酔科医が把握していなければならないが，本論文はそもそも胎児治療の際は胎児にも麻酔が必要であると認識するのによいレビューである。最近胎児麻酔でややトピックであるデクスメデトミジンは，F/M比がそれほど高くないと考えられていたため，著者の施設では使用を躊躇していたが，神経保護の観点から今後の研究を待って使用を検討していきたい。

第4章 安全管理：胎児編

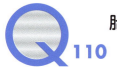

胎児治療における母体合併症とは？

メタアナリシス

Maternal complications following open and fetoscopic fetal surgery: A systematic review and meta-analysis.
Sacco A, der Veeken L, Bagshaw E, et al.
Prenat Diagn 2019;39:251-68.

背景

胎児治療において，母親は「innocent bystander」と呼ばれる．胎児治療を選択する際は，母親自身が健康であることがまず求められる．胎児治療は，その周術期のみならず，妊娠期間中や，次の妊娠，その母親を生涯にわたって危険に晒す可能性がある．胎児治療自体，母親には何の利益ももたらさないため，母体への合併症は最低限としなくてはならない．ここではメタアナリシスにより，胎児鏡下または直視下胎児手術における母体合併症（胎児手術周術期，分娩経過中，分娩時）の発生率について示す．

方法

1990年1月から2018年10月までに発表された，胎児鏡下または直視下胎児手術についての無作為コホート研究，症例対照研究，症例集積研究を抽出し解析した．

結果

166論文を抽出し，胎児鏡下手術（n=9,403），直視下手術（n=1,193）それぞれの母体予後について解析した．母体死亡例はなかった．母体合併症は周産期を通して，胎児鏡下手術6.2%［95%CI 4.93 to 7.49］，直視下手術20.9%［95%CI 15.22 to 27.13］だった．重症合併症（Clavien-Dindo分類：grade Ⅲ～Ⅴ）は，胎児鏡下手術1.7%［95%CI 1.19 to 2.20］，直視下手術4.5%［95%CI 3.24 to 5.98］だった．直視下手術では早産のリスクが高くなるが，子宮離開や破裂のリスクには関与しなかった．

①Grade Ⅲの合併症
・胎児鏡下手術：分娩を要する敗血症，分娩を要する出血，胎盤早期剥離
・直視下手術：分娩を要する出血，胎盤早期剥離，腸閉塞，創部ドレナージ，子宮破裂，子宮離開，帝王切開術

②Grade Ⅳの合併症
・胎児鏡下手術：母体心停止からの子宮全摘術，重症感染症，肺水腫，呼吸不全，DIC，羊水塞栓症
・直視下手術：重症感染症，肺水腫，完全房室ブロック

結論

胎児治療における母体合併症は多岐にわたる．母体のリスクを適切に評価するために，今後はすべての胎児治療において母体合併症について記録するべきである．

Editorial comments

　胎児治療における母体合併症について，多施設で行われた研究をもとにした初めてのメタアナリシスである。胎児治療に従事する限り，起こり得る合併症の種類を熟知しておくのはもちろんだが，手術を受ける妊婦や家族に対し，その割合も伝えることは，妊婦が胎児治療を選択する大事な情報となり得る。本論文はその重要な役割を担うものの一つと考えられる。解析された研究の中に，胎児鏡下手術の際心停止を起こした症例が 1 例あったが，妊婦自身が重症肥満であり，区域麻酔と下大静脈圧迫によるものと考えられ，胎児手術操作自体が原因ではなかった。胎児治療は中止となり，すぐに帝王切開術が行われ，蘇生されているが，そもそも重症肥満の妊婦自体，胎児治療の適応となり得るのかを，関与する医療従事者全体で事前に話し合う必要があっただろう。

MEMO

Clavien-Dindo 分類

Clavien-Dindo 分類は，外科合併症に対して多くの臨床研究で用いられる外科合併症規準であり，わが国では JCOG 術後合併症規準として知られている。

- Ⅰ：臨床所見のみで治療を要さない
- Ⅱ：内科的治療を要する
- Ⅲ：外科的治療を要する（Ⅲa 全身麻酔を要さない，Ⅲb 全身麻酔を要する）
- Ⅳ：集中治療を要する（Ⅳa 単一の臓器不全，Ⅳb 多臓器不全）
- Ⅴ：死亡

第4章　安全管理：胎児編

Q111 低侵襲的胎児手術において，監視下麻酔管理は脊髄くも膜下麻酔の代替手段となり得るか？

後方視観察研究

A comparison of spinal anesthesia versus monitored anesthesia care with local anesthesia in minimally invasive fetal surgery.
Ferschl MB, Feiner J, Vu L, et al.
Anesth Analg 2020；130：409-15.

目的

低侵襲的胎児手術には，双胎間輸血症候群に対する胎盤吻合血管レーザー凝固術（fetoscopic laser photocoagulation：FLP）や，無心体双胎に対するラジオ波凝固術（radiofrequency ablation：RFA）などがあり，現在一般的に行われている。これらの手術件数は世界中で徐々に増加しつつあるが，麻酔管理は施設によりさまざまである。大きく分けて，区域麻酔による管理，または局所麻酔を併用した監視下麻酔管理（monitored anesthesia care：MAC）が挙げられる。本研究では，この2つの麻酔方法について，有効性や予後を比較検討した。

方法

2011年から2016年の6年間で，低侵襲的胎児手術（FLP，RFA）が行われた妊婦を対象とした。脊髄くも膜下麻酔（sub-arachnoid block：SAB）で管理された妊婦と，MACで管理された妊婦を比較検討した（SAB群 vs. MAC群）。主要アウトカムは，術中の全身麻酔への移行とした。副次的アウトカムは，血管収縮薬の使用，麻酔手技にかかった時間，術中輸液量，母体合併症，術後24時間以内の胎児死亡とした。

結果

SAB群80例（46 FLPs，10 RFAs），MAC群56例（38 FLPs，42 RFAs）が対象になった。主要アウトカムである全身麻酔への移行は，両群間で有意差がなかった（差－0.5％［95％CI －4.8 to 3.7％］）。全身麻酔へ移行したのは，両群でそれぞれ1人であり，SAB群では，術中妊婦の咳嗽により外科的処置が困難で全身麻酔への移行が必要となり，MAC群では，プロポフォールによる静脈麻酔を行っていたが安静を保てなかったため全身麻酔に切り替わった。

副次的アウトカムにおいては，SAB群 vs. MAC群で，血管収縮薬の使用（75％ vs. 6％，p＜0.001），麻酔手技時間（49分 vs. 32分，p＜.001），輸液量（1,000 mL vs. 400 mL，p＜0.001）について有意差を認めた。両群で使用された鎮静薬・鎮痛薬はさまざま（プロポフォール，ミダゾラム，フェンタニル，レミフェンタニル）だった。

結論

低侵襲的胎児手術（FLP，RFA）において，MACによる管理はSABによる管理に劣らず，全身麻酔への移行の必要性はほとんどなかった。またMACによる管理のほうが，血管収縮薬の使用軽減，麻酔手技時間の短縮，制限輸液が可能であることが示唆された。

Editorial comments

低侵襲的胎児手術に対する麻酔方法について検討した研究である。本論文の考察では，MACで管

理を行えば，母体の循環動態の変動を抑えられると同時に，麻酔時間短縮による手術室のランニングコストの削減が可能であることまで言及している。しかしMACを選択した場合は，すぐに全身麻酔に移行できるように準備しておく必要があり，その移行が可能である医師が管理をしなくてはならない。妊婦における全身麻酔の危険性や注意点についても熟知しておく必要がある。MAC＝簡便な麻酔と解釈してはいけない。

　著者の施設では低侵襲胎児手術（FLP，RFA）に対し，母体麻酔としてのSABに加え，児の不動化を目的としたレミフェンタニルの持続投与も行っているが，今後はレミフェンタニルによるMAC管理や，他の鎮痛・鎮静薬の利用などを見据えた議論をしていきたい。

第4章　安全管理：胎児編

Q112 胎児横隔膜ヘルニアの児に対するEXITは，区域麻酔で管理できるか？

ケース・シリーズ

Neuraxial anesthesia in ex utero intrapartum therapy for parturients with fetal congenital diaphragmatic hernia : a prospective observational study.
Wang W, Pei L, Zhang U, et al.
Int J Obst Anesth 2022 ; 52 : 103599.

背景

EXIT（ex utero intrapartum therapy）は，臍帯による胎盤血流を維持したまま，胎児の気道を確保したのちに児を娩出する処置である。一般的に，EXITでは，母体を全身麻酔で管理することが多いが，母体の出血や胎盤血流低下のリスクを伴う。また，先天性横隔膜ヘルニアの児は，娩出後可能な限り陽圧換気を避け，気管内挿管する必要がある。本研究では，先天性横隔膜ヘルニアの児に対し，EXITを行う際，母体を区域麻酔で管理することで，その予後が改善し得るかについて検討する。

方法

2019年1月から2021年5月まで，先天性横隔膜ヘルニアを有する児を妊娠した妊婦に研究について説明し，リクルートした。麻酔方法は脊髄くも膜下硬膜外併用麻酔（CSE），または硬膜外麻酔単独とした（麻酔方法の選択は，担当麻酔科医の判断で決定）。

CSEでの管理は，脊髄くも膜下腔に高比重ブピバカイン10-15 mgを投与した。硬膜外麻酔単独での管理は，0.5％ロピバカインと1％リドカインの混合液を10-15 mL硬膜外腔に投与した。麻酔域はTh4-6に維持できるよう局所麻酔薬を投与し，母体血圧変化を20％以内にするため，フェニレフリンを適宜投与した。児の頭部を子宮外に露出後，児への麻酔薬は投与せず，麻酔科医によりビデオ喉頭鏡下に気管内挿管され，適切な位置に入ったことを呼気終末二酸化炭素分圧により確認後，臍帯をクランプし娩出した。

評価項目は，妊娠週数，手術時間，術中出血量，周術期ヘモグロビン値，母体合併症，胎児のlung-head ratio（健側肺の面積と頭位頭囲の比：横隔膜ヘルニアの重症度の基準），胎盤血流維持時間（児の頭部が出てから気管内挿管され臍帯をクランプするまで），出生後の児の予後とした。

結果

22症例が対象になった。全例母体を区域麻酔で管理した。EXITが行われたのは全例37週台だった。出血量の中央値は200 mLであり，母体合併症を引き起こしたものはなかった。胎盤血流維持時間は142.9±72.6秒で，すべて児の気管内挿管に成功した。21人の児はApgarスコア5分値が9であり，分娩2時間後の児の血液ガス検査ではpH 7.35±0.07（n=19），乳酸値1.85±0.71 mmol/L（n=19）だった。

結論

先天性横隔膜ヘルニアの児に対するEXITの際，母体を区域麻酔で管理することは可能であると示唆された。

Editorial comments

　母体の区域麻酔のみで行われた EXIT の麻酔管理について書かれており，胎児麻酔や子宮弛緩のための薬物投与もなく管理できたという結果をまとめたものである。

　しかし本論文では，EXIT が通常行われる胎児の気道確保困難症例（気道奇形や口腔内腫瘍）ではなく，気道確保自体は困難ではない先天性横隔膜ヘルニアの児が対象であり，気管内挿管に時間を要さずにすむであろうという前提条件がある。気道確保が困難である症例では，気管内挿管に時間を要し，気管切開の必要も考慮しなくてはいけないため，胎児麻酔や子宮弛緩薬の投与はやはり必須であると考えられる。

　EXIT を区域麻酔で行えることは他の論文でも示唆されている[1]。こちらでは，母体麻酔としてCSE，胎児麻酔としてレミフェンタニルの経母体投与を行い管理し得た 3 例の症例報告がされており，いずれも胎児の気道奇形に対し，気管内挿管または気管切開が可能だった。著者の施設では，胎児治療の際，児の不動化目的にレミフェンタニルの経母体投与を第一選択としているが，EXIT の際は胎児筋注も併用している。気管内挿管の侵襲度を考慮すると，やはり何かしらの胎児麻酔は必要であると感じる。

　しかし，本論文は，今後 EXIT の母体麻酔として区域麻酔を選択する指標となっており，当院でも関連各科と相談していきたい。

● 参考文献

1）Fink RJ, Allen TK, Habib AS. Remifentanil for fetal immobilization and analgesia during the ex utero intrapartum treatment procedure under combined spinal-epidural anaesthesia. Br J Anaesth 2011；106：851-5.

レミフェンタニルで，吸入麻酔薬の子宮弛緩作用を補助できるか？

後方視観察研究

Use of remifentanil for Open In Utero Fetal Myeromeningocele Repair is associated with a reduction in the volatile anesthetic concentration required to maintain uterine relaxation.

Marsh BJ, Sinskey J, Whitlock EL, et al.
Fetal Diagn Ther 2020；47：810-6.

背景

直視下脊髄髄膜瘤（meningomyelocele：MMC）修復術は，出生前に児が髄膜瘤と診断された場合，行われる治療法の一つである。在胎週数 19-26 週で行われれば，予後の改善が期待できる。術中は慣習的に，子宮弛緩目的に高濃度吸入麻酔薬を投与が行われている（MOMs trial）が，胎児の循環不全を引き起こす懸念がある。

In vitro において，プロポフォールは子宮平滑筋弛緩を引き起こすことが示されているが，その高い蛋白結合率により，臨床的な投与量では子宮筋への影響は非常に小さいと考えられる。

一方，子宮平滑筋にはオピオイド受容体があり，活性化されると子宮弛緩を引き起こすことが *in vitro* で示されており，術中にオピオイドを使用すれば，吸入麻酔薬濃度を引き下げつつ，手術に適切な子宮弛緩を得ることができる可能性がある。

本研究ではレミフェンタニルの投与が，術中の子宮弛緩を維持しつつ，吸入麻酔薬濃度を下げることが可能かどうかについて検討する。

方法

2014-2018 年において，直視下 MMC 修復術を受けた 22 人が対象となった。2016 年までは MOMs trial に準じ，高濃度デスフルランのみで管理していた（Des 群）が，2016 年から麻酔方法のプロトコルを変更し，レミフェンタニルの併用投与（Des/Remi 群）を開始した。

両群とも，全身麻酔導入前に術後鎮痛目的に腰部硬膜外麻酔カテーテルを挿入し，導入は迅速導入とした。

Des 群では，導入時から手術終了までにフェンタニルの投与量は 100 μg 以下とし，挿管後デスフルランは子宮露出前に 2 MAC まで投与量を増加し，術中外科医の子宮弛緩評価を元に投与量を調節した。Des/Remi 群では，導入時フェンタニルを 250 μg 投与し，続いてレミフェンタニルを 0.3 μg/kg/min で開始した。デスフルランは子宮露出前に 1-1.5 MAC まで増量し，Des 群と同様適宜調節した。

母体の平均血圧変動が 10% 以内となるようにフェニレフリン持続投与を行い，母体心拍数変動が 20% 以内となるよう，適宜 glycopyrrolate またはエフェドリンを単回投与した。

子宮弛緩薬は加えて，術前のインドメタシン，子宮閉創時から硫酸マグネシウムの投与を行った。マグネシウム投与開始次第，デスフルランを漸減し，硬膜外麻酔を開始した。両群について，最大呼気終末デスフルラン濃度，血管作動薬の投与，術中の臍帯動脈ドプラー異常の有無，術中子宮収縮の有無，また早産の有無を後方視的に比較検討した。

結果

それぞれの群 11 人ずつについて検討した。術中の最大呼気終末デスフルラン濃度は Des/Remi

群で有意に低かった（7.9±2.2% vs. 13.1±1.2%, p<0.001）。またフェニレフリンの投与速度は Des/Remi 群で有意に低かった（36±14 μg/min vs. 53±10 μg/min, p=0.004）。

両群とも，術中子宮収縮は認めず，児への影響もなかった。

結論

直視下 MMC 修復術において，レミフェンタニルの投与は，術中の適切な子宮弛緩を維持しつつ吸入麻酔薬濃度を下げることが可能であることが示唆された。

Editorial comments

子宮弛緩を得るための高濃度吸入麻酔薬は，児の心抑制につながることが今まで示唆されている。それを防ぐため，最近ではプロポフォールとレミフェンタニルを併用し，子宮弛緩補助を行ったとする報告が増えているが，こちらはレミフェンタニルのみ使用した論文である。子宮弛緩の程度は術者にしかわからないため，術者と麻酔科医の間でのコミュニケーションが必須である。

著者の施設でも直視下 MMC 修復術の1列目が施行されたが，その際レミフェンタニルを併用し，必要最低限の吸入麻酔薬濃度（2 MAC 程度）で十分な子宮弛緩を得ることができた。今後はそれぞれの至適投与量について検討していきたい。

第4章　安全管理：胎児編

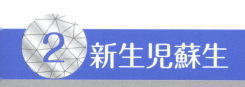

2 新生児蘇生

藤本 健志・難波 文彦

Q114 早産児に対して臍帯遅延結紮，臍帯ミルキング，臍帯即時結紮のどれを行うべきか？

メタアナリシス

Deferred cord clamping, cord milking, and immediate cord clamping at preterm birth：a systematic review and individual participant data meta-analysis.
Seidler AL, Aberoumand M, Hunter KE, et al.
Lancet 2023；402：2209-22.

目的

臍帯管理方法が生存率を改善することが過去の研究から示唆されているが，未公表のデータが存在するため，サブグループの差を評価できていなかった。今回，30秒以上の遅延結紮，臍帯結紮前または結紮後のミルキング，生後すぐまたは15秒以内の即時結紮の有効性を比較するため，特定されたすべての試験の研究者に the individual participant data on Cord Management at Preterm Birth（iCOMP）共同研究への参加と個々の参加者データ共有を求め，メタアナリシスを行った。

方法

在胎37週未満の早産児に対する臍帯遅延結紮，ミルキング，即時結紮を比較した無作為化比較試験（quasi-randomized trial と cluster-randomized trial を除く）を，医学データベースおよび試験登録データベースから，言語の制約なく，データベース開設から2022年2月24日まで（2023年6月6日更新）の期間で検索した。すべてのデータをチェックしたうえで統合した。

結果

48のRCTが個々の参加者データを提供し，6,367人の参加者データが含められた。遅延結紮は，即時結紮と比較して，主要評価項目である退院前死亡を減少させた（OR 0.68［95% CI 0.51 to 0.91］，high-certainty evidence，20 studies，n=3,260，232 deaths）。一方，ミルキングについては，即時結紮と比較して退院前の死亡を減らすという明確な根拠は得られなかったが（OR 0.73［95%CI 0.44 to 1.20］，low certainty，18 studies，n=1,561，74 deaths），遅延結紮と比較しても退院前の死亡に差があるという明確な根拠は得られなかった（OR 0.95［95% CI 0.59 to 1.53］，low certainty，12 studies，n=1,303，93 deaths）。退院前の死亡への性別，在胎期間，分娩様式，多胎，研究年，周産期死亡率の違いによる影響はなかった。

結論

臍帯遅延結紮は即時結紮と比較して早産児の退院前死亡を減少させる（確実性の高いエビデンス）。遅延結紮とミルキングはともにHb，Htを改善し，赤血球輸血の必要性を減少させる。

Editorial comments

　国際蘇生連絡委員会（International Liaison Committee on Resuscitation：ILCOR）から2024年10月ごろに出版予定の心肺蘇生に関わる科学的根拠と治療勧告コンセンサス（Consensus on Science with Treatment Recommendations：CoSTR）では，以下の推奨が予定されている[1]。

・37週未満の早産児でただちに蘇生を必要としない場合には，少なくとも60秒の臍帯遅延結紮を推奨する（strong recommendation，high-certainty evidence）

・28週0日〜36週6日で出生し臍帯遅延結紮を行わない場合には，児の血液学的予後を改善させるため臍帯即時結紮の代わりに臍帯ミルキングを推奨する（conditional recommendation，low certainty evidence）

・28週未満の早産児に対して臍帯結紮前の臍帯ミルキングを行うことは推奨しない（weak recommendation，low certainty evidence）。

・37週未満の早産児で出生時にただちに蘇生を必要とする場合の臍帯の扱いについてはエビデンスが不足しており推奨を作成できない。

　上記の文献や推奨が日本の医療事情にそのまま応用できるかは，別途議論が必要と思われるため，2025年に改訂予定の日本版新生児蘇生法（NCPR）もご参照いただきたい。現状で最新のNCPR 2020ではNCPR 2015から変更がなく，「在胎28週以下の早産児で蘇生処置を必要とする場合は臍帯遅延結紮に代わって臍帯ミルキングを行い，その際には単回ミルキング法を推奨する」とされている[2]。NCPRのホームページでも上記のILCOR 2024の推奨について取り上げられているので，ご確認いただきたい[3]。

●参考文献
1) International Liaison Committee on Resuscitation. Cord Management at Birth for Preterm Infants（NLS # 5051）. Consensus on Science with Treatment Recommendations. Available at：https://costr.ilcor.org/document/cord-management-at-birth-for-preterm-infants-nls-5051-tf-sr（Accessed on：February 23, 2024）
2) 細野茂春，監. 新生児蘇生法テキスト第4版，メジカルビュー社，2021，p.140.
3) 日本周産期・新生児医学会. 新生児蘇生法普及事業. Available at：https://www.ncpr.jp/guideline_update/index.html（Accessed on：February 23, 2024）

第4章　安全管理：胎児編

Q 115

臍帯遅延結紮の最適な時間は？

ネットワーク・メタアナリシス

Short, medium, and long deferral of umbilical cord clamping compared with umbilical cord milking and immediate clamping at preterm birth：a systematic review and network meta-analysis with individual participant data.

Seidler AL, Libesman S, Hunter KE, et al.
Lancet 2023：402：2223-34

目的

37 週未満の早産児において，臍帯遅延結紮は生存率を改善させる可能性がある。臍帯結紮のタイミングによる効果の違いを明らかにすることを目的として，システマティック・レビューとネットワーク・メタアナリシスを行った。

方法

早産児の臍帯結紮方法を比較したすべての RCT（cluster-randomized trial と quasi-randomised trial を除く）を対象とし，データベースの開設から 2022 年 2 月 24 日までの医学データベース（MEDLINE, Embase, CENTRAL），臨床試験登録データベース（ClinicalTrials.gov, the WHO International Clinical Trials Registry Platform），参考文献リスト，議事録から言語や査読の有無の制約なく系統的に検索した。早産児と正期産児を対象にした試験の場合は，早産児のデータのみを対象とした。新生児への初期処置を臍帯結紮前に行ったかどうかに関係なく含められた。収集された個々の参加者のデータは整合性を取り risk of bias（RoB）と certainty of evidence（CoE）を評価した。介入は①即時結紮（15 秒未満），②短い遅延（15 秒以上 45 秒未満），③中程度の遅延（45 秒以上 120 秒未満），④長い遅延（120 秒以上），⑤臍帯結紮前のミルキングの 5 つに分類した。主要評価項目は退院までの死亡，副次評価項目は脳室内出血（すべてのgrade），輸血（製剤は問わない）とした。

結果

検索された 2,369 文献のうち，重複を除き基準を満たした 435 論文のフルテキストレビューを行った。122 の完了した研究が適格となったが，31 研究は論文化されていなかった。61 研究（論文化されていない 13 研究を含む）から参加者データを参照できたが，そのうち 5 研究は欠損値や完全性の問題のため除外し，9 研究はネットワーク・メタアナリシスの①～⑤の分類に適合しないために除外した。ネットワーク・メタアナリシスには 47 件 6,094 人の参加者が含められ（試験のサンプルサイズの中央値は 60 人［IQR 40-127］），2,048 人が即時結紮，2,869 人がいずれかの遅延結紮，1,177 人が臍帯結紮前のミルキングにランダム割り付けされていた。割り付けの順守率は即時結紮，短い遅延，臍帯結紮前のミルキングでは 95％，中程度の遅延では 80％，長い遅延では 67％であった。

主要評価項目の「退院までの死亡」には 30 研究 4,712 人が含められ，③と④以外は直接比較が可能であった。即時結紮と比較して 120 秒以上の長い遅延結紮では退院前の死亡を減らした（OR 0.31［95％CI 0.11 to 0.80］，moderate certainty，NNT＝18［95％CI 6 to 90］）。中程度の遅延では OR 0.76（[95％CI 0.48 to 1.39], low certainty），短い遅延では OR 0.82（[95％CI 0.41 to 1.73], very low certainty）で信用区間が 1 をまたぐ結果となった。臍帯結紮前の

ミルキングもまた効果がなかった（OR 0.75 ［95%CI 0.41 to 1.43］, very low certainty）。Rankogram による評価では退院までの死亡を防止する観点で，120 秒以上の長い遅延群が 5 つの中で最善の介入である確率は 91%，即時結紮が最も悪い介入である確率は 53% であった。2 番目に効果があるのは短い遅延，3 番目は中程度の遅延，4 番目は臍帯結紮前のミルキングであった。

　脳室内出血（すべての grade）については 27 研究（4,283 人）が少なくとも 1 人のイベントを報告しており解析が可能であった。脳室内出血の発生率についてはどの比較でも明確な差はなく，高い不確実性が存在した。

　輸血の必要性についてもすべての介入で直接比較が可能であった。即時結紮が最も悪い確率が高く，即時結紮と比較して短い遅延（OR 0.44 ［95%CI 0.17 to 0.90］），中程度の遅延（OR 0.45 ［95%CI 0.23 to 0.75］），臍帯結紮前のミルキング（OR 0.56 ［95%CI 0.31 to 0.97］）では輸血の必要性を減らした。長い遅延と即時結紮を比較した研究は 1 つしかないため，信頼区間が広く，決定的なエビデンスとはならなかった。

結論

　少なくとも 120 秒以上の遅延結紮を行うことは，早産児の退院までの死亡を相対的に大きく減らすことが分かった。この結果は，臍帯がそのままの状態で人工呼吸などの蘇生処置ができる環境がない限り，ただちに蘇生を必要とすると評価された新生児には一般化することはできない。この結果は，早産児に対してより長い時間，臍帯結紮を遅らせるよう臨床の変化を期待し，そのためには多職種が緊密に連携して児に質の高いケアを提供できるようにする必要がある。

Editorial comments

　本研究で取り上げられている臍帯ミルキング（胎盤側から新生児に向けて臍帯血が流れるようにしごくこと）は，臍帯を結紮する前（肺循環が確立する前）に産科医が行う intact cord milking と呼ばれるものであることに注意が必要である。日本で広く行われている臍帯ミルキングは cut-cord milking と呼ばれており，新生児から約 30 cm の位置で産科医が臍帯を結紮・切断した後，蘇生台の上で小児科医/新生児科医が臍帯のねじれを解除し，10 cm/秒の速度でミルキングを行いクランプするものである[1]。Cut-cord milking については RCT が少なく，本研究では除外されており，日本からのさらなる発信が必要である。

●参考文献
1）Hosono S, Mugishima H, Takahashi S, et al. One-time umbilical cord milking after cord cutting has same effectiveness as multiple-time umbilical cord milking in infants born at ＜29 weeks of gestation : a retrospective study. J Perinatol 2015 ; 35 : 590-4.

第 4 章　安全管理：胎児編

Q116 分娩室での陽圧換気にネーザルインターフェースはフェイスマスクよりも有用か？

メタアナリシス

Nasal interfaces for neonatal resuscitation.
Chathasaigh CMN, Davis PG, O'Donnell CPF, et al.
Cochrane Database Syst Rev 2023 ; 10 : CD009102.

目的

国際蘇生連絡委員会（International Liaison Committee on Resuscitation：ILCOR）では，あえぎ呼吸，無呼吸，徐脈（心拍数＜100/分）の場合には，手動換気デバイス（Tピース，自己膨張式バッグ，流量膨張式バッグ）による陽圧換気が推奨されている。インターフェースとして口と鼻を覆うフェイスマスクが最も一般的に使用されているが，リークや気道閉塞が起こりやすいため，ネーザルインターフェース（片鼻もしくは両鼻のプロング，鼻だけを覆うマスク）が使用されることがある。出生時に分娩室で陽圧換気を必要とした正期産児，早産児に対して，ネーザルインターフェースを使用することはフェイスマスクと比較して，死亡率や合併症を減少させるかどうかを評価することを目的とした。

方法

2022年9月にCENTRAL，MEDLINE，Embase，Epistemonikosと2つの試験登録データベースで，分娩室での陽圧換気においてネーザルインターフェースとフェイスマスクや，その他の方法を比較したRCT，quasi-RCTを検索した。学会の抄録も検索し，試験やシステマティックレビューの引用文献もチェックした。

結果

ヨーロッパとオーストラリアの13施設で行われた5つの試験の1,406人が含められた。いずれの研究もネーザルインターフェースとフェイスマスクを比較した研究であり，blindingは行われていなかった。ネーザルインターフェースは主要評価項目である退院前の死亡をほとんど減らさないという結果であった（RR 0.72 [95%CI 0.47 to 1.13]，low-certainty evidence，3研究1,124人）。分娩室での挿管を減少させる可能性があるが確実性の非常に低いエビデンスと評価された（RR 0.68 [95%CI 0.54 to 0.85]，very low-certainty evidence，5研究1,406人）。生後24時間以内の挿管（RR 0.97 [95%CI 0.85 to 1.09]，very low-certainty evidence，3研究749人），入院中の分娩室外での挿管（RR 1.15 [95%CI 0.93 to 1.42]，very low-certainty evidence，1研究144人），3度以上の脳室内出血または脳室周囲白質軟化症（RR 0.94 [95%CI 0.55 to 1.61]，very low-certainty evidence，3研究749人），air leak（RR 1.09 [95%CI 0.85 to 1.09]，low-certainty evidence，2研究507人），慢性肺疾患（RR 1.06 [95%CI 0.80 to 1.40]，low-certainty evidence，2研究507人）については効果がなかった。

結論

ネーザルインターフェースはフェイスマスクと同等の効果を持ち，分娩室での呼吸補助を行う方法としてフェイスマスクの代替手段となるというガイドラインを支持する。ネーザルインターフェースは分娩室での挿管を減らす可能性があるが，そのエビデンスは非常に不確実である。その理由としては5つの研究のうち，2つの研究で新しい換気システムが使用されたためである。その

ため，どのネーザルインターフェースがよいか，どの換気システムがよいかを評価することは不可能であった。

Editorial comments

　日本では分娩室での新生児蘇生でネーザルインターフェースを使用している施設はほとんどない。しかし，海外では超早産児に対して生後すぐにネーザルインターフェースを開始し，最も不安定で脳室内出血を起こしやすい時期の気管挿管を回避できている（遅らせることができている）という話を耳にする。この論文の結果を見る限りは，分娩室での気管挿管を回避できたとしても，24時間以内には挿管となっており，そこまでの効果はなさそうである。しかし，Q114，Q115のように，より長い時間の臍帯遅延結紮が世界的なスタンダードになっていくとすれば，新生児と胎盤が臍帯でつながった状態で，非常に限られたスペースで新生児科医が蘇生を始める日が来るかもしれない。そうなれば，ネーザルインターフェースを使用した，CPAPやNPPVを使用し気管挿管を遅らせることが現在持っている以上の効果を発揮するかもしれない。

第4章 安全管理：胎児編

Q117 新生児蘇生での陽圧換気にラリンジアルマスクはフェイスマスクよりも有用か？

メタアナリシス

Supraglottic Airways Compared With Face Masks for Neonatal Resuscitation：A Systematic Review.

Yamada NK, McKinlay CJ, Quek BH, et al.
Pediatrics 2022；150：e2022056568

目的

　正期産児の85％は子宮内から子宮外への適応が速やかに行われるが，10％は刺激で自発呼吸を開始し，5％は陽圧換気を必要とする．大部分の児は補助を必要としないが，世界全体では，毎年何百万人もの新生児に対して熟練した介入が必要になる．換気は新生児蘇生の最も重要な要素であり，陽圧換気に最適なインターフェースを決定することは優先順位の高い研究である．フェイスマスクと挿管チューブは最もよく使用されるが，どちらも限界がある．フェイスマスクでの換気はトレーニングで習熟するが，技術はすぐに衰える．また，リークや気道閉塞を起こしやすく，換気が不十分になりやすい．気管挿管の熟練にはかなりのトレーニングと経験が必要であり，熟練しても初回での成功率は低く，時間がかかれば有害事象の危険性が増加する．

　Supraglottic airway devices（SGA：ラリンジアルマスクなど）は手術室でのルーチンの陽圧換気，気道確保困難な成人，小児，分娩室外での新生児では長年使用されてきた．SGAは遠位端に軟らかい楕円形のマスクがついたエアウェイで，喉頭鏡などの器具を使用せず経口で咽頭下まで挿入できる．適切に挿入すれば遠位端のマスクは喉頭入口にフィットし，近位端は陽圧換気デバイスに接続できる．陽圧換気におけるSGAの使用は20年以上議論されており，2015年のILCORによるNeonatal Life Supportタスクフォースでは，フェイスマスクでの人工呼吸に失敗した場合の手段として，SGAと気管挿管の比較を行いガイドラインの改訂を行った．この際のknowledge gapに基づき，今回は陽圧換気を導入する最初の方法としてSGAとフェイスマスクを比較するシステマティック・レビューとメタアナリシスを行い，SGAが陽圧換気に失敗する確率を下げるかを検証した．

方法

　Medline, Embase, Cochrane Databases, Database of Abstracts of Reviews of Effects, Cumulative Index to Nursing and Allied Health Literature（CINAHL）から英語の抄録のあるRCT, quasi-RCT, interrupted time series研究，前後比較研究，コホート研究を含めた．2人の著者が独立してデータを抽出し，risk of bias（RoB）とcertainty of evidence（CoE）を評価した．

　研究デザイン：（P）在胎34週0日以上で出生直後に間欠的な陽圧換気を受けている児に対して，（I）SGAを使用することは，（C）フェイスマスクを使用することと比較して，（O）割り当てられたデバイスで改善の失敗を減らすか．

結果

　6つのRCT，1,823人を含むメタアナリシスにより，SGAの使用により主要評価項目である陽圧換気による改善の失敗は減少した（RR 0.24 [95％CI 0.17 to 0.36] p＜0.001, I^2＝35％, RD －11％ [95％CI －13％ to －8％], NNT＝10, moderate CoE）．4つのRCTの1,689人

を含むメタアナリシスで分娩室での気管内挿管も有意に減少した（RR 0.34［95%CI 0.20 to 0.56］p＜0.001，low certainty）。4つのRCTとquasi-RCTのメタアナリシスで陽圧換気の時間が18秒短縮した（［95%CI −24秒 to −13秒］p＜0.001，I^2＝94%，low CoE），陽圧換気を開始してから心拍数＞100 bpmになるまでの時間も短縮した（中央値13秒［IQR 9-15秒］vs. 中央値61秒［IQR 33-140秒］）。蘇生中の胸骨圧迫，アドレナリン，air leak，軟部組織障害，NICUへの入院，生存退院については有意差がなかった。

結論

正期産児とlate preterm（34週0日～36週6日）では，新生児蘇生の陽圧換気に第一選択としてフェイスマスクではなくSGAを使用する方が効果的であり，気管挿管の必要性を減らす可能性がある。この結果から，SGAはマネキンを用いた簡単なトレーニングで幅広い臨床医がうまく挿入できることを示唆している。

Editorial comments

NCPR 2020では，フェイスマスクでの換気がうまくいかない場合に気管挿管に代わる手段としてラリンジアルマスクを使用可，フェイスマスクでの換気がうまくいかず，気管挿管ができない状況ではラリンジアルマスクを推奨としている。現在のNCPRではフェイスマスクが第一選択ではあるが，マスク換気がうまくいかない場合には新生児専門医（あるいは小児科専門医）が到着するまでの間のつなぎとしてラリンジアルマスクは有用なデバイスである。今後の改定でNCPRでの立ち位置が変わってくる可能性があるため，2025年の改定の際はご確認いただきたい。NCPRや新生児の関連学会ではマネキンを用いたシミュレーションが行われているので，新生児が専門ではないが新生児蘇生に関わる先生方はぜひ一度お試しいただきたい。

第4章 安全管理：胎児編

Q118 陽圧換気を行う際にT-piece蘇生装置，自己膨張式バッグ，流量膨張式バッグのどれが最も有用か？

メタアナリシス

Devices for Administering Ventilation at Birth：A Systematic Review.
Trevisanuto D, Roehr CC, Davis PG, et al.
Pediatrics 2021；148：e2021050174.

目的

分娩室での蘇生時に陽圧換気を行う手段であるT-piece蘇生装置，自己膨張式バッグ，流量膨張式バッグを比較した。

方法

2020年12月にMedline，Embase，Cumulative Index to Nursing and Allied Health Literature（CINAHL），Cochrane Database of Systematic Reviews，試験登録データベースを検索した。RCT，quasi-RCT，interrupted time series研究，前後比較研究，コホート研究を言語の制約なく含めた。2人の研究者が独立してデータを抽出し，risk of bias（RoB），certainty of evidence（CoE）を評価した。

結果

主要評価項目の比較に4つのRCTの1,247人と1つの後方視観察研究の1,962人が含められ，T-piece蘇生装置と自己膨張式バッグで入院中の死亡に有意差はなかった（RR 0.74；[95%CI 0.40 to 1.34]，I^2＝0%，very low-certainty evidence）が，T-piece蘇生装置を使用した方が陽圧換気を行う時間が短縮し（mean difference －19.8秒 [95%CI －27.7 to －12.0秒]，I^2＝0%，moderate certainty evidence），慢性肺疾患のリスクが低下した（RR 0.64 [95%CI 0.43 to 0.95]，NNT＝32，I^2＝67%，very low-certainty evidence）。分娩室での挿管（RR 0.89 [95%CI 0.76 to 1.05]，very low-certainty evidence），air leak（RR 1.29 [95%CI 0.60 to 2.77]，very low-certainty evidence），NICUへの入院（RR 0.98 [95%CI 0.89 to 1.07]，low-certainty evidence）には有意な差がなかった。

PEEP弁あり，なしによる自己膨張式バッグの比較では2つのRCTの933人が含まれたが，入院中の死亡率に有意差はなかった（RR 0.99 [95%CI 0.59 to 1.67]）。PEEP弁を使用した自己膨張式バッグで入院期間にわずかな増加がみられた（mean difference 0.14日 [95%CI 0.01 to 0.27日]）。その他の副次評価項目に有意差はなかった。

流量膨張式バッグの評価に使用できる研究は見つからなかった。

結論

T-piece蘇生装置による蘇生は自己膨張式バッグによる蘇生と比較して陽圧換気の時間と慢性肺疾患罹患率を減少する。エビデンスの確実性は低く，強い推奨は作成できない。自己膨張式バッグを使用する場合のPEEP弁の効果を決定するにはエビデンスは不十分である。

Editorial comments

本研究により自己膨張式バッグよりもT-piece蘇生装置の方が優れていることが示されたという

点では画期的であるが，多くのアウトカムでエビデンスの確実性は低い，非常に低いであることには注意が必要である。また，流量膨張式バッグとT-piece蘇生装置の比較ができていないため，流量膨張式バッグを主として使用している施設では本研究から受ける恩恵は少ないかもしれない。

第4章 安全管理：胎児編

Q119 アドレナリンは気管内投与と静脈内投与のどちらを優先すべきか？

メタアナリシス

The Route, Dose, and Interval of Epinephrine for Neonatal Resuscitation: A Systematic Review.
Isayama T, Mildenhall L, Schmölzer GM, et al.
Pediatrics 2020；146：e20200586.

目的

　有効な人工呼吸と胸骨圧迫による新生児蘇生を行っても心拍数>60 bpmとならない場合には，アドレナリンの投与が推奨されている。アドレナリン投与に関するILCORの推奨は，2010年に新生児との関連が不確実な小児と動物の研究から得られた間接的なエビデンスを基に作成された。2015年にはアドレナリンに関する見直しが行われず，この推奨が有効となっているため，ILCORは投与量，投与経路，投与間隔に焦点を当てて新しいシステマティック・レビューを行う決定をした。現在推奨されている方法とその他の方法とを比較したヒトの新生児と関連する動物に関する研究を検索しシステマティック・レビューを行った。

方法

　Medline, Embase, Cumulative Index to Nursing and Allied Health Literature (CINAHL), Cochrane Database of Systematic Reviews，試験登録データベースから検索を行った。予め定義した基準で選択を行い，risk of bias（RoB）は研究の種類に応じた適切な方法で，certainty of evidence（CoE）はGRADEで評価した。

　研究デザイン：(P)全在胎期間の心拍出が検出できない，または心静止，または人工呼吸と胸骨圧迫を行っても心拍数<60 bpmから改善しない，生後28日以内の新生児に対して，(I)標準的でない投与量，投与経路，投与間隔のアドレナリン投与を行うことは，(C)標準的な投与法（0.01-0.03 mg/kgを経静脈的に3-5分ごとに投与）と比較して，(O)主要評価項目（退院時の死亡）や副次評価項目を改善するか。

結果

　抽出された593研究のうち4研究が適格基準を満たし，そのうち2研究のみが比較を可能とした。主要評価項目に使用された研究は1研究のみで，気管内投与は経静脈投与と比較して主要評価項目である退院時の死亡に有意な差がなかった（RR 1.03［95%CI 0.62 to 1.71］, absolute risk difference［ARD］=17 more［209 fewer, 391 more］per 1000 infants, very low-certainty of evidence）。副次評価項目の自己心拍再開達成の失敗に含まれたのは2研究97人で有意差はなかった（RR 0.97［95%CI 0.38 to 2.48］, ARD=7 fewer［135 fewer, 322 more］per 1,000 infants, very low-certainty of evidence）。自己心拍再開までの時間は1研究50人のみで有意差はなかった（MD 2.00分［95%CI −0.60 to 4.60分］, very low-certainty of evidence）。事後解析で行われた，追加のアドレナリン投与率には2研究97人が含まれたが有意差はなかった（RR 1.94［95%CI 0.18 to 20.96］, ARD=654 more［570 fewer, 1,000 more］per 1,000 infants, very low-certainty of evidence）。

　気管内投与の投与量については1研究30人のみではあるが，0.03 mg/kg/doseと0.05 mg/kg/doseで比較した研究では両群で類似した結果であった。

ヒトの新生児の研究で，推奨とは異なる静脈内投与の投与量，静脈内投与と気管内投与以外の投与経路，投与間隔について評価した論文は含められなかった。

結論

アドレナリンの経静脈投与と気管内投与は生存やその他のアウトカムで同じような結果であった。しかし，動物実験では経静脈投与を現在推奨されている投与量で使用することを支持している。

Editorial comments

ILCOR 2020 では，人工呼吸と胸骨圧迫を最適化しても心拍数＞60 とならない場合には，アドレナリン 0.01–0.03 mg/kg の静脈内投与を推奨，血管確保ができていなければ 0.05–0.10 mg/kg の気管内投与を推奨するが，気管内投与により血管確保を遅らせるべきではないとしている（いずれも weak recommendation，very low–certainty of evidence）[1]。これに従い NCPR 2020 でも同様の推奨となっている。

● 参考文献

1) International Liaison Committee on Resuscitation. Dose, route and interval of epinephrine（adrenaline）for neonatal resuscitation（NLS #593）. Consensus on Science with Treatment Recommendations. Available at：https://costr.ilcor.org/document/dose-route-and-interval-of-epinephrine-adrenaline-for-neonatal-resuscitation-nls-593-systematic-review Accessed on：February 23, 2024

3 産科麻酔と発達脳への影響

松田 祐典

妊娠中の全身麻酔は胎児の発達脳へ影響するのか？

メタアナリシス

Effects of general anaesthesia during pregnancy on neurocognitive development of the fetus: a systematic review and meta-analysis.

Bleeser T, Van der Veeken K, Fieuws S, et al.
Br J Anaesth 2021;126:1128-40.

目的

2000年代から全身麻酔の発達脳への影響が注目されはじめ、2016年にはアメリカ食品医薬品局が妊娠中の麻酔薬曝露による胎児脳への影響に関する警告を発布した。そこでは反復する、または3時間を超える全身麻酔を、妊娠中から3歳まで避けることが示されていた。そこで、妊娠中の全身麻酔が胎児脳の神経認知発達に与える影響を、系統的にレビューした。

方法

PubMed、EMBASE、Web of Scienceを用いて、2020年4月3日まで公開されている研究を対象とした。In vitroモデル、慢性的な曝露、分娩中だけの曝露、ケースレポートなどは除外した。アウトカムとして、実験動物の種類、麻酔の種類、投与量、持続時間、妊娠時期、外科的刺激の有無、モニタリング法、神経学的結果を抽出した。

結果

65の基礎研究が対象となり、信頼できる臨床研究は1つも含まれなかった。妊娠中に麻酔を受けた動物モデルでは、学習・記憶能力の著しい障害が確認された（SMD －1.16 [95%CI －1.46 to －0.85]）。また、麻酔を受けた胎仔では、脳神経細胞のアポトーシス（SMD －1.99 [95%CI －2.84 to －1.14]）、シナプス形成障害（SMD －1.06 [95%CI －1.62 to －0.51]）、細胞密度の減少（SMD －1.25 [95%CI －1.98 to －0.53]）、細胞増殖の減少（SMD －2.04 [95%CI －3.01 to －1.07）が認められた。3時間以上、または1MACを超える曝露がされた高曝露群においては、すべてのアウトカムにおいて影響があったが、低曝露群では、シナプス形成や細胞増殖への有意な影響は確認されなかった。血圧と血液ガスでモニタリングが行われた研究では、学習・記憶障害だけが有意に増加し（SMD －0.99 [95%CI －1.47 to －0.52]）、それ以外のパラメーターでは有意な障害は認めなかった。デクスメデトミジンに関しては、いくつかの研究において神経保護効果が確認された。学習・記憶障害は改善したが（SMD 0.79 [95%CI 0.13 to 1.45]）、アポトーシスの軽減効果は統計学的に有意ではなかった（SMD 1.38 [95%CI －1.53 to 4.30]）。

結論

妊娠中の全身麻酔が動物実験での胎児神経発達に影響を与える可能性が示されたが、ヒトにおける影響については、さらなる研究が必要である。

Editorial comments

　胎児神経発達に関する研究は，この数年間で飛躍的に増えている。前作の「ワンランク上の産科麻酔に必要なエビデンス」においても，「Q137 産科麻酔の発達脳に対する影響は？」で紹介したが，神経形成は，①ニューロン新生，②神経細胞移動，③シナプス形成によって起こることが知られている[1]。動物によって，シナプス形成が出生前に起こるか，出生後に起こるかも違うため，動物実験でのデータをヒトに実装することは難しい。その点を踏まえたうえで，これらの実験結果を臨床応用しなければならない。

　今回のシステマティック・レビューで興味深かったのは，麻酔薬曝露が高い（長時間麻酔，または深い麻酔深度），血圧や血液ガスでのモニタリングがないと，神経発達への悪影響が顕著であったことが示されている点である。麻酔薬への曝露は，時間×深度によって変わるというのであれば，最近高齢者麻酔におけるせん妄で，麻酔深度の深さを比較する研究と通ずるところがある[2]。後者に挙げられるモニタリングの重要性もまた，高齢者せん妄研究のトピックでもある[3]。デクスメデトミジンによる神経保護効果を含め，このように，一見関連のないように思える領域においても，脳に対する麻酔薬の影響という観点で，共通項が見出せる。このような視点で論文を読むことも，楽しみの一つといえよう。

●参考文献
1）Palanisamy A. Maternal anesthesia and fetal neurodevelopment. Int J Obstet Anesht 2012；21：152-62.
2）Evered LA, Chan MTV, Han R, et al. Anaesthetic depth and delirium after major surgery：a randomised clinical trial. Br J Anaesth 2021；127：704-12.
3）Hu AM, Q Y, Zhang P, et al. Higher versus lower mean arterial pressure target management in older patients having non-cardiothoracic surgery：A prospective randomized controlled trial. J Clin Anesth 2021；69：110150.

第4章 安全管理：胎児編

Q 121 キセノンは発達脳に対して神経保護効果があるのか？

動物実験

The effect of xenon on fetal neurodevelopment following maternal sevoflurane anesthesia and laparotomy in rabbits.

Devroe S, Van der Veeken L, Bleeser T, et al.
Neurotoxicol Teratol 2021 ; 87 : 106994.

目的

本研究では，妊娠中の開腹手術でセボフルラン麻酔を受けた妊娠ウサギから出生した新生児ウサギの神経発達を調査し，さらにセボフルラン麻酔にキセノンを併用することで，神経保護効果が得られるかを観察することである。

方法

フレミッシュ・ジャイアントとニュージーランドウサギの交配種の妊娠ウサギを用いて，妊娠28日目に2時間の開腹手術，妊娠31日目に帝王切開を行った。ウサギは，セボフルラン群（n＝17，1 MAC セボフルラン＋酸素35%），キセノン併用群（n＝10，1 MAC セボフルラン＋酸素35%＋キセノン65%），シャム群（n＝11，モニタリングのみ）の3群に分けて比較した。出生した新生児ウサギは1日目に神経行動評価スケールで評価し，その後に脳組織標本を作成した。

結果

生存率はセボフルラン群79.9%，キセノン併用群78.5%，シャム群100%で，統計学的有意差を認めた（p＝0.027）。脳/体重比は，セボフルラン群で最も低かった（中央値3.24% vs. 3.54% vs. 3.67%，p＜0.001）。運動機能および感覚機能評価について，シャム群に比べて，セボフルラン群，キセノン併用群，いずれも低いスコアであった。組織標本でも同様に，シャム群に比べて，麻酔を受けた新生児ウサギでは，4つの脳領域（前頭前野，尾状核，海馬，視床）において神経密度が低下していた。さらにキセノン群では，海馬のシナプス形成，視床での神経細胞増殖が，有意に減少していた。

結論

2時間にわたって1 MAC のセボフルラン麻酔に胎内で曝露された新生児ウサギは，神経行動障害を認めた。脳の複数領域において，神経障害を示す組織像が観察され，その効果はキセノンによって予防することはできなかった。

Editorial comments

本研究で用いられている妊娠中の麻酔曝露モデルウサギは，同グループが作成した実験系で，胎児脳への麻酔薬がどう影響するかを観察する研究で非常に優れている[1]。ウサギとヒトの胎児は，妊娠中期から後期にかけて急速に脳が発達する部分で類似しており，シナプス形成期への影響を観察する上で有用である。キセノン麻酔には，神経保護効果が期待されているものの，扱いが難しいことや高価であることから，臨床応用は実験的な範囲にとどまっている[2]。

一方で，同じ研究グループは，脊髄髄膜瘤の胎児手術そのものは，新生児ウサギの神経発達に影

響しなかったことも報告している[3]。妊娠中の不必要な全身麻酔を避けることは大切であるが，母体や胎児の予後に影響するような臨床現場においては，治療のために全身麻酔を極端に避ける必要はないだろう。今後，さらなる研究結果が期待される。

● 参考文献
1）Bleeser T, Van der Veeken L, Devroe S, et al. Effects of Maternal Abdominal Surgery on Fetal Brain Development in the Rabbit Model. Fetal Diagn Ther 2021；48：189-200.
2）McNally MA, Soul JS. Pharmacologic Prevention and Treatment of Neonatal Brain Injury. Clin Perinatol 2019；46：311-25.
3）Van der Veeken L, Eman D, Bleeser T, et al. Fetal surgery has no additional effect to general anesthesia on brain development in neonatal rabbits. Am J Obstet Gynecol MFM 2022；4：100513.

第4章 安全管理：胎児編

妊娠中の麻酔薬曝露は，胎児脳の神経細胞移動にどのような影響を与えるのか？

動物実験

In utero exposure to anesthetics alters neuronal migration pattern in developing cerebral cortex and causes postnatal behavioral deficits in rats.
Gluncic V, Moric M, Chu Y, et al.
Cereb Cortex 2019 ; 29 : 5285-301.

目的
　この研究は，妊娠中に麻酔薬に曝露された胎児ラットの脳で，神経細胞の移動パターンがどのように変化するかを調査し，その結果として出生後の神経行動障害が生じることを検証することである。

方法
　妊娠ラット22匹のうち，4匹をコントロールとし，残りの18匹に対してプロポフォールまたはイソフルランを，20分，50分，120分の異なる時間で曝露させた。妊娠ラットにはDNA複製マーカーであるブロモデオキシウリジン（BrdU）を注入し，胎児神経細胞の移動を追跡した。出生10日後に脳を採取して組織分析を行い，BrdU陽性細胞の分布を脳内の層ごとに解析した。行動試験は，生後49日目に行い，運動機能，感覚運動機能，探索行動，記憶機能を評価した。

結果
　妊娠中に麻酔を受けたラットの胎仔では，神経細胞が正しい皮質層には移動せず，より深い皮質層や白質に散在していることが観察された。BrdU陽性細胞が適切な上層に存在している割合は，対照群と比較して麻酔を受けた群では有意に減少しており，この傾向はプロポフォールおよびイソフルランを120分間曝露された群で顕著だった。

　行動試験では，麻酔を受けたラットの胎仔は感覚運動機能，記憶，学習機能に以上がみられた。特に，イソフルランに120分曝露された群では，物体認識テストや迷路テストでのパフォーマンスが低下した。これに対して，運動機能に関するテストでは，麻酔を受けたか否かは有意な違いを認めなかった。

　妊娠中にイソフルランを曝露された胎仔では，大脳皮質において，神経細胞の移動と停止決定に重要な役割を果たすリリンおよびGAD67（グルタミン酸でカルボシキラーゼ67）の発現が約30％低下していた。

結論
　妊娠中の麻酔薬曝露が発達脳の神経細胞の移動に悪影響を与え，それにより出生後の行動異常につながる可能性が示唆された。

Editorial comments
　神経細胞の移動は，胎児期や乳児期の発達に重要な過程であり，この過程が障害されることは，将来の脳機能や神経行動に影響を及ぼす。神経細胞は，適切な場所に移動して，機能的なネットワークを形成し，ヒトでは第2三半期に始まる。この神経細胞の移動が妨げられると，脳の構造的

異常，神経発達障害，てんかん，学習障害などのリスクが高まると報告されている。

　このように聞くと，妊娠中の全身麻酔を避け，区域麻酔で行う方が，臨床的に好ましいと考える臨床家もいるかもしれない。しかし，妊娠ウサギを用いたランダム化比較試験では，全身麻酔下に2時間の開腹手術を行なった場合と，シャム手術を比較し，開腹手術を受けた母体から産まれた胎仔は，シャム手術の胎仔より有意に神経行動異常を認め，体重に占める脳の割合も小さく，海馬などの神経細胞密度が低かった[1]。この結果から，必ずしも全身麻酔そのものが胎児発達脳へ悪影響を及ぼすというわけではなく，妊娠中の手術イベントそのものが影響していると考える方が妥当であろう。引き続き，この領域については，文献などの考察を踏まえて注視していく必要がある。

●参考文献
　1）Van der Veeken L, Van der Merwe J, Devroe S, et al. Maternal surgery during pregnancy has a transient adverse effect on the developing fetal rabbit brain. Am J Obstet Gynecol 2019；221：355.e1-19.

カフェイン摂取によって，麻酔による神経毒性が増強するか？

動物実験

Caffeine augments anesthesia neurotoxicity in the fetal macaque brain.
Noguchi KK, Johnson SA, Manzella FM, et al.
Sci Rep 2018；8：5302.

目的

カフェインは「新生児医学における銀の弾丸」と呼ばれるほど，早産児の無呼吸発作を防ぐために多く利用されており，その有用性と安全性が確認されている．しかし，近年の研究ではカフェインがラットの発達脳のアポトーシスを引き起こす可能性が示されている．このような背景から，本研究では，カフェインとイソフルランの併用がマカクザルの胎仔発達脳にどのような影響を及ぼすか明らかにした．

方法

妊娠100〜120日のアカゲザル（ヒトの妊娠28週相当）を，①コントロール群：麻酔薬やカフェインを投与しない，②イソフルラン群，③イソフルラン＋カフェイン群の3群に分けて比較した．イソフルランは1〜1.5 MACで維持され，カフェインは80 mg/kgボーラス後，25 mg/kg/hrで投与し，麻酔覚醒前に10 mg/kg追加でボーラスした．全身麻酔には5時間曝露され，3時間の回復期を経て，妊娠165日に帝王切開で胎仔を出産し，脳組織標本を観察した．

結果

イソフルラン単独において，神経細胞のアポトーシスは，コントロール群と比較して3.3倍したが，イソフルランとカフェインの併用では8.0倍に増強した．神経細胞のアポトーシスは大脳基底核や小脳で著明であり，カフェインの血中濃度依存性に増加した．特にカフェイン濃度が17.1 mg/Lを超えると顕著にアポトーシスが増加した．一方，カフェインの併用によるオリゴデンドロサイトのアポトーシス増加は観察されなかった．

結論

カフェインの併用はイソフルランによる神経毒性を増強した．この結果は，早産児ケアにおけるカフェインと麻酔薬の併用が神経発達に悪影響をよボス可能性が示唆されており，新生児におけるカフェインの安全性評価に再検討が必要である．

Editorial comments

従来の研究では，全身麻酔そのものや麻酔薬の種類による発達脳への影響という観点が主だったが，本研究では全身麻酔に併用する薬物（カフェイン）により神経毒性が増強されるかどうかを検討した点が興味深い．実際に，われわれも臨床では，さまざまな麻酔薬や循環作動薬，抗菌薬などを併用して麻酔を行うのが常である．このように，麻酔薬の神経毒性が，他の神経作動薬により増強する視点は，これから研究されていくであろう．

近年，早産期に投与するカフェインが神経発達に対してポジティブに働く研究が散見される[1]．出生前と後の曝露，曝露量，曝露時間など，実臨床における結果と，このような動物実験の結果が

乖離することは，しばしば起こりうる。すべてにおいてプラスに働く薬は存在しないので，本研究の結果も頭の片隅に置きながら，臨床に取り組むことは重要である。

●参考文献
1）Oliphant EA, Hanning SM, McKinlay CJD, et al. Caffeine for apnea and prevention of neurodevelopmental impairment in preterm infants：systematic review and meta-analysis. J Perinatol 2024；44：785-801.

さらにワンランク上の産科麻酔に必要なエビデンス

2024 年 11 月 22 日　第 1 版第 1 刷発行

定価 7,260 円（本体 6,600 円＋税 10％）

監修者　照　井　克　生
編集者　松　田　祐　典
発行者　今　井　　　良
発行所　克誠堂出版株式会社
〒 113-0033　東京都文京区本郷 3-23-5-202
電話　(03)3811-0995　振替 00180-0-196804
URL　http://www.kokuseido.co.jp

ISBN 978-4-7719-0598-6 C3047　￥6600E　　　印刷　三報社印刷株式会社
Printed in Japan ©Katsuo Terui, Yusuke Mazda, 2024

・本書の複製権・翻訳権・上映権・譲渡権・公衆送信権（送信可能化権を含む）は克誠堂出版株式会社が保有します。
・本書を無断で複製する行為（複写，スキャン，デジタルデータ化など）は，「私的使用のための複製」など著作権法上の限られた例外を除き禁じられています。大学，病院，診療所，企業などにおいて，業務上使用する目的（診療，研究活動を含む）で上記の行為を行うことは，その使用範囲が内部的であっても，私的使用には該当せず，違法です。また私的使用に該当する場合であっても，代行業者等の第三者に依頼して上記の行為を行うことは違法となります。
・ JCOPY ＜(社)出版者著作権管理機構　委託出版物＞
本書の無断複写は著作権法上での例外を除き禁じられています。複写される場合は，そのつど事前に(社)出版者著作権管理機構（電話 03-5244-5088, Fax 03-5244-5089, e-mail：info@jcopy.or.jp）の許諾を得てください。